周術期
コミュニケーション技法

Handbook of Communication in Anaesthesia and Critical Care
A practical guide to exploring the art

Allan M Cyna
Department of Women's Anaesthesia, Women's and Children's Hospital
Marion I Andrew
Department of Women's Anaesthesia, Women's and Children's Hospital
Suyin GM Tan
Department of Anaesthesia and Pain Management, Nepean Hospital
Andrew F Smith
Department of Anaesthesia and Lancaster Patient Safety Research Unit, Royal Lancaster Infirmary

●監訳
木山秀哉 東京慈恵会医科大学 麻酔科学講座 准教授
讚井將満 東京慈恵会医科大学 麻酔科学講座 准教授

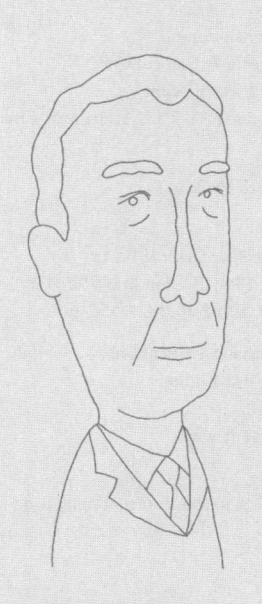

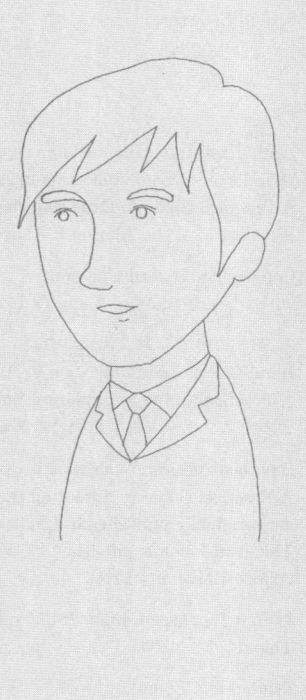

メディカル・サイエンス・インターナショナル

Dedicated to

Ayesha, Sophia, Benjamin
Hen, Doris, Mary, Louise
Kevin, Oban, Lewis, Arran, Todd, Ailsa
Adele, Martha and Naomi

Authorized translation of the original English edition,
"Handbook of Communication in Anaesthesia & Critical Care:
A Practical Guide to Exploring the Art", First Edition
By Allan M. Cyna, Marion I. Andrew, Suyin G. M. Tan, Andrew F. Smith

Copyright©Oxford University Press 2011
with the exception of Chapter 16©Stavros Prineas

本書は2010年に英文出版された
Handbook of Communication in Anaesthesia & Critical Care:
A Practical Guide to Exploring the Art", First Edition の翻訳であり，
オックスフォード大学出版との契約により出版されたものである。

Handbook of Communication in Anaesthesia & Critical Care:
A Practical Guide to Exploring the Art, First Edition
was originally published in English in 2010.
This translation is published by arrangement with
Oxford University Press.

©First Japanese Edition 2012 by Medical Sciences International, Ltd.,
Tokyo

Printed and Bound in Japan

監訳者・訳者一覧

監訳(担当章順。括弧内は担当章)
木山 秀哉　　　　　東京慈恵会医科大学 麻酔科学講座 准教授(1〜10, 15〜19)
讃井 將満　　　　　東京慈恵会医科大学 麻酔科学講座 准教授(11〜14, 20)

訳(担当章順。括弧内は担当章)
佐島 威行　　　　　東京慈恵会医科大学 麻酔科学講座 助教(1)
三尾 寧　　　　　　東京慈恵会医科大学 麻酔科学講座 准教授(1)
Tomasz Haściłowicz　東京慈恵会医科大学 麻酔科学講座 助教(2)
内海 功　　　　　　東京慈恵会医科大学 麻酔科学講座 助教(3)
木村 昌平　　　　　東京慈恵会医科大学 麻酔科学講座 助教(4)
山本 祐　　　　　　東京慈恵会医科大学 麻酔科学講座 助教(5)
田川 学　　　　　　東京慈恵会医科大学 麻酔科学講座 助教(6)
神谷 知秀　　　　　東京慈恵会医科大学 麻酔科学講座 助教(7)
近江 禎子　　　　　東京慈恵会医科大学 麻酔科学講座 教授(7)
井上 恒佳　　　　　東京慈恵会医科大学 麻酔科学講座 助教(8)
近藤 一郎　　　　　東京慈恵会医科大学 麻酔科学講座 准教授(8)
松田 祐典　　　　　東京慈恵会医科大学 麻酔科学講座 助教(9)
久米村 正輝　　　　東京慈恵会医科大学 麻酔科学講座 助教(10)
谷口 由枝　　　　　東京慈恵会医科大学 麻酔科学講座 講師(10)
小林 秀嗣　　　　　東京慈恵会医科大学 麻酔科学講座 助教(11)
讃井 將満　　　　　東京慈恵会医科大学 麻酔科学講座 准教授(11, 14, 20)
齋藤 慎二郎　　　　東京慈恵会医科大学 麻酔科学講座 助教(12)
瀧浪 將典　　　　　東京慈恵会医科大学 麻酔科学講座 准教授(12)
須賀 芳文　　　　　東京慈恵会医科大学 麻酔科学講座 助教(13)
鹿瀬 陽一　　　　　東京慈恵会医科大学 麻酔科学講座 講師(13)
福島 東浩　　　　　東京慈恵会医科大学 麻酔科学講座 助教(14)
髙橋 淳　　　　　　東京慈恵会医科大学 麻酔科学講座 助教(15)
木山 秀哉　　　　　東京慈恵会医科大学 麻酔科学講座 准教授(15, 17)
池田 浩平　　　　　東京慈恵会医科大学 麻酔科学講座 助教(16)
松本 尚浩　　　　　東京慈恵会医科大学 麻酔科学講座 講師(16, 18)
飯田 瑠梨　　　　　東京慈恵会医科大学 麻酔科学講座 助教(17)
國吉 英樹　　　　　東京慈恵会医科大学 麻酔科学講座 助教(18)
有井 貴子　　　　　東京慈恵会医科大学 麻酔科学講座 助教(19)
上園 晶一　　　　　東京慈恵会医科大学 麻酔科学講座 主任教授(19)
八反丸 善康　　　　東京慈恵会医科大学 麻酔科学講座 助教(20)

執筆者一覧

Dr Marion I Andrew
Department of Women's Anaesthesia,
Women's and Children's Hospital,
Adelaide, SA 5006, Australia

Dr Christel J Bejenke
Anesthesiologist,
Santa Barbara, California, USA

Dr Allan M Cyna
Department of Women's Anaesthesia,
Women's and Children's Hospital,
Adelaide, SA 5006, Australia

Professor Marie-Elisabeth Faymonville
Department of Algology and Palliative Care,
Domaine Universitaire du Sart Tilman,
CHU Liège-B 35, Belgium

Professor Ernil Hansen
Department of Anesthesiology,
University Regensburg Medical Center,
D-93042 Regensburg, Germany

Dr Gillian M Hood
Southern Group of Anaesthetic Specialists,
Flinders Private Hospital,
Bedford Park, South Australia, Australia

Dr Vincent J Kopp
Associate Professor,
Department of Anesthesiology, School of Medicine,
University of North Carolina at Chapel Hill,
Chapel Hill, NC 27599, USA

Dr Elvira V Lang
Department of Radiology,
Beth Israel Deaconess Medical Center,
Harvard Medical School,
330 Brookline Ave, Boston, MA 02115, USA

Dr Andrew McWilliam
Department of Anaesthesia,
Royal Lancaster Infirmary,
Lancaster LA1 4RP, UK

Professor Alan F Merry
Department of Anaesthesiology,
University of Auckland,
Private Bag 92019, Auckland, New Zealand

Dr Sally N Merry
Werry Centre for Child and Adolescent Mental Health,
Department of Psychological Medicine,
Faculty of Medical and Health Sciences,
University of Auckland,
Private Bag 92019, Auckland, New Zealand

Dr Daniel Nethercott
Adult Intensive Care Unit,
Wythenshawe Hospital,
Southmoor Road, Manchester M23 9LT, UK

Dr Stavros Prineas
Bathurst Base Hospital,
NSW Australia, Clinical Lecturer,
Notre Dame University, Sydney, Australia

Dr Susanna Richmond
Department of Anaesthesia,
Royal Lancaster Infirmary,
Ashton Road, Lancaster LA1 4RP, UK

Dr David Sainsbury
Department of Children's Anaesthesia,
Women's and Children's Hospital,
72 King William Rd, Adelaide, SA 5006,
Australia

Professor Audrey Shafer
Stanford University School of Medicine,
Veterans Affairs Palo Alto Health Care System,
3801 Miranda Avenue, Palo Alto, CA 94304,
USA

Dr Maire Shelly
Adult Intensive Care Unit,
Wythenshawe Hospital,
Southmoor Road,
Manchester M23 9LT, UK

Dr Scott W Simmons
Department of Anaesthesia,
Mercy Hospital for Women,
163 Studley Road, Heidelberg,
Victoria 3084, Australia

Dr Andrew F Smith
Department of Anaesthesia and
Lancaster Patient Safety Research Unit,
Royal Lancaster Infirmary,
Ashton Road, Lancaster, LA1 4RP, UK

Dr Diana C Strange Khursandi
Deputy Director of Clinical Training,
Medical Education Unit, Caboolture Hospital,
Caboolture, Queensland 4510, Australia

Dr Suyin GM Tan
Department of Anaesthesia and Pain
Management,
Nepean Hospital,
Penrith, NSW 2750, Australia

推薦の辞

 呼吸生理学の大家，John Nunn 先生はしばしば日本に来られたが，講演がたいへんに上手な方である．もうずいぶん昔の話になるが，講演のあとの会食で，英語の上手なある日本人医師が，「先生の講演はいつもすばらしい」と称賛したまではよいとして，その後のやり取りで，英語が母国語である人は得をしていると取られかねない発言があった．Nunn 先生はその発言を否定し，英語で話せることと人前で話ができることは別だと言って，自分が講演の前にどれだけ時間をかけて，どのように準備するのかを話しだした．若かった私は横でそのやり取りを聞いているだけだったが，この碩学にしてこの努力かと，おおいに感じ入ったのである．
 声をだすのは野性の業だが，それを言葉にするのは小児期の訓練である．さらにそれを内容のあるコミュニケーションにするのは大人の知性である．話すべき内容をもっていない人は話せないし，会話を成立・維持させる技術をもっていないと相互の意思の疎通は不可能である．
 残念なことに我が国の教育ではきちんとした会話や読み書きを教わることがない．「自分の感じたことをそのまま素直に書きなさい」などとばかり教えられていたら，筋道の通った文章を構築できるはずもないし，ましてや話言葉によるコミュニケーションは，伝統的にもっと貧弱なのである．なにしろ，福沢諭吉が「演説」を始めるまでは，日本語の話言葉で意味のある内容を伝えることは不可能と信じられていたのである．
 そうした主張を込めて，拙書『ICU コミュニケーション』をメディカル・サイエンス・インターナショナル社から上梓したのは 1997 年のことであったが，今から振り返るとちょっと時代の雰囲気に合わなかったように思える．
 しかしここに新しい光が現れた．木山秀哉，讃井將満，両先生の監訳により東京

慈恵会医科大学麻酔科グループの英知を結集した，新しいコミュニケーション論の登場である。"Communication in Anaesthesia and Critical Care"がその原著であるが，麻酔も集中治療も患者との会話は重要でなさそうに見えるので，タイトルはやや奇異な印象を与えるかもしれない。しかし，そうではない。会話する機会と時間が乏しいからこそ，無駄のない的確な，そして不穏な感情をかきたてない会話が必要になるのである。なにしろ，D. Wilkinson が麻酔科医の資質として真先に挙げた (BMJ, 1999) のは，"good communicator"たることなのだ。

　本書はさまざまな状況でのコミュニケーションのやり方を解説し，理論立て，それをユーモアという知性でくるみながら，我々の前に示している。しかも驚くべきことには，これほどの多人数で翻訳を分担しながら，全体の調子がきわめて安定している。監訳者の力量と努力のほどがよくわかる。

　「ムンテラ」という言葉は最近は否定的な意味で使われることが多いようだが，本来は患者との良好なコミュニケーションはそれ自体で治療効果があることを主張する言葉であった。良いコミュニケーションは良い医療の基盤であり，それゆえ本書は，「良い医師」たろうとする，すべての医師，医学生の必読書であると考え，強く推薦する次第である。

帝京大学ちば総合医療センター
救急集中治療センター 教授
福家 伸夫

監訳者序文

　全く見えない静脈へのカテーテル挿入に一発で成功し，他科のどの医者も対処できない困難気道を難なく確保，麻酔薬や循環作動薬の知識を動員して，病院内で最もバイタルサインが不安定な患者の手術を可能にする麻酔科医。職人芸（アート）と理論（サイエンス）は，若い医師を魅了する。麻酔科の門を叩いた彼らが，日々の研鑽で手技と知識を身に付ければ，麻酔のマイスターになれるだろうか？　自然科学に支えられる生理学，薬理学を応用する麻酔科学は，臨床医学の中で特に理系色が強い領域である。多岐にわたる生体情報を監視し，電子制御された医療機器を扱う麻酔科医に文系的素養は無用だろうか？

　手術室をホームグラウンドとする麻酔科医は，自分の仕事場が，市井の人々の日常から如何にかけ離れた環境であるかを，忘れがちである。患者が病室で強い鎮静/鎮痛薬を前投与されて手術室に運ばれる光景は一昔以上も前のこととなった。手術室入室から導入までの限られた時間，人生最大の恐怖を感じているかもしれない患者に麻酔科医としてできることは，薬物による鎮静だけだろうか？　経験も，専門的知識・技術の差も大きい複数の職種から成る周術期ケアチームの影の指揮官である麻酔科医に求められる真のリーダーシップとは何だろう？

　これらの疑問に対する答に共通するキーワードは「コミュニケーション」である。古来，日本人は「以心伝心」の文化の中に暮らしてきた。しかし，その文化は周術期には通用しないばかりか，それに頼ることは時に文字通り生死を分ける。ツイッターやSNSといったデジタル・コミュニケーションに長けた世代が，face-to-faceの言語的，非言語的なやり取りにも熟達しているとは限らない。

　「寸鉄刺人」と言われるように，言葉は時に凶器となる。振り返ってみれば他人の言動を「他山の石」とするよりも，軽い気持で発した自らの言葉の重みを後悔する

ことのほうが，人生では遙かに多い．患者や同僚だけでなく，自分自身も苦い思いを味わうことなく，コミュニケーション技能を学び，次世代に教えることは可能である．この大前提の下，原書"Handbook of Communication in Anaesthesia and Critical Care"は，麻酔科医が遭遇することの多い場面を取り上げて，豊富な示唆を提示する．2010年暮，硬膜外カテーテル挿入時の麻酔科レジデントの言葉遣いに違和感を覚えていた頃，UK amazonのサイトで本書を見つけた．そして麻酔科医が日々直面するコミュニケーションの問題に洋の東西はないことを実感した．早速，翌年最初の科内勉強会でPowerPointのプレゼンテーションとして発表したことが，総勢30名による翻訳作業につながった．

本書は言語構造，暗喩等，理系の人間には馴染みの薄い概念も扱っている．一度の通読で全てを理解できるほど浅薄な内容ではない．何度も読み込んで，自らの臨床を振り返り，その結果一人でも多くの患者の周術期体験が「思っていた以上に快適」になると同時に，日々の職場が「より心地良い」場所になれば，訳者の努力は報われたことになる．多忙な勤務の中，翻訳に当たった東京慈恵会医科大学麻酔科の仲間に心から感謝を申し上げたい．

文系，理系と分けるのは人間社会の勝手な都合である．サイエンスとアートに基づく確実な麻酔技術に加えて，深い洞察力を備え，スマートにコミュニケーションを行う麻酔科医，格好いいと思いませんか？

2012年5月

最もクリティカルな臨床場面で働く麻酔科医の言葉が，凶器ではなく，苦悩の底に差し込む一条の光であることを願って

監訳者代表　木山 秀哉

序文

「あなたが"できる"と思おうと，"できない"と思おうと，
どちらも正しいのだ！」
ヘンリー・フォード

　患者や同僚とのコミュニケーションは，多くの場合うまくいくが，どのようにして上手なコミュニケーションを行っているのか，あるいはその方法を如何に教えるかを意識している麻酔科医はほとんどいない。このような本能的技術は，特定のスキルを系統的に上達させるというよりは，長年の経験を通して身に付けるのが通常である。コミュニケーションがうまく行われているのであれば，現在のやり方を続けることを推奨する。本書の主眼は，通常のコミュニケーションがうまくいかない時や，自らのおかれた状況に馴染みがない場合，改善策を麻酔科医に提示することである。関係する言語構造についての理解を深め，コミュニケーションの教育を容易にする戦略を提案している。本書で用いられる概念や方法は広範な考え方に基づいており，臨床，教育，研究を融合したものである。
　医学的コミュニケーション技能の養成に関する他の書物とは異なり，本書はこれまであまり考慮されていない，患者の福利向上につながる麻酔臨床の側面を論じている。第1は，患者が自分の身に起こる出来事を，自らコントロールできると感じられるようにすることである。第2に，麻酔科医のコミュニケーションは，患者と麻酔科医双方の選択肢を増やすことにつながると認識すること。第3に，患者にはできるかぎり自分に対して行われる医療を手助けし，協力する能力や要望があると知ることである。この目標に向かって，いかなる状況においても病院内の体験を，患者や麻酔科医双方が最も肯定的に受け止められるようにすべきである。
　主として麻酔科医が興味を示すことを想定して書かれてはいるが，内容の多くは他の職種にも役立つと思う。多くの概念はさまざまな分野に当てはまるので，コメディカル，看護師，助産師も本書を読んで，有益な情報を得てもらいたい。麻酔科や，麻酔科医がともに働く他職種の卒後訓練においても，コミュニケーション技能

を教える包括的な資料として，本書が使われることを想定している．

　最後に，私達の当初の企画を読んだ人々は，麻酔におけるコミュニケーションに関する書物が必要である，という点で見解が一致したことを記しておく．企画，執筆中に同僚が与えてくれた多くの意見や評価に感謝している．本書の製作を通して，私達は多くのことを学び，楽しむことができた．この本の構成は自明であり，麻酔科医という集団はせっかちである．だから，長ったらしい序文の草稿は削除して，読者がすぐ本文に入れるようにした．

　本書に対するいかなる意見も大歓迎である．是非 medicine.books.uk@oup.com までコメントを送ってほしい．

AMC
MIA
SGMT
AFS

謝辞

本書の校正・編集に多大なる協力をくださった
Evelyn M Hood
秘書として支援くださった
Helen Beasley
Belinda Smith
そして，イラストを提供くださった
Stavros Prineas
上記の方々に感謝申し上げる

目次

監訳者・訳者一覧/執筆者一覧/推薦の辞/監訳者序文/序文

Part 1　コミュニケーションの原理 ……………………………1

第1章　はじめに ……………………………3
麻酔の臨床におけるコミュニケーションの重要性　4／コミュニケーションが破綻する時　5／コミュニケーションの改善で得られる利益　7／コミュニケーションのモデル　7／麻酔におけるコミュニケーション技能の訓練　11／患者のニーズへの対処　12／麻酔科医はコミュニケーションについて他の分野から何を学べるか？　14

第2章　構造 ……………………………19
麻酔臨床に関連するコミュニケーションの概念　19／コミュニケーションを解剖する　19／明示的（意識上），あるいは暗黙/無言/潜在意識下のコミュニケーションの側面　20／人間関係：患者と麻酔科医　21／患者との信頼関係（ラポール）　22／患者の自律性と自己コントロール感を高めるコミュニケーション　22／異なる現実を理解し，受容すること　23／患者の擁護　23／コミュニケーションの"LAURS"と相互理解を築くための"GREAT"な方法　24

第3章　言葉は如何にして人を傷付けるか ……………………………35
否定的な暗示と，それに対する注意点　36／プラセボ効果とノセボ効果　36／程度を抑えようとする言葉と打ち消しの言葉　38／打ち消しの言葉：「心配しないでください」が，「心配するべきことがありますよ」の意味になる時　38／「～してみてください」：失敗する言葉　38／治療的なコミュニケーション　38／コミュニケーションの倫理　41

第4章　言語と潜在意識 ……………………………45
意識と潜在意識　45／潜在意識下の反応　46／イメージと想像力　47／暗示　48／反復　49／考え方の種を蒔くこと　50／裏返しの効果　50／失敗を招く言葉　50／2つの選択肢　51／暗喩の使用　51／注意の集中　51／自明の理と「肯定セット」の形成　52／時間：歪みと進展　52

第5章　叙述と暗喩 ……………………………………………………………… 55
叙述と物語　55／知る方法としての叙述　57／教育，幸福，内省における叙述　58／暗喩：遍在性と重要性　59／暗喩：非人間的で横柄，でも，普遍的なもの　60／難しいコミュニケーションの状況を理解するために暗喩を用いること　62／暗喩：臨床，認識，研究に根付くもの　63

Part 2　日常臨床への応用 …………………………………………………… 67

第6章　麻酔前の患者訪問 ……………………………………………………… 69
最善とはいえない麻酔前のコミュニケーションを解剖する　69／麻酔前のコミュニケーションを改善するために定型的な方法を用いること　70／麻酔前評価の際の"GREAT"の使用　71

第7章　同意 ……………………………………………………………………… 81
文脈の中での麻酔のリスク　82／リスクの開示　84／文書化　84／同意を得る過程の最適化　85／同意を得る過程における"GREAT"の使用　86／小児および思春期の患者　91／緊急手術　91

第8章　周術期のケア …………………………………………………………… 95
導入　95／緊急時における"GREAT"の使用　98／回復室　100／術後痛回診の際の"GREAT"の使用　104／すべきこと，してはいけないこと　107

Part 3　特別な状況 …………………………………………………………… 111

第9章　妊婦 ……………………………………………………………………… 113
産科麻酔に独特な問題となる事項　114／分娩前の準備　114／陣痛　117／帝王切開　122／ヒントとコツ　126／全身麻酔下の緊急帝王切開術に対する"GREAT"の使用　127

第10章　小児 …………………………………………………………………… 131
子供とどのようにコミュニケーションするか！　132／子供と大人：同じ — 同じ，でも違う！　132／コミュニケーションの状況から見る社会的発達　132／子供の旅と"GREAT"の使用　134／ケーススタディ　143

第11章　集中治療 ……………………………………………………………… 149
危機的状況　149／優先順位をつけたコミュニケーション　151／申し送り　152／家族との面談　153／"GREAT"を使って相互関係を築く　154／"SPIKES"を使って相互関係を築く　155／記録と継続　157／沈黙と共感　158／「何か質問はあり

ますか？」159／気管切開された ICU 患者　160／延命治療の中止　161／厳しい状況でもポジティブであること　162／個人に応じたコミュニケーション　165／意図しないコミュニケーション　167

第 12 章　不幸な事故が起こった時 ………………………………171
不幸な事故を告知する際の原則（"SPIKES"）　172／環境設定　172／クリティカル・インシデント・サポート：第 2 の被害者　180／ケーススタディ　182

第 13 章　特別な介助を必要とする患者 …………………………187
コミュニケーションが困難な患者　187／相互関係を構築するために"GREAT"を使うこと　189／知的障害と行動障害のある患者　191

第 14 章　針恐怖症 ………………………………………………201
場面設定　201／針恐怖症の意識的−無意識的側面を理解する　202／問題の根本を理解する　202／信頼関係を築くために暗喩を使う　203／有用な暗示　204／針恐怖症に"GREAT"を使う　205／成功の強化　208／緊急の処置　208

第 15 章　術中覚醒 ………………………………………………211
定義　211／頻度　212／危険因子　212／術中覚醒の後遺症　212／推奨される予防策　213／術中覚醒の悪影響を軽減すること　213／術中覚醒例における"GREAT"の使用　218

Part 4　同僚とのコミュニケーション ………………………225

第 16 章　安全に関わるコミュニケーション ……………………227
コミュニケーションエラー：部屋の中のマンモス　227／コミュニケーションの形式　228／段階的主張法　230／リーダーシップを発揮するためのコミュニケーションの役割　235／他のコミュニケーション手法　236／フィードバックとデブリーフィング　239

第 17 章　手術室 …………………………………………………243
外科医と麻酔科医の関係の本質　244／外科医に対する"GREAT"の使用　246／対立を解消するための現実的対処法　249／看護師とのコミュニケーション　254／麻酔科医間の引き継ぎ　256／業務引き継ぎのための"GREAT"　258／秘書とのコミュニケーション　260／書面によるコミュニケーション　261

第18章　教育と研究　　265

研修医へのフィードバック　265／指導のためのコミュニケーション　268／失敗を繰り返す研修医に対する励ましと動機付け　269／口頭試問での試験官とのコミュニケーション　271／著者としての雑誌編集者とのコミュニケーションと，査読者への応答　271／査読者としての編集者とのコミュニケーション　273

第19章　管理者　　277

異なる視点を尊重する　278／対立の解消　281／管理者との交渉　282／要旨を1枚にまとめる　283／コミュニケーションを行う環境　286／双方が利益を得る解決策を図ること　286／感情要素の認識　287／「最重要な事柄」から「財務責任の問題」への転換　288／プロファイルと切迫感の維持　288／管理者との交渉における"GREAT"の使用　290

Part 5　高度なコミュニケーション技法　　295

第20章　催眠療法　　297

古典的催眠療法　297／催眠療法とは何か？　298／催眠療法を行う前に大切なことは？　299／催眠療法の前提条件　300／催眠療法の概念　301／暗示　302／否定的暗示の処理　303／非鎮静意識下開頭術　305

索引　　313

注　意

本書に記載した情報に関しては，正確を期し，一般臨床で広く受け入れられている方法を記載するよう注意を払った。しかしながら，監訳者，訳者ならびに出版社は，本書の情報を用いた結果生じたいかなる不都合に対しても責任を負うものではない。本書の内容の特定な状況への適用に関しての責任は，医師各自のうちにある。

監訳者，訳者ならびに出版社は，本書に記載した薬物の選択，用量については，出版時の最新の推奨，および臨床状況に基づいていることを確認するよう努力を払っている。しかし，医学は日進月歩で進んでおり，政府の規制は変わり，薬物療法や薬物反応に関する情報は常に変化している。読者は，薬物の使用にあたっては個々の薬物の添付文書を参照し，適応，用量，付加された注意・警告に関する変化を常に確認することを怠ってはならない。これは，推奨された薬物が新しいものであったり，汎用されるものではない場合に，特に重要である。

薬物の表記は，わが国で発売されているものは一般名・商品名ともにカタカナに，発売されていないものは英語で記すよう努力した。

Part 1
コミュニケーションの原理

第1章

はじめに

Stavros Prineas, Andrew F Smith, Suyin GM Tan

「千里の道も一歩から始まる」
孔子

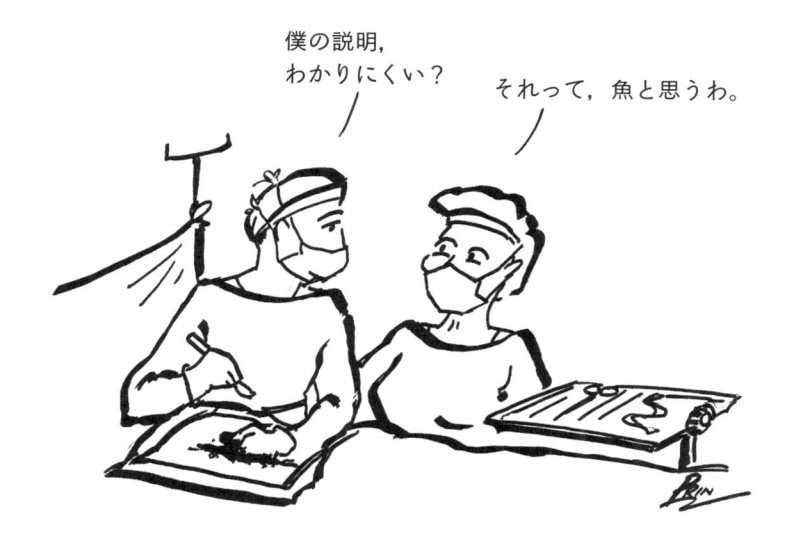

麻酔の臨床におけるコミュニケーションの重要性

コミュニケーションは本来魅力的なもので，時には幾分得体の知れないテーマでもある。その核心は，私達がどのように身の周りの状況を認知し，どのように周囲に影響を与えるか，を自らや他人に対して表現する手段である。それは情報や意味を交換するための道具であるとともに，他者と結び付く手段でもある。目的に向けての手段であることは明らかだが，それ自体も目的なのである。つまり，他と分かち合う能力がなければ，人生はとてもつまらないものになるだろう。コミュニケーションの多くの人間的側面，すなわち実用的，社交的，言語学的，叙情的，潜在意識下に語りかける使い方，そして心を落ち着かせたり傷付けたり，告げたり，楽しませたり，怖がらせたりする能力，がこのテーマを取り組みがいのあるものにしている。

麻酔は 1840 年代から長い時間をかけて発展してきた。安全でより選択的な薬物の到来は，ますます精巧化するテクノロジーとあいまって，麻酔の臨床をいっそう安全なものにした一方，より複雑なものにしている。麻酔科医が診療する患者は，しばしば高齢で，多くの合併症をもち，20 年前には考えもつかなかったような手術を受ける。

仕事内容が複雑化するに伴い，時間や労働力の適切な配分がより強く求められるようになった。手術当日に入院する患者もおり，この場合麻酔科的な評価を行う時間はごくわずかしかない。麻酔科医は忙しいことが多く，手術室で働いている時には孤立し，手が空いていない。あるいは，同僚と交流する機会もほとんどないまま，いくつもの部署で働いている。手術室スタッフも同様で，同じ手術室で常に同じメンバーと一緒に働くことは稀である。病院管理者は，コスト削減や入院期間短縮というプレッシャーにいつも曝されているが，病棟はますます人手不足と過重労働になっている。このような状況で，患者はいったい誰が自分のことを診てくれるのか，誰が自分の心配事に耳を傾けてくれるのか，わからなくなる。

麻酔科医は，多様な臨床的局面において，多職種から成るチームの中で非常に重要な役割を演じている。手術室はその仕事場の 1 つに過ぎず，少し列挙するだけでも重症ケアユニット (HDU)，分娩室[1]，小児科，ペインクリニックなどがある。麻酔臨床のほとんどの局面で，効果的にコミュニケーションを行う能力は，患者ケアに不可欠な要素である。多くの麻酔科医は，自分達がよくこなしている技術的なスキルよりも，コミュニケーションの問題に関する不安を口にしている[2]。最近の調査で，90％以上の麻酔科医がお粗末なコミュニケーションが手術遅延の原因になっていると考えており，ストレスの多い手術室という環境におけるコミュニケーション，特に外科医と麻酔科医の連携改善に向けたさらなる努力が必要と考えていることが示された[3]。

麻酔科医はしばしば高度に専門化した言語で会話をするが[4]，これは，患者を当惑させ，誤解を招き，状況によっては，患者の安全を脅かす可能性がある。

コミュニケーションが破綻する時

現代医療を取り巻く問題の多くはコミュニケーション不足に由来する，という認識が広まりつつある。約50％のケースでコミュニケーションの欠陥が有害事象の根本原因であるとする研究がある。同様に，患者の苦情や訴訟のかなりの部分が，患者と医療者間のコミュニケーションの破綻から生じている[5]。以下のケースを考えてみよう…。

日常業務の破綻
麻酔導入時のコミュニケーションは，患者を安心させるために行われるが，周囲の職種の人々に導入が行われていることを知らせる合図にもなり（第8章を参照），円滑な導入の助けになる。以下は，麻酔介助者から聞き取ったもので，通常のコミュニケーションが欠如していると，円滑に進むべき，一連のごく普通の導入手順が如何に台無しになってしまうかを示している。

> 「私が本当に不安を感じたケースはいくつかあります。特にこんなことがありました。麻酔科医が何も告げずに患者に麻酔薬を投与したのです。すると患者はパニックに陥り，起き上がろうとして，咽喉を掻きむしり始めたのです。私も患者に何も告げなかったものですから，とても申し訳なく思いました。てっきり麻酔科医が知らせるだろうと思っていましたし…。患者はひどく怯えていました。もし自分が患者だったら，手術室に入ることがとても恐ろしくなっていたでしょう」
> （コミュニケーション研究の中で行われた麻酔介助者への聞き取り調査）[6]

患者が意識を消失していく過程で，注意深い麻酔科医は安全面だけでなく，適切な心理的サポートとコミュニケーションにも配慮する必要があることを上記の例は物語っている。そして，麻酔チームの各メンバーが，如何に緊密に協調するかも示している。麻酔チームの一人が他のメンバーのコミュニケーション不足を補わない，ということは幸いにも稀である。

教育病院のような複雑な階層構造をもつ組織では，特に患者の状態悪化や，同僚が明らかに間違いを犯した場合，スタッフが率直に発言して懸念を表明するか否かは，往々にして力関係によって決まってしまう。「権威勾配」の概念とその影響は第16章で論じる。

致命的な結果をもたらした申し送りの失敗[7]

68歳の男性が巨大下垂体腺腫に対する開頭手術のために入院した。麻酔導入の直前，担当麻酔科医は外傷患者の緊急開頭手術に呼ばれた。彼は引き継ぎの麻酔科医に簡単な申し送りをしただけで，その患者が2週間前に下垂体腫瘍の一部を経蝶形骨洞的に鼻から切除されていることを伝えなかった。それを知らずに，引き継いだ麻酔科医はその施設の開頭手術患者でいつも行っているように，経鼻挿管することにした。導入後，その麻酔科医は左鼻孔から気管チューブを進め，若干の抵抗を感じた後，前回の手術でできた新しい肉芽組織の穴を通して，誤って脳幹部にチューブを挿入した。直後に患者は循環虚脱に陥り，意識が戻らないまま，この致命的な外傷によって4日後に亡くなった。

この症例報告で注目すべき点は，チューブが脳内を通過した解剖学的経路，脳内外傷性異物の頻度と転帰など，技術的な内容は2ページ以上にわたり詳細に記載されているのに，申し送りの欠如についてはたった1行しか記載がないことである。私達は症例報告の当該施設を非難しているのではなく，臨床症例の解析では多くの場合，コミュニケーションの欠陥について，他の技術的側面と同等の丁寧な検討が成されていないと主張するものである。この問題はこの症例報告に限ったことではなく，世界共通の問題であると思われる。

正しい助言，間違った方法とタイミング

次のケースは，医事紛争関係の公文書から引用したものである[8]。

ある麻酔科医が個人病院で，予定帝王切開手術の患者に腰部硬膜外麻酔を行った。20代のその患者は，ヘビースモーカーではあったが，健康体であった。手術を行うに十分な麻酔効果が得られているようにみえた。しかし，胎児娩出後，腹腔洗浄の際に患者が痛みを感じたので，硬膜外麻酔を追加し，亜酸化窒素を吸入させて対処した。

その後，患者は，静脈カテーテルと硬膜外カテーテル挿入時に痛みを感じたことと，手術中に麻酔科医から自分の喫煙習慣を執拗に注意されたと訴えた。一方，麻酔科医は，患者が喫煙するため病棟を脱け出したことで手術予定が混乱し，術中の咳が手術操作を妨げたことを懸念していた。彼は喫煙に関する自分の考えを次のように述べた。「娘さんを出産されたわけですが，今タバコをやめれば，娘さんの花嫁姿もみられるかもしれませんよ」。

患者は麻酔科医との話し合いを拒否し，書面による面会の申し出も断った。彼女は，手術中の出来事のために，重い産後うつ状態になったと訴えた。そして麻酔科医が適切な麻酔前処置を行わず，手術に必要な十分な麻酔を提供せず，出産後の不要な痛みや精神的苦悩を取り除かなかったと主張して，訴訟を起こした。原告は，

麻酔科医の患者に対する態度が産後うつ状態の一因であるとも主張した。

　鑑定に立った専門家は，麻酔の技術的側面は正しく適切に行われたと考えた。しかし，麻酔科医の態度と拙劣なコミュニケーションが，患者の心理状態に影響したのは紛れもない事実である。このケースは，数万ポンドの賠償金で解決した。患者のためによかれと考えた健康上の助言が，不満足な結果を招いた。喫煙が生命予後を短くするのは疑いもない事実ではあるが，伝えるタイミングも態度も不適切だった。

コミュニケーションの改善で得られる利益

コミュニケーションの破綻で生じる問題とは対照的に，コミュニケーションの改善によって多くの利益が期待できる。患者の利益に関する文献を，さまざまな医療現場での多様な転帰について注意深くレビューした報告がある[9, 10]。若干の例外[11, 12]を除き，麻酔科領域におけるこの種の調査は行われていないが，最近になり，術前訪問のためのコミュニケーション技能の訓練が，患者の満足度を高めることがわかってきた[13]。

　臨床医は他の人々より有能であるという考えは，専門職としての個人の自尊心と仕事の満足度を高めるだけであり，他者との連携改善は，同僚との関係においても，追求されるべきである[13]。コミュニケーションが改善されると，病院も利益を得られる。よりよい医療を患者に提供していることが周知されれば，患者，紹介医，地域の中でその医療機関の評判は高まるだろう。患者が訴訟を起こすことも減る，と期待できる[5]。

コミュニケーションのモデル

コミュニケーションを概念化したさまざまなモデルは，本質的には類似する概念や時には全く同一の概念を，大きく異なる語彙で説明している。これらの概念や手段のいくつかは，一見すると実在のモデルに一致しないように思える。医療コンサルテーションを行うための Calgary-Cambridge モデル[14]やチームコミュニケーションモデル[15]など，概念のパターンが多数ある。コミュニケーション技能の訓練は，その内容や過程に焦点を絞っているが，現実のコミュニケーションの多くの側面は暗示的に行われている[16]。

　効果的なコミュニケーション技能をどのように学び教えるか，という重要な側面は，最近までほとんど認識も理解も不十分であった。効果的なコミュニケーションの学習・教育に際しては，明白で意識上にある面と，暗示的で潜在意識下にある面

の全てをよく考える必要がある（第2章，第4章を参照）。この概念は本書の内容の多くを裏打ちするものである。

　コミュニケーション研究にはいくつかの「伝統的な」考え方があり[17]，コミュニケーション理論は各流派の研究者が追究してきた課題を反映するものになりやすい。麻酔科医は高度な技術的，科学的背景をもっているため，コミュニケーション理論 ── 発信，受信，解釈器官を介する一連の信号の交換としてコミュニケーションを捉える理論 ── の技術的な構成要素に魅き付けられる。

　これまでの考え方は大きく2つある。コミュニケーションは意味を伝える信号であるとする**記号論** semiotics と，送り手から受け手への情報量の流れとする**サイバネティックス** cybernetics（人工頭脳工学）である。これらは，第16章で概説されるさまざまな手法や，医療情報学の広い領域を説明する。ただし，医療情報学には本書では触れない。

　紀元前4世紀のアリストテレスに遡る伝統的な**弁論術** rhetorical（修辞学）は，論客（話し手）が聴衆を説得する手段を確立するものである。雄弁家という言葉は，現代ではしばしば軽蔑的に使われるが，以下のような臨床的議題を論じる上では重要な意味をもつ。例えば，ある治療方針に対する論理的あるいは感情的な賛成/反対論の形成，医学上の逸話や話術，自己主張の技法，臨床チーム内でリーダーシップを発揮するのに必要なコミュニケーション上の責務，医学界における「政治」活動，小児や針恐怖症のような特別な患者に対応するための最も説得力のあるアプローチ（第10章，第14章を参照），などである。これらは従来，学んだり教えたりできない直感的能力と考えられていた潜在意識下の過程に依存している。この能力は潜在意識下に存在するため，「レーダーに映らず」，自覚的に意識されないからである。

　現象学的な考え方は多くの場合哲学的で，コミュニケーションは，私達が経験する世界や他者の，広い意味での反映であると概念化される。どのように「その場の雰囲気」が，私達の意識や潜在意識に影響するか，コミュニケーションは「意識」にどう関係するか，他者の立場に立って考えることができる存在であると自覚できるかどうか，そしてどのように自覚できるのか，などである。この伝統的な考えは，全ての観察は解釈され得るものであり，私達が他者の視点から出来事を正しく経験するには，コミュニケーションが必要であることを示している。

　自己と他者の溝を埋めようと試みても，他者の視点で出来事を正しく経験することは不可能である。この古典的方法は，臨床での感情移入（共感）の技能，非言語的コミュニケーションが麻酔科医や患者に与える影響，例えば，有害事象を伝える際の患者のニーズの理解，臨床的環境が時として私達の働き方を決定する，といったことと関連する。この考え方の最も啓発的事例は「医者が患者になった時」の話

である[18]。第5章を参照のこと。

　社会心理学的および**社会文化的**な考え方は比較的新しいもので，過去50年間に急速に発展した。個人間の意志疎通手段としてのコミュニケーションと，地域社会で人間関係を形成，醸成，崩壊する上でのコミュニケーションの役割に焦点を当てている。この方法論はより科学的な取り組みを目指しており，それらの社会実験のいくつかは伝説になっており，これらの社会実験を通じた研究に的を絞った心理学・社会学的手法を利用している点で，修辞学および現象学的手法と対比される[19]。

　社会文化論的な考えが，社会的，文化的標準がコミュニケーションの動向にどのように影響し，反映されるか，すなわち，社会におけるコミュニケーションを本質的に「上位」から捉えるのに対して，社会心理学的方法は個人間の関係というレベルで把握，推量する。

　この方法は，組織や職業文化の具体的特徴，例えば，麻酔科医の行動や職場でのコミュニケーション様式，有害事象報告の有無，伝統的な医師-看護師の上下関係，職場でのハラスメント，団塊世代（年輩医師）とジュニア世代（若手医師）のコミュニケーション方法の差異などの検証に関連する。麻酔科医の場合は，同僚との建設的なコミュニケーションのスタイル，プラセボ効果やノセボ効果[20]（第3章を参照），医師と患者間の信頼関係を構築するための「ベッドサイドマナー」，団結した臨床チームを育てるためのコミュニケーション等，広いテーマに関連する。

　最後に**批判的**な方法，これはいくつかの流派が混合した興味深い形式で，人間の全経験領域における未検証の習慣，信仰，イデオロギー，力関係を反映する手段としてのコミュニケーションに焦点を当てる。弁証法（問答による真理の探究技術）がこの方法の核心である。プラトンの手になるソクラテス的対話術は，この典型例である。この方法は，**如何**にだけでなく，**何故**ある事柄を行わなければならないのかを伝達する理路整然とした手段を追求する。この方法論の一部は哲学，一部は科学であり，それを修辞学と区別する試みさえ，修辞学の形式そのものである。臨床医は，自らの医療行為を分析的に内省できなければならない。科で働くなら，自分たちの実績を共有して建設的に分析しなければならないし，科内で信じられていることが，仮定に基づくものなら，たとえそれがどんなに大切であっても，その信念に疑問を投げかける勇気をもたねばならない。

　上記のほとんどの流派で直接的，間接的に認められる共通のテーマは，コミュニケーションのあらゆる状況は意識上（明示的），および潜在意識下（暗示的）の両側面をもつ，ということである。この考え方の初期の表現の1つが，考案した2人の心理学者の名前にちなんで「Johariの窓」と呼ばれるものである（図1.1）[21]。彼らは，いかなる時にも人間は4つの異なる次元から情報を受け取り，発信すると提唱した。その4つとは，送り手，受け手の双方が意識して情報を共有する「開かれた自己」，

	送り手が意識 している	送り手が意識 していない
受け手が意識 している	開かれた自己	気付かない自己
受け手が意識 していない	隠された自己	未知の自己

図 1.1　Johari の窓。Luft と Ingham の文献（1955）[21]から引用。

受け手が気付いていない問題を伝達しようと試みる「隠された自己」，送り手が自覚することなく，言語的あるいは非言語的信号を送る「気付かない自己」，送り手，受け手のどちらも気付かないまま，情報を送り，受け取る「未知の自己」である。

　Mehrabian による古い研究[22]によれば，2人の人間の間で交わされる感情面での交流の 90％以上は，身振りや声の調子など，非言語的手段で行われる。意識‐潜在意識下のコミュニケーションの使用については，催眠に関する論文で明らかとなっており，臨床心理学におけるその役割が確立している（第2章～第4章，第20章を参照）。潜在意識下の反応に影響する被暗示性，特に患者や麻酔科医自身，同僚のストレスが増加すると被暗示性がどのように増加するかについて，本書は明確に論じる。被暗示性は，適切な麻酔管理にしばしば関係する。

　麻酔科医にとってこの概念は，麻酔科医と患者といった2人の人間が交流する時，コミュニケーションは自然にいくつかの階層（言語的と非言語的，明示的と暗示的）で行われ，どのレベルのコミュニケーションも，ポジティブあるいはネガティブな影響を受けやすい，ということを強調する。影響力のあるコミュニケーションは学習可能なもので，治療に応用可能であり，麻酔科医をはじめ多くの人々に容易に教えることができる。

　本書で述べる多くのコミュニケーション例は，馴染みの薄いものかもしれないが，エビデンスに基づいており，学習可能な構造をもつ。このアプローチが，これまで克服困難と思われていた臨床上の課題にうまく対処するための戦略を，麻酔科医に与えることが期待される。

　コミュニケーションは必然的に，臨床，教育，研究を行う麻酔科医の武器として，

ますます重要な役割を果たすだろう．最近の研究は，感情の精神生理学および認知・知覚・意味・比喩を含む基本的概念の理解を深めることを目的として行われている．心理学，脳科学，安全とヒューマンファクターの分野で得られた豊富な知識が，とりわけ時間に追われストレスの多い手術室環境でどのようにコミュニケーションを図るか，のより深い理解に役立つ．残念ながらこうした知見は，麻酔臨床にはあまり浸透していない．

麻酔におけるコミュニケーション技能の訓練

麻酔科医は，使用する薬物の分子構造や医療機器の物理学的原理など，膨大な情報を教えこまれるが，苦しむ患者にどう話すべきか，怒っている外科医や怯えている小児をどう扱うか，についてはほとんど訓練されていない．にも関わらず，これらは，麻酔科医が日々直面する事態である．さらに，不十分なコミュニケーションは，有害事象，患者の不満，医療訴訟を含む，多くの難題の根本原因であると認識されている．医師のコミュニケーションに関する成書は多数あるが，手術室内外で多彩な任務を担う麻酔科医に関連した有益なコミュニケーション技能を記述したものはほとんどない．コミュニケーションの訓練は，上記の問題への対応を容易にする．

コミュニケーション技能に関するこれまでの研究や教育の多くは，問診，診察，検査の施行，診断という，臨床上の文脈における患者との対話モデルから知見を得ている．優秀な麻酔科医には，自らの臨床のあらゆる側面にわたって批判的に内省する能力がある．これには，問題解決能力，的を絞った麻酔に関連する問診と診察を行うと同時に，重要な情報を患者に提供し，自らも情報を得る能力が含まれる．経験を積んだ麻酔科医は，このようにしてエビデンスに基づく必要な決定を下し，適切な麻酔手技を行う．

コミュニケーション技能訓練の重要性は，英国，米国，オーストラリアの麻酔科学会が，明文化して強調している．CanMEDS (Canadian Medical Education Directions for Specialists) モデル[23]は，良好な人間関係と信頼の構築，関連情報の収集，伝達と説明，患者やその家族，同僚や他職種の人々と共通の理解を形成すること，診察で得られた情報を，口頭あるいは文書で効果的に伝達するといった，いくつかの鍵となるコミュニケーション能力を提示している．

同様に，Calgary-Cambridge のグループは，医学コンサルテーションにおいて鍵となる，エビデンスに基づいたコミュニケーション戦略を推奨している[14]．これらの提言は，特に術前の麻酔科外来診察に関して有用であるが，補助的なアプローチを要する麻酔臨床の分野は数多くある．

薬物投与量や生理学的機序のような，麻酔に必要な知識の多くは，明示的に教え

ることができる。この種の教育は容易に施行可能で，自覚的に意識され，定量的に評価できるので，エビデンスに基づくガイドラインを容易に作成できる。コンサルテーションを行う麻酔科専門医に要求される専門的技能の多くは，直感的なものなので，明示的には教えられない，という誤った考えがある。実際，そのような技能の教育は，指導者や同僚を手本として習得する，潜在意識下の学習に依存している。

私達の生活における潜在意識下の部分を自覚することにより，表面に現れない個人的知識を意識上に引きずり出し，通常は「レーダー下」に存在する価値を自己モニタリングすることが容易になる[24]。麻酔管理のこれらの側面が，より注目されるようになり，患者のケアにおける必須の要素と認識されつつある[25]。

患者のニーズへの対処

コミュニケーションは，患者のニーズに直結する手段である。と同時に，麻酔科医のニーズにも応える手段となる時に，最大の効果を発揮する。ここでは Tate が提唱するコンサルテーションのモデルが有用である[26]（図1.2を参照）。これは，コンサルテーションに対して患者と医師が相当異なる問題をもっているという前提に基づいている。

これらの課題は，同調できないばかりか，対立することもあるかもしれない。例えば，麻酔科医の最優先事項は，情報や事実を集めることで，相互理解は議題の下

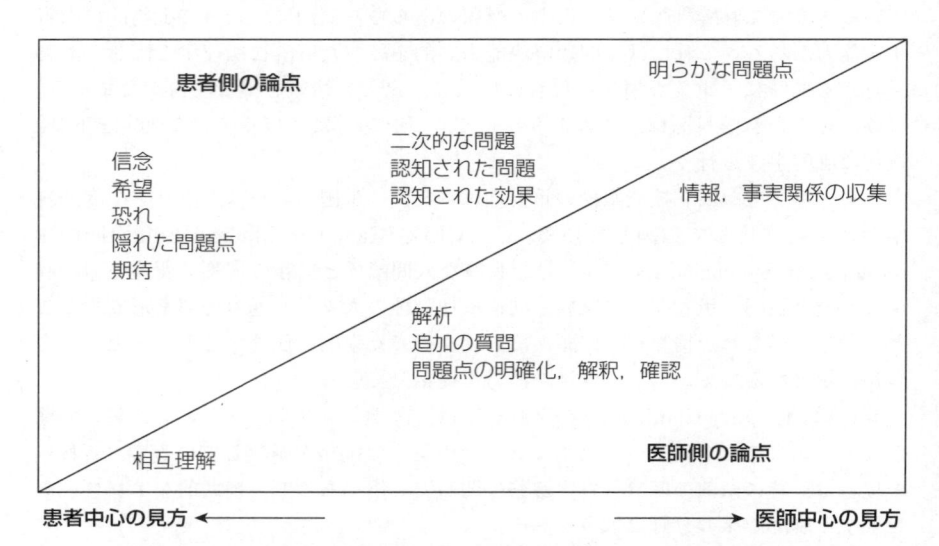

図1.2 診察時におけるパワーシフトモデル。出版社の許可を得て Tate の文献（1997）[26]から作成。

位に位置付けられる．一方，患者は以前の麻酔上の問題点の詳細よりも，期待，恐れ，漠然とした問題点，あるいは現在感じている問題点を，より気にしているかもしれない．

　患者と麻酔科医の出会いにおける短期的，長期的目標を気にとめておくことが役立つ．これらの目標のうち，患者の**安全**を最大限にする，すなわち，危険を最小限にすることと，周術期に患者が**快適**に過ごせるようにすること，この2つがあらゆる患者-麻酔科医関係において，最も重要である．第3の目標は，しばしば認識されず重要とは思われていないが，患者が自身を麻酔科医の技術と診療能力に委ねていて自己制御できない状況下でも，ある程度は自らを**コントロール**できる，という感覚を与えることである．

　患者は往々にして，自らを病気の犠牲者と考え，理解不能な技術に直面すると無力に感じる[27]．麻酔科医の説明如何で，患者は治療を受け入れるだけの受け身な傍観者であるという認識を，治療に自ら参加することを許される，という考え方に大きく変えることができる．これは，患者，医師双方を力付ける．考慮すべき最終目標は，個々の状況下で，患者と麻酔科医の双方にとって可能な選択肢をいかに見いだし尊重するかである．

　どの選択肢が最適であるかは，患者の希望だけでなく，麻酔科医の快適度や技術レベルにも依存する．コミュニケーションは，患者個々のニーズや反応に対応するべきものなので，画一的な方法は適切ではない．例えば，頻繁に視線を合わせることで良好なコミュニケーションが円滑に行われる状況もあれば，アイコンタクトを避けることがコミュニケーションを最適化する場合もある．

　コミュニケーションは一見個別化しているが，「利用」，「再構成」といった概念や，「暗示」の利用のような一般的なパターンがある．これらは，この後の多くの章で用いられる2つの重要なコミュニケーション方法——第2章で詳述する"**LAURS**"と"**GREAT**"の概念——の中核を成すものである．この2つの概念は，そこから個別のアプローチを作り上げる枠組みとして機能する．傾聴し観察することが，麻酔科医が関わるコミュニケーションにおける，患者中心のアプローチの鍵である．

　麻酔科医のコミュニケーションの仕方が，患者の経験に影響し，それ自体が治療効果をもつという考えを支持するエビデンスが蓄積されつつある[28]．患者とのコミュニケーションは評価可能で，患者の反応が麻酔科医の対応を決定付ける．言語的および非言語的なコミュニケーションを巧みに行うことで，患者，麻酔科医双方に有意義な反応を促進することができる．

　患者と麻酔科医の関係は，患者側が寄せる多大な信頼と，それと同等の麻酔科医の責任の重圧から成る．患者は麻酔によって意識や生理学的な恒常性を失い，それらのコントロールを麻酔科医に委ねる．手術中の完全に依存した状態から，再び患

者を自律機能のある状態に戻す技術と知識を麻酔科医が有するという，暗黙の了解がある。この責務に伴う特権は，コミュニケーションのパターンや，麻酔科医が患者にどのような影響を与えるかに重大な効果をもたらすため，軽々しく扱うべきではない。これらのコミュニケーションはポジティブなもので，臨床の場面で治療効果を意図して行われる。

しかし，コミュニケーションの仕方如何で，麻酔科医が意図している目標が台無しになることも稀ではない（第3章を参照）。コミュニケーションの相反する効果がどのように起こるか，そしてそれらをどう回避できるかを理解することで，医師の技術は向上する。

麻酔科医はコミュニケーションについて他の分野から何を学べるか？

社会心理学は，言語的であるか否かを問わず，医師はコミュニケーションによって患者に影響を与える，と考える。この影響は，コミュニケーションの行われ方，状況，患者の受け止め方と過去の経験による。コミュニケーションの進歩はSeligman[29]が研究したポジティブ心理学の影響を反映している。この概念は，困難を過度に強調せず，うまくできていることに焦点を当てるものである。患者にとって何が悪いかではなく，何がよいのかに気付かせ，それを強調する方法は，多くの麻酔科医には馴染みの薄いアプローチである。

ノセボ効果による疼痛や，プラセボ効果による鎮痛の裏付けとなる最近の神経生物学的研究は，患者の行動や認知に影響する期待感の重要性を強調している。確かに期待感は，プラセボ効果，ノセボ効果のいずれにおいても，同程度の原動力であるかもしれない[30]。最新の臨床研究は，「これは痛いですよ！」といったネガティブな感情を含む言葉を使って患者に警告を与えることや，ネガティブな経験に言及する形の同情は，有用ではないことを示唆している[31,32]（第3章を参照）。

患者の意識状態が，最も治療効果の得られるコミュニケーション形式を決定付ける。意識の状態は明確な区別なく移行するものであるが，ここでの議論のために3つに分類する。意識のある状態とない状態は麻酔科医には馴染みがあり，ある程度までは理解されており，容易に区別できる。麻酔科医は，昏睡状態や全身麻酔下の意識のない患者を扱う専門家である。しかし，意識の有無に関わらず，全ての患者は潜在意識と呼ばれる第3の意識状態で機能する能力があることは，しばしば認識されていない。この点は第2章と第4章で詳しく述べる。

少なくとも数年前まで，そして今でもある程度は，医師は昔の魔術師と同等であると一般大衆から見なされていた。医師は，白血病や感染症を治癒させ，怪我を治

し，痛みを和らげ，糖尿病を治し，慢性疾患を効果的に抑える，驚くべき妙薬や魔法の技の知識をもち，それを利用できる立場にある．しかし一般の医師にとっては，麻酔科医こそが今日の魔術師である．麻酔科医は，最も衰弱した患者ですら外科手術に耐えることを可能にする．彼らは，他のどの医師もが失敗したような末梢静脈や中心静脈確保をやってのける．麻酔科医が，術前の患者の不安に対処し，術後の痛みを除去し，謎めいた麻酔器の詳細を理解し，正常な生理学的状態からどんなに逸脱しても何とかうまく管理するさまは，まさに驚異的である．麻酔臨床におけるこのような複雑さは，麻酔科以外の医師や患者にはほとんど理解されていない．しかし，真の名人芸は，技術的な腕前だけではなく，患者や同僚との効果的なコミュニケーションを通じて示されるものである．

「有用なコミュニケーション」について多くを学ぶほど，そこには容易に理解し学習できる，体系的で共通した特定の過程があることが明らかになる．

コミュニケーションにおいて，よく起こる問題として認識すべきものを下記に示す．
・異なる見方，異なる理解，誤報と誤解
・個人的な不安，懸念
・指示に対する反応のばらつき（何をするべきかを言われた場合）
・多くの患者や同僚をコントロールすることの重要性
・麻酔科医が独特で強い立場にいること
・患者の脆弱さ
　問題解決に役立つ可能性のある方策には以下のものがある．
・麻酔科医のコミュニケーションの仕方により，患者，同僚，麻酔科医自身の認知，感情，行動は必然的に影響を受ける，ということを認識する
・患者の身の上に起こることを，ある程度患者自身でコントロールすることを許容する
・協力関係を構築する
・麻酔科医同士，あるいは患者や他の同僚との争いごとを避ける

いまや麻酔科医は，座学だけでなくロールモデリングや試行錯誤を通してコミュニケーション技能を高め，改善する機会に恵まれている．高度なコミュニケーション技能を習得すると，患者との信頼関係や，麻酔診療の質に対する患者の見方を改善できる．さらに，コミュニケーションの改善により，働く環境はストレスの少ない，より効率的で安全な場所となる．コミュニケーションについてさらに学ぶことは，患者の安全を高め，チームを機能させ，不満を解決するための，効果的な戦略である．おそらく最も重要なのは，患者，同僚，研修医，ひいては病院管理者と交

流する上で，良好なコミュニケーション技能が専門知識やプロ意識の醸成につながる，ということである[33,34]。

> **Key Point**
> 1. 良好なコミュニケーションは，関係する全ての人に相当の利益をもたらす。
> 2. 傾聴し観察することが，麻酔科医が関わるコミュニケーションにおいて，患者中心のアプローチの鍵である。
> 3. 麻酔科医と患者の面談に際して，双方がもつ期待や議題は大きく異なっている場合がある。
> 4. さまざまなコミュニケーションモデルに共通するテーマは，意識上（明示性）と潜在意識下（暗示性）の2つの側面があるという考えである。
> 5. 患者のケアを最良化するためには，コミュニケーションが意識上，潜在意識下の両面で行われていることを，麻酔科医は知る必要がある。

(佐島 威行，三尾 寧)

参考文献

1. Alder J, Christen R, Zemp E, Bitzer J(2007). Communication skills training in obstetrics and gynaecology: whom should we train? A randomized controlled trial. Arch Gynecol Obstet, 276(6), 605-12.
2. Smith AF, Shelly MP(1999). Communication skills for anesthesiologists. Can J Anaesth, 46(11), 1082-8.
3. Elks KN, Riley RH(2009). A survey of anaesthetists' perspectives of communication in the operating suite. Anaesth Intensive Care, 37(1), 108-11.
4. Babitu UQ, Cyna AM(2010). Patients' understanding of technical terms used during the pre-anaesthetic consultation. Anaesth Intensive Care, 38(2), 349-53.
5. Levinson W, Chaumeton N(1999). Communication between surgeons and patients in routine office visits. Surgery, 125(2), 127-34.
6. Smith AF, Pope C, Goodwin D, Mort M(2005). Communication between anesthesiologists, patients and the anesthesia team: a descriptive study of induction and emergence. Can J Anesth, 52(9), 915-20.
7. Paul M, Dueck M, Kampe S, Petzke F, Ladra A(2003). Intracranial placement of a nasotracheal tube after transnasal trans-sphenoidal surgery. Br J Anaesth, 91(4), 601-4.
8. Medical Protection Society(2006). Case reports: healthy advice or harassment? Available at: http://www.medicalprotection.org/Default.aspx?DN=ed542160-6e13-490f-9647-998d91ab63f5 (Accessed 18 March 2010).
9. Ong LML, deHaes CJM, Hoos AM, Lammes FB(1995). Doctor-patient communication: a review of the literature. Soc Sci Med, 40(7), 903-18.
10. Stewart MA(1995). Effective physician-patient communication and health outcomes: a review. CMAJ, 152(9), 1423-33.
11. Egbert LD, Battit GE, Welch CE, Bartlett MK(1964). Reduction of postoperative pain by encouragement and instruction of patients — a study of doctor — patient rapport. N Engl J Med,

270, 825-7.
12. Anderson EA(1987). Preoperative preparation for cardiac surgery facilitates recovery, reduces psychological distress and reduces the incidence of acute postoperative hypertension. J Consult Clin Psychol, 55(4), 513-20.
13. Harms C, Young JR, Amsler F, Zettler C, Scheidegger D, Kindler CH(2004). Improving anaesthetists' communication skills. Anaesthesia, 59(2), 166-72.
14. Kurtz S, Silverman J, Benson J, Draper J(2003). Marrying content and process in clinical method teaching: enhancing the Calgary-Cambridge guides. Acad Med, 78(8), 802-9.
15. U.S. Department of Health & Human Resources(2010). AHRQ, TeamSTEPPS: national implementation. Available at: http://teamstepps.ahrq.gov/(accessed 18 March 2010).
16. Kinnersley P, Spencer J(2008). Communication skills teaching comes of age. Med Educ, 42(11), 1052-3.
17. Craig RT, Muller HL(2007) Theorizing communication: readings across traditions. Los Angeles: Sage Publishers.
18. Bowes D(1984) The doctor as patient: an encounter with Guillain-Barre syndrome. CMAJ, 131(11): 1343-8.
19. Milgram S(1963) Behavioural study of obedience. J Abnormal Soc Psychol, 67(4), 371-9. Also available online at: http://library.nhsggc.org.uk/mediaAssets/Mental%20Health%20Partnership/Peper%202%2027th%20Nov%20Milgram_Study%20KT.pdf(accessed 19 Dec 2009).
20. Benedetti F, Lanotte M, Lopiano L, Colloca L(2007). When words are painful: unraveling the mechanisms of the nocebo effect. Neuroscience, 147(2), 260-71.
21. Luft J, Ingham H.(1955). The Johari window, a graphic model of interpersonal awareness. Proceedings of the Western training laboratory in group development. Los Angeles: UCLA.
22. Mehrabian A, Ferris SR(1967). Inference of attitudes from nonverbal communication in two channels. J Consult Psychol, 31(3), 248-58.
23. Frank JR(2005). The CanMEDS 2005 physician competency framework. Better standards. Better physicians. Better care. Ottawa: Royal College of Physicians and Surgeons of Canada.
24. Epstein RM(1999). Mindful practice. J Am Med Assoc, 282(9), 833-9.
25. Hool A and Smith AF(2009). Communication between anaesthesiologists and patients: how are we doing it now and how can we improve? Curr Opin Anaesthesiol, 22, 431-5.
26. Tate P(1997). The doctor's communication handbook. 2nd edn. Abingdon, UK: Radcliffe Medical Press.
27. Bejenke CJ.(1996). Painful medical procedures. In: Barber J(ed.) Hypnosis and suggestion in the treatment of pain: a clinical guide. pp. 209-61. London: WW Norton.
28. Lang EV, Hatsiopoulou O, Koch T, Berbaum K, Lutgendorf S, Kettenmann E, et al.(2005). Can words hurt? Patient-provider interactions during invasive procedures. Pain, 114(1-2), 303-9.
29. Seligman M, Csikszentmihalyi M(2000). Positive psychology: an introduction. Am Psychol, 55(1), 5-14.
30. Colloca L, Sigaudo M, Benedetti F(2008). The role of learning in nocebo and placebo effects. Pain, 136(1-2), 211-8.
31. Varelmann D, Pancaro C, Cappiello EC, Camman WR(2010). Nocebo-induced hyperalgesia during local anesthetic injection. Anesth Analg, 110(3), 868-70.
32. Dutt-Gupta J, Bown T, Cyna AM(2007). Effect of communication on pain during intravenous cannulation: a randomized controlled trial. Br J Anaesth, 99(6), 871-5.
33. Smith AF, Greaves JD(2010). Beyond competence: defining and promoting excellence in anaesthesia. Anaesthesia, 65(2), 184-91.
34. Larsson J, Holmström I, Rosenqvist U(2003). Professional artist, good Samaritan, servant and co-ordinator: four ways of understanding the anaesthesiologist's work. Acta Anaesthesiol Scand, 47(7), 787-93.

第2章

構造

Allan M Cyna, Marion I Andrew, Suyin GM Tan

「触れ合い，微笑み，優しい言葉，耳を傾けること…
これらの力はしばしば過小評価されている」

レオ・ブスカーリア

麻酔臨床に関連するコミュニケーションの概念

麻酔科の文化は，患者を，種々の測定可能なパラメータの最適化を目的に，薬理学的，技術的手技を適用する，生理学的対象と見なす傾向がある。しかし，この側面は麻酔科医の診療行為のごく一部に過ぎない。多くの麻酔科医がいまだ執着している医療モデルは，極めて父権主義的である。

「患者の自主性」や「選択肢」といった言葉が頻繁に使われてはいるが，これらのご立派な目標を臨床で達成することは難しい。患者の自主性を高め，治療上の関係を醸成させることは，これまで麻酔科医には直接関係のなかった分野である。これを達成するために必要なコミュニケーション技能は，患者が本当に言いたいことに耳を傾け，彼らのもつ別の選択肢，時には根本的に異なる世界観を受け入れることである。このような別の考え方を理解することで，麻酔科医は患者との間に協力や信頼を育むコミュニケーションを築けるだろう。言葉は，患者や同僚，そして私達自身の意識に影響を及ぼす。これは麻酔の臨床において，深い意味をもっている。

コミュニケーションを解剖する

コミュニケーション構造の解剖を，2人，あるいはそれ以上の複数の人間の間で交わされるメッセージの分析から始めよう。メッセージは，援助や情報の要請，命令，助言，説明，懸念の表明，元気付けなど，さまざまな形をとる。表向きには，メッセージは言葉の中にのみ含まれている。しかし，メッセージに込められたコミュニケーションの意味は，常にもっと複雑である。話し言葉は必ず，音程，音量，抑揚，

顔の表情や仕草を伴っている。例えば「彼は先週の火曜日にその患者に麻酔をかけた（He anaesthetized that patient last Tuesday）」という6語から成る文章を取り上げよう。Box 2.1 は，この文章がもち得る，6つの意味を示している。各文の違いは，強調される単語を1ヶ所変更しただけである。

この例は，強調する単語をわずか1ヶ所変えるだけで，文章全体の意味が変わることを示している。人間同士の関わりやコミュニケーションの中で，何百，いやおそらく何千もの情報が言外に伝達されていることが想像できるだろう。微妙な意味合いをすべて分析することは，もちろん不可能であるが，コミュニケーションの正確性を高める方法として，言語的あるいは非言語的な合図としての側面を理解できるようになる。

明示的（意識上），あるいは暗黙/無言/潜在意識下のコミュニケーションの側面

麻酔科医にとって「暗黙」，「無言」，「顕在」といった用語は馴染み深いものである。これらの用語は通常，記憶や覚醒に関する議論の中で使われる。本章や他の章において，明示的コミュニケーションは意識上，暗示的コミュニケーションは潜在意識下で解釈される。あるメッセージが如何に意識的なものにみえても，意味に影響する可能性がある潜在意識的な要素を必ず伴っている。通常，コミュニケーションの

Box 2.1　言葉とその意味

彼が先週の火曜日にその患者を麻酔した。
　（意味）他の麻酔科医ではなく，彼が患者に麻酔をかけた。
彼が先週の火曜日にその患者に**麻酔をかけた**。
　（意味）単なる鎮静ではなく，麻酔をかけた。
彼が先週の火曜日に**その**患者に麻酔をかけた。
　（意味）他の患者ではなく，確かにその患者に麻酔をかけた。
彼が先週の火曜日にその**患者に**麻酔をかけたのか？
　（意味）話し手は，彼がその患者に麻酔をかけたのか，あるいは他の患者なのか定かでない。
彼が**先週**の火曜日にその患者に麻酔をかけた。
　（意味）彼がその患者に麻酔をかけたのは先週の火曜日であって，3週間前の火曜日ではない。
彼が先週の**火曜日に**その患者に麻酔をかけたんだね？
　（意味）彼がその患者に麻酔をかけたのは，先週の水曜日ではなく，火曜日である。

内容や意図は明確である。例えば「ブジーを渡してくれ」という発言は単なる要求に思えるが，その麻酔科医が気道確保に苦労しているという隠れたメッセージかもしれない。経験豊かで有能な助手は，このメッセージを十分認識するだろうが，手術室の他の人はまったく気付かないかもしれない。あらゆる発言は，それを発した者に関する付加的で複雑な意味を含んでおり，注意深く耳を傾けることで，有用な対応を可能にする有意義な洞察が得られる。

　口調，音程，音量，速さ，身振りのすべてが統合されて，話し手の認識や感情についての情報を提供し，話者の自信，心地良さ，安心感，痛み，恐れ，罪悪感，抑うつ，不安などを示している。

　要するに，歌から引用するなら「あなたが何を言ったかだけではなく，それをどのように言ったかである（物は言いよう）！」とあるように，聞き手がどのように理解するかを大きく決定付けるのは，言葉だけでなく，その裏にある真意である。これがCalgary-Cambridgeモデルにおいて「内容」コミュニケーションに対して「過程」コミュニケーションと呼ばれるものである[1,2]。コミュニケーションの仕方は，必然的に，そしてさまざまな程度に，患者や同僚，私達自身の感じ方や感情，行動を変えることになる。

人間関係：患者と麻酔科医

たいていの場合，麻酔科医は意識がない患者と関わるので，父権主義的な医療モデルの確立が非常に有効だと考えるだろう。つまり，麻酔科医は事実上，患者の「親代わり」として，患者の意識の有無に関わらず，その安全に対する責任を常に負っている。しかし父権主義的な医療モデルは，時には必要であるが，患者自身が自らをコントロールしているという認識を損ない，患者と麻酔科医の双方にとって選択肢を狭める可能性がある。

　麻酔科医も人間であるから，患者も自分と同じ人間なのだ，という認識を切り離すような潜在意識的な反応が時として起こり得る。麻酔科医は意識して患者を非人間的に取り扱っているわけではない。これは，技術的に困難な状況や緊急状態において，臨床医が実力を最大限発揮できるようにする，心理的距離を維持するための防御機構として役立っている。非人間化した言動の例は「挿管困難（の患者）」のように，患者を1つの手技として捉えたり「（患者に）点滴をつなげて」のように麻酔機器の延長として扱ったり，術前・術中の水分管理の比喩として，患者の身体を容器と見なして「輸液で満たして」と言ったりするものである[3]。このような非人間化した言動は，もちろん麻酔科医に限ったことではないが，なぜそのような言動が起きるのかを理解すると，こういった言動が，如何に日常の臨床に紛れ込んでいるか

を認識できる。この認識は、患者をモノとして扱うことを防ぎ、患者の不満につながる可能性のある誤解や侮辱を最小限に抑えるための洞察力につながる。非人間化した言動についての認識は、上述の防御機構が不要となった後のできるだけ早い段階で、患者との人間的な関係の再構築を容易にする。同様に、高度の専門用語は患者を困惑させ、誤解を招き、場合によっては、患者を危険に曝すこともあり得る[4]。

患者との信頼関係（ラポール）

信頼関係（ラポール）は、潜在意識下の人間関係において、最も重要な特性の1つである[4]。話し相手と「同調する」とか「波長が合う」とかいうように、物の見方の共通点である。麻酔臨床におけるラポールは、麻酔科医と患者の間に醸成される調和のとれた関係のことである。患者とのラポールが形成されれば、必然的に麻酔に関する他の全ての行為も容易になる。ラポールを築く方法は人それぞれで、ユーモア、権威、自信、共感などが使われる。ラポールが作られると、患者は麻酔科医の能力を信頼し、逆に、医療行為に協力し手助けする患者自身の能力を麻酔科医が信頼する気持ちも醸成される。

多くの患者は、苦痛を伴う可能性のある手術に耐えるだけの資質や能力を持っている。患者は自らをコントロールできないと感じるかもしれないが、それまでの人生の他の局面で有益であった、すぐに役立つ心理的な資質があることを自覚できていない場合もある。これらは、麻酔において、効果的に利用できる。例えば、以前ラグビーの試合中に大腿を骨折したが鎮痛薬も使わず、その後にマラソンをしたことのある患者が、術後痛を恐れているような場合である。

患者の自律性と自己コントロール感を高めるコミュニケーション

自律性を高める最初のステップは、患者が、自分でコントロールできている、という感覚を認識させることである。それが事実なのかイメージなのかは重要ではない。例えば、患者自己調節鎮痛法（PCA）では、ペインスコアで測定した鎮痛効果はほとんど、あるいは全く改善していないにも関わらず、より満足度が高い。患者の自律性を認め、尊重することと、できるだけ効果的かつ安全に医療行為を行う倫理的義務を果たすことは、微妙なバランスの上に成り立つものである。麻酔科医による危険と利益の認識が、患者の意とは大きく異なる決断につながる場合がある。患者がもっている「別の現実」を麻酔科医が受け入れることで、医療上の問題点を患者が最大限理解し、その解決策発見を可能にするようなコミュニケーションができるようになる。

異なる現実を理解し，受容すること

人間は，状況に応じて各自異なる知覚のフィルターを通して，個別の方法で世界を体験している．私達は，自分が見ているものを誰もが見ており，自分が価値を認めるものを他人も認め，自分が正しいと信じることを皆も信じている，と思い込みやすい．しかし，現実と真実は数えきれないほど存在している．「百聞は一見に如かず」という言葉に反して，本書の多くの章で論じる現実の概念は「信じることは見ること」である．新生児用の24G静脈留置針を注射恐怖症の患者に見せたと想定すると，この考え方は明白になる．もし前者の前提（百聞は一見に如かず）が正しいのであれば，患者は目にした留置針を「身体を突き刺す焼けた火かき棒」，「編み針」，「馬用の針」とは表現しないだろう．

麻酔科医のコミュニケーション技能の向上と教育のためには，ただ3つの現実を考慮する必要がある．第1は麻酔科医の現実である．第2は，患者であれ同僚であれ，麻酔科医がコミュニケーションをとる相手の現実である．話題や状況次第で，第2の現実は第1の現実とある程度，重なることもあれば，そうでないこともある（上述の注射恐怖症の例）．最後に，第3は，無数の多様なコミュニケーション方法を包含する現実である．2人，または2つのグループ間の相互理解において，選択の余地がないと思われる場合でさえ，常にこの第3の現実の存在を意識することが役立つ．コミュニケーションを成功に導く波長は存在するが，その特定の状況下ではまだその波長が見つかっていないだけだ，ということである．

例えば，静脈確保時には：
第1の現実―麻酔科医：「ちょっと針でチクッとしますよ」
第2の現実―患者（隠れている）：「なんてこった，銛じゃないか！」
第3の現実―麻酔科医：「感じ方は人それぞれですよ！」
　あるいは「じゃあ，この銛で鯨を仕留めに行きましょう！」（患者は，静脈留置針を入れる時に笑う）

患者の擁護

患者の擁護は，すべての医療従事者の中核的役割である．最も有効な擁護の形は，患者が自ら擁護できるときである．しかし，患者が意識のない状態におかれた場合，患者を擁護する義務は，暗黙のうちに一時的に麻酔科医に委譲される．「私が患者の擁護者だ」という言葉を，よく耳にする．残念ながらこの言葉は，近く（通常は手術室）にいる他の医療従事者は，患者の擁護者ではないことを暗示することになる．これは手術スタッフのコミュニケーションを妨げ，意図と正反対の効果を生じ

るかもしれない。

　患者の擁護者であるためには，ラポールを築き，患者の希望や懸念を理解し，気付かれずに振る舞うことが麻酔科医には求められる。逆説的であるが，患者の擁護者たる必須の要件は，麻酔科医が患者を擁護している，という事実に注意を引かないことである。このような行動は，何よりもプロフェッショナリズムとは何たるかを示すものである。後述する"LAURS"の概念は，患者や手術チームに対する理解を促進し，仕事を円滑なものにする。

コミュニケーションの"LAURS"と相互理解を築くための"GREAT"な方法

本書の多くの章で，2つの大きな概念が使われている。その第1は相互交流において，ラポールを形成，維持する方法として一部あるいは全部を用いることができる―"LAURS"の概念である。

Listening reflectively	傾聴
Acceptance	受容
Utilization	利用
Reframing	再構成
Suggestion	暗示

　第2の概念は，あらゆる交流の構築に使える，学習可能なテンプレートを提供する―"GREAT"の概念である。

Greeting, Goals	挨拶，目標
Rapport	信頼関係（ラポール）
Evaluation/Explanation	評価/説明
Asking and Answering question, Acknowledging/Addressing concerns	質疑応答，懸念の承認と言及
Tacit agreement and Thanks	暗黙の了解と感謝

　本書に登場する交流の全てにおいて，これらの頭字語は，暗黙のうち，そして明示的に共通の構造と枠組みを示している。

"LAURS"の概念

コミュニケーションの"LAURS"は，日頃のやり方や言葉では，うまくいかなかったり，解決策が思い浮かばなかったりするときに，有効な治療的コミュニケーションの主要概念を容易に思い出すための方法である。"LAURS"の概念は，単独の要素としても，あるいは全体としても適用可能である。

"LAURS"の最初の項目，"L"は聴くこと Listening である。コミュニケーション技能を向上させる3つのステップは：
ステップ1　聴くこと
ステップ2　聴くこと
ステップ3　聴くこと
である。

傾聴

臨床現場で，より効果的にコミュニケーションを教え活用する方法を学ぶには，何にもまして1つの技能が求められる。それは聴くことである[6~8]。

効果的な聴き方のためのステップとは何か？
1. 自分自身を観察し，聞き手としての自分の役割を認識する。
2. 言われた内容そのものではなく，その発言者(患者や同僚)に対する自分の反応に考えを向けるよう留意する。
3. 口を挟み，患者の考えていることを当て推量したくなっても自制する。
4. 沈黙や小休止が，麻酔科医と患者の双方にとって有益になり得ることを認識する。
5. 患者が意味していることを自分が理解しているか，そして自分が意味していることを患者が理解しているかを明確にするために「確認」する(下記を参照)。

医師は，患者の言葉に耳を傾け，彼らの要求に応えるよりも，患者が行う必要のあることを伝えることに慣れている。患者や同僚の言葉を聴くことは，その発言のみを聞く，ということ以上の意味がある。観察しながら聴くことは，コミュニケーションの最も重要な側面である。言葉遣いと同様，声の調子，速さ，大きさ，音程に気を付けながら，患者の様子や態度をみる，といった一連の観察である。それは単に，患者が話している間に黙っている，ということではない。

注意深く聴いている時に自ら問うべき4つの質問がある。第1に，何を言われたか聞いていたか？　第2に，意図するところを理解したか？　第3に，患者は自分の話を聞いてもらったと思っているか？　最後に，患者は自分の話が理解されたと思っているか？　これらの質問に対する答えを得るには「確認」の過程が必要である。この確認は，何分もかからず，ほんの数秒でできるものである。

やってはいけない聴き方：
患者：帝王切開の間，何も感じたくありません。
麻酔科医：いやぁ，それは保証できませんよ！　産科の先生がお腹の中を少し洗うような感じはしますよ。
患者：本当に何も感じたくないんです！
麻酔科医：まぁ，大丈夫ですよ…何も心配することはありません。大丈夫ですから。

別の言い方では…
傾聴：
患者：帝王切開の間，何も感じたくありません。
麻酔科医：と，おっしゃいますと？
患者：痛みを感じますか？
麻酔科医：麻酔はきちんと効いているので，快適なはずですが，もしそうでない場合は，知らせてください。

内容を聴く
これは，言葉自体を聴くことである。例えば，グレード4の前置胎盤のため，帝王切開を予定された患者が是が非でも「自然分娩」を欲して次のような一連の要望を言ってきたとする。帝王切開術中，手術室内の付き添いは1名のみという病院の方針を伝えられていたのに「術中，手術室で3人に付き添って欲しい」，覆布をかけないのは清潔でなく，安全上の理由で許可できないと言われたのに「手術中ずっと覆布をかけないで欲しい」といった要望もあった。手術室でのビデオ撮影は禁止されているにも関わらず，自分のパートナーに「帝王切開の手術と子供が生まれるところをビデオに撮って欲しい」と望んだ。
　このような要求を，すべて文字通り満たさなければならないと，麻酔科医が解釈したらどうなるだろう！

過程を聴く
どうすればこのような要求を，病院の方針や医療行為の安全と折り合いを付けられるだろうか？　その答えは，実際の言葉だけでなく，どのようにその言葉が発せられたかを聴くことから始まった。実際，この患者は必ずしも言葉通りに要求を受け入れてもらいたかったわけではなく，自分と赤ちゃんに起こりつつあることに対して，ある程度の自己決定権と選択の余地を求めていたのである。

意図するところを聴き，「確認」する
この患者の場合，ラポールが深まるにつれて，さまざまな発言の真意が理解され始めた。最初の段階は，患者と子供の安全を図る中で，心配事や希望を十分に表現することが患者にとって重要であると，麻酔科医が受け入れることであった。

「術中，手術室で3人に付き添って欲しい」

　それぞれの付き添い者の役割は何かと尋ねられると，パートナーには「赤ちゃん

が生まれてくるのを見て欲しい」，2人の親友には手術中に一緒にいて「支えて」欲しいのだと答えた．

このような要求には「初めはお友達の1人に付き添ってもらい，あなたがよいと思うタイミングでもう1人のお友達と交代してもらう，ということでいかがでしょう？」と尋ねることで対応した．パートナーは，実は手術室に入りたくないことが明らかになったので，「ガラスの仕切り越しに赤ちゃんが生まれるところを見てもらえますよ」と患者に説明した．

なぜ覆布をかけないで欲しいのか尋ねると「赤ちゃんが生まれる瞬間を見たい」からと患者は答えた．覆布をかけるのは標準的医療行為で，赤ちゃんが生まれそうになったらすぐに「生まれるところを見られるように覆布を下げますから」と伝えることで簡単に対処できた．最後に，パートナーや付き添いの友人は好きなだけ写真を撮ってよいことを知らせると，それ以上ビデオについての話は出なかった．

"LAURS"の2番目の項目は**受容 Acceptance**である．

受容

他者のもつ，もう1つの現実を受け入れることは，時に麻酔科医にとって理解しにくい概念である．これは，偏見をもたずに中立的な態度で相手に接することである．特に患者の信念が麻酔科医と対立するもので，しかもそれが不合理，あるいは馬鹿げているように思われる場合，理性的に難しい問題である．ストレスを抱えて苦悩する患者は，潜在意識的な反応が多くなるので，論理的な議論をする意味はほとんどない．このようなときには往々にして，患者は理にかなった話や論理を受け入れられないのである．

麻酔科医自身の信念や経験と対立するような行動や感じ方を，患者が示すこともある．例えば，手背の静脈がよく見えている患者が，22Gのカニューレを挿入される時，耐え難い痛みを感じるだろう，という「根拠のない」恐れを抱いているとしよう．患者の「もう1つの現実」を受容することは，効果的にコミュニケーションを行うための基本的な前提条件であり，患者のラポールを得ようと試みるときに，核となるコミュニケーション技能である．この事例では，麻酔科医は「心配しなくても大丈夫ですよ」あるいは「何も心配することはありません．ほんの小さな針ですから」と言うことで，患者の不安を退けてしまいたくなる．麻酔科医と患者の経験から得た見解には相違があるので，このような言葉はまず役には立たない．このような見解の相違にどう対処するかの詳細は，第4章，第9章，第10章，第14章，第20章を参照されたい．頻繁に注射や点滴をされている「静脈がない」患者では，麻酔科医と患者の現実認識は通常一致しているので，カニューレ挿入時の痛みに関する患者の懸念を受け入れることはずっと容易である．

患者と麻酔科医，あるいは外科医と麻酔科医の間で，それぞれの異なる「現実」に不調和がある場合，同じ不安を共有したり，共感を育んだりすることはより難しくなり，しばしば誤解や対立を招く．自分の信念に強い感情が伴っていると，これは顕著になる．

　怒りは，感情や考え方を認めてもらいたいという欲求の表れであることが多い．患者や同僚は，自分の話を聴いてもらえていない，あるいは彼らの立場が理解されていないことを間接的に表現している可能性がある．適切な場合には，患者が感情を発散するよう促してもよい．例えば，泣いたり，怒ったりといった患者の感情をあるがままに受け入れるといったことである．

　自分の怒りや鬱憤が潜在意識的な応答として現れる危険性も，麻酔科医は認識しておく必要がある．ひとたび気付けば「膝蓋腱反射」的な応答をやめて，態度や感情を変えることができる．普段の自分の潜在的な行動パターンを打開することで，他のより有効なコミュニケーション戦略が患者のケアを最適なものにできるかどうか，論理的に考えることが可能になる．気付き，注意深さ，心の知能指数（EQ），内省，うまくいかないコミュニケーションを他人のせいにしないこと，これらすべては，麻酔科医が直面することが増えている困難な状況に対処するための基本的技術となる．

　たとえそれがどんなに奇妙に思えても，患者の考えや感情を麻酔科医が一度は受け入れることで，患者の信頼を得て，より治療しやすい状況に進むことができる．分娩室に入ってきた麻酔科医に向かって叫んでいる，陣痛が始まっている患者を例に挙げよう．鎮痛用の硬膜外カテーテルを留置するために座るなどとてもできないと，患者は言った．会話は続く．

患者：痛過ぎて，ちゃんと座れないの！
麻酔科医：大丈夫ですよ．陣痛の間は座る必要はありません，でもまもなく硬膜外カテーテルをできるだけ楽にそして素早く入れる準備が整い，**座れるようになりますよ**．
患者：できない，無理，無理！
麻酔科医：今は無理なのはわかります．でも次かその次の陣痛の合間には，考えることもなく，一番楽な状態で，じっと座っていられます．

　麻酔科医はじっと座れないという患者の現実を認める．そして，患者に必ずしも近未来の現実を意識させずに，まもなく1，2回の陣痛後には，座ることができるという「もう1つの現実」を利用している（第9章も参照）．このようにして麻酔科医は，より協力的，建設的なやり方で患者と関わる立場になる．

明らかな器質的理由や診断名がないのに，ひどく苦しみ，痛みを訴えているような患者の事例もある。この場合，痛みがあるという患者の現実を受け入れ，事実だと信じないかぎり，問題解決につながるような形で患者との関係を築く機会は得られない。

"LAURS"の3番目の項目は**利用 Utilization** である。

利用

過去20年の間に登場してきた神経言語プログラミング neuro-linguistic programming (NLP) の原理は，言語がどのように構成されているか，そしてその構成をどのように他者とのコミュニケーションの調整に使えるか，の理解に寄与している。

私達の知覚は，しばしば知覚言語，すなわち，通常3つの主要感覚（視覚，運動感覚，聴覚）という形で伝達される。視覚的言語の言い回しは「手術も**視野**に入れる」，「話が**みえない**のですが」などである。運動感覚の言い回しには「その条件は**飲めない**」または「肩の**荷が下りた**ようだ」がある。聴覚言語の例は「心に**響く**」，「**耳を貸す**」などがある。「後**味**が悪い」や「うさん**臭い**」といった，味覚や嗅覚の言語はあまり利用されない。

麻酔科医は，患者が認識している世界を利用することで，ラポールを深め，否定的な考えや経験を再構成することができる。例えば，患者が次のように言ったとする。

「麻酔を受けるのは**気が重い**。**目が覚めない**んじゃないかと，ちょっと心配なんだ」

「もちろん目は覚めますよ」とか「そんなことは，まず起きないでしょう」といったありきたりの返答をするのではなく，患者の言葉を「麻酔については**気が重い**かもしれませんが，思っていた以上に楽だったとびっくりして回復室で**目が覚める**ことを想像したら，**気も軽くなりますよ**」のような有益な言葉に再構成することができる。

患者や同僚が好むコミュニケーションの方法と形式で耳を傾けると，相手に聴いてもらい，理解してもらいやすくなるような関係形成につながる。患者や同僚の言動はほぼ全て治療に活用できる。ここで唯一制限する因子となるのは，麻酔科医の想像力である。例えば，麻酔科医はずっと手術室にいるのかと，不安を抱えた患者が尋ねたとする。

「どうして，私が眠っているとわかるのですか？」

このような心配は，さまざまなモニターを詳しく説明することで，この経験を活用できる。例えば，

患者：どうして私が大丈夫だってわかるんですか？
麻酔科医：術中ずっと，そして術後回復室で目が覚めるときに，あなたができるだけ安全で快適な状態でいられるようにするために，手術台の上で横になったら，いくつかのモニターを装着します。例えば，胸に心電図のシールを貼り，腕に血圧計のカフを巻いて，心臓の様子をモニターします。指に着ける脈のモニターは血液中の酸素のレベルをチェックします。どれほど念入りにあなたを看ているかが**わかれば**，安心できるでしょう。

患者の「強み」を利用する

どの患者にもこれまで仕事や学校，スポーツなどで培われた精神力や能力，資質，経験がある。麻酔や手術に立ち向かう時，これらを利用し強調することができる。以前の入院時に，よい，うまくいった経験を患者がもっているなら，それに重点をおいてもよい。例えば，以前同様の手術を受けたその日に離床できた患者であれば，今回もうまくいくためには，何をすればよいかわかっていることを強調するとよい。
　"LAURS"の4番目の項目は**再構成 Reframing**である。

再構成

再構成とは，患者の関心事が，不安などの役に立たない思考，見解あるいは行動を生み出している場合，それを有用で治療的な考え，見解，行動 — 例えば，リラクセーション — につながるような形に作り変えるという概念である。不安を抱えた患者が，強いストレスを感じ，手術室に「人が多過ぎる」と訴えているなら，麻酔科医はこの患者の懸念を次のように再構成できる。「手術室にいる人は皆，あなたができるだけ安全で快適でいられるようにするため，それぞれ違った役割を担っているのです」と伝える。そうすれば，手術室に何人いようが，それは仕事に見合っただけの人数に過ぎないことがわかって安心できる。
　"LAURS"の5番目の項目は**暗示 Suggestion**である。

暗示

第3章，第4章，第15章，第20章も参照のこと。
　暗示とは，気分，認識，行動の潜在意識下の反応を起こし得る言語的あるいは，非言語的なコミュニケーションである。一般に，患者や人々はおおむね無意識の生き物である。これが，広告産業が消費者の的を絞る際の基盤である。これはまた，

詩や芸術，散文の「raison d'être（存在理由）」でもある。

　コミュニケーションに対して潜在意識下のレベルで反応することを被暗示性 suggestibility と称する場合もある。患者の不安が強く，苦悩や痛みのある時には，被暗示性が亢進する。妊婦[9, 10]や小児[11]も被暗示性が高い。私達は，暗示の内容に注目し，それに何かを結び付けようとしがちである。術後回復室で，患者が痛みの程度を繰り返し尋ねられるのは，暗示と大いに関連がある。このような質問は，手術を回復の治癒過程に関連付けるより，むしろ損傷と関連付けることになる[12]。

　期待の重要性，そして**前向きな期待**が如何に麻酔の体験を向上させるかは，麻酔の臨床に深く関わるコミュニケーションツールである。

　肯定的暗示　前向きで治療効果のある反応を引き出す可能性をもつコミュニケーションである。例えば「ほとんどの人が，思っていた以上に快適であると感じます」と言うのは，快適さの認識を引き出す間接的な肯定的暗示である。

　否定的暗示（第3章参照）　Lang らは，否定的な感情をもつ言葉を普遍的に使うと，患者の不安，痛み，苦悩が増す可能性が高いことを示している[13]。

相互理解のための"GREAT"な構造

多くの麻酔科医は，臨床のさまざまな側面でうまく機能している，暗黙の仕事のパターンをすでに身に付けている。

挨拶，目標

「挨拶」とは，交流相手の身元を確認することである。「目標」の設定は，交流の目的を確認あるいは取り決め，相互理解を確かなものにすることである。

信頼関係（ラポール）

同僚や患者とのラポールを形作る「方法」は"LAURS"の概念を利用することである。この概念は，ラポールを維持，向上させる手段として，使い続けることができる。効果的にコミュニケーションを行うために，関与する人々が互いに好意をもち，尊敬し合う必要は必ずしもないが，相手の話に耳を傾け，現実を受け入れる必要はあり，共通の目標達成に向けた協力が必須である。どんな治療経過や複雑な交流も「でこぼこ道」を行く旅と見なすことができる。信頼に基づく良好な関係があれば，そのような障害にもうまく対処し，不要な遅れを最小限に抑え，大脱線も防ぐことができる。

評価,予想,検査,説明
評価の例は,伝統的な問診である。挨拶の段階でまだ明確化していない場合,この段階で予想されることをはっきりと説明すべきである。検査に続いて,推奨される治療や処置の選択肢について説明を行う。

質疑応答,懸念の承認と言及
ここでの課題は,患者の自律性や脆弱性を意識しつつ,明示的または暗示的に問題を述べることである。非常に重要なことが表面化するのは,この段階である。

暗黙の合意,感謝,終結
多くの交流の最後には,関係が成立したことと,この先どこに向かうかに関する暗黙の了解が生じている。問診は相手への謝意を伝えて終えるとよい。

> **Key Point**
> 1. 「役に立つコミュニケーション」とは何かを学べば学ぶほど,共通する特別な過程があることに気付く。この過程はある構造をもち,容易に理解できるので,教示可能である。
> 2. **"LAURS"** の概念は,麻酔科医のコミュニケーションを円滑にし,患者のケアを最適化する可能性がある。
> 3. 麻酔科医は,独特で影響力のある立場なので,常に患者の脆弱性を意識する必要がある。
> 4. 傾聴は,患者の不安に対応し,間違った情報や誤解を防止するのに役立つ。
> 5. 自分の身に起きることに関して,患者自身がコントロールできる範囲を増やす,あるいは許可することにより,患者の不安軽減,自律性の増大,麻酔ケアに対するよりいっそうの協力が得られる。

(Tomasz Haściłowicz)

参考文献
1. Silverman J, Kurtz S, Draper J(2005). Skills for communicating with patients. 2nd edn. Abingdon, UK: Radcliffe Publishing Ltd.
2. Kurtz S, Silverman J, Benson J, Draper J(2003). Marrying content and process in clinical method teaching: enhancing the Calgary-Cambridge guides. Acad Med, 78(8), 802-9.
3. Shafer A(1995). Metaphor and anesthesia. Anesthesiology, 83(6), 1331-42.
4. Babitu UQ, Cyna AM(2010). Patients' understanding of technical terms used during the pre-anaesthetic consultation. Anaesth Intensive Care, 38(2), 349-535.
5. Anon(2010). Rapport. Wikipedia, http://en.wikipedia.org/wiki/Rapport.(Accessed 14 March 2010).
6. Cericola SA(1999). Communication skills: the art of listening. Plast Surg Nurs, 19(1), 41-2.
7. DiBartola LM(2001). Listening to patients and responding with care: a model for teaching

communication skills. Jt Comm J Qual Improv, 27(6), 315-23.
8. Willen J(1986). The skills of listening. A review of helpful communication techniques. Am J Hosp Care, 3(4), 39-41.
9. Tiba J(1990). Clinical, research and organisational aspects of preparation for childbirth and the psychological diminution of pain during labour and delivery. Br J Exp Clin Hypn, 7(1), 61-4.
10. Alexander B, Turnbull D, Cyna A(2009). The effect of pregnancy on hypnotizability. Am J Clin Hypn, 52(1), 13-22.
11. Olness K, Gardner GG(1978). Some guidelines for uses of hypnotherapy in pediatrics. Pediatrics, 62(2), 228-33.
12. Chooi CSL, Nerlekar R, Raju A, Cyna AM(2011). The Effects of Positive or Negative Words when Assessing Postoperative Pain. Anaesth Intensive Care, 38(in press).
13. Lang EV, Hatsiopoulou O, Koch T, Berbaum K, Lutgendorf S, Kettenmann E, et al.(2005). Can words hurt? Patient-provider interactions during invasive procedures. Pain, 114(1-2), 303-9.

第3章
言葉は如何にして人を傷付けるか
Allan M Cyna, Elvira V Lang

「望みがないと思い込んでしまったら，本当に希望がないと保証するようなものだ」
ノーム・チョムスキー

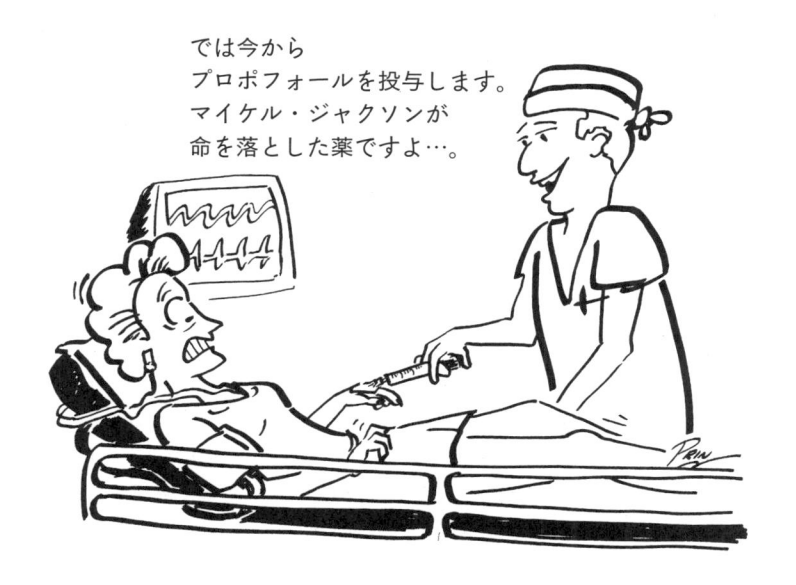

否定的な暗示と,それに対する注意点

暗示とは,聞き手にイメージを想起させる発言である。安らぎや希望,好ましい気分や行動を呼び起こす肯定的な暗示もあれば,痛みや死を思い起こさせる否定的な暗示もある。

一度口にすると,暗示は前面中央に出てくる。つまり,次のようなことである。「気管チューブについて話さなかったら,あなたはチューブのことなど考えもしなかったでしょう。でも今はチューブのことなど考える必要なんて全くないと注意しても,一回聞いてしまったら,もう気管チューブのことが気になってしかたがないでしょう」。

末梢静脈・動脈ライン確保のような手技について,「痛いですよ」と麻酔科医が患者に話すと,その「痛いですよ」というメッセージ自体が,痛みの可能性を高め,手技に伴う感覚が痛みとして認知されやすくなる[1~3]。

幸いなことに,被暗示性を有効活用することもできる[4]。例えば,静脈穿刺中に咳をする[5]と穿刺の不快感が和らぐとか,開腹手術後の呼吸訓練が術後経過を改善する[6]といったメッセージを患者に伝える。また,否定的な意味をもつ言葉を口にしないだけでも,潜在的痛み(例えば,局所麻酔薬注射)刺激に伴う痛みや不安は有意に減少する[1,7]。一部の麻酔科医が好むように,「今から局所麻酔薬を注射します」もしくは「痛みの感覚をなくす薬です」と,事実をそのまま述べることも十分有効である。

ストレスが加わると,患者は一点に注意が集中して,否定的,肯定的を問わず,麻酔科医の言葉による暗示を受けやすい精神状態になる[8]。したがって,否定的な意味を含む言葉を避けることは重要である。

しかし,善意から発した言葉も誤解されることが往々にしてある。多くの言葉には二重の意味があるので,暗示にかかりやすい精神状態では,患者はより悲観的な解釈にこだわる[9]。麻酔導入時の「眠らせますよ」という言葉は,ペットを安楽死させる獣医を思い起こさせるかもしれない。解釈は全く人それぞれであり,本章の筆者の一人(Lang)は,「感覚がなくなる」の意味で使った numb を,「頭の鈍い」を意味する dumb と誤解して "numb" になることを拒否した患者に出会ったことがある。

プラセボ効果とノセボ効果

プラセボ効果が広く認められていることを考えると,暗示の効果はいっそう明白である。プラセボによる鎮痛とは,鎮痛効果のない物質を投与しても,これで楽になりますよと話すと,鎮痛効果が得られる状況である。興味深いことに,暗示の効果

は，鎮痛であることもあれば，逆に痛みが増強することもある。暗示がネガティブな効果を引き起こす場合，その現象はノセボ効果と呼ばれる[10]。患者の知覚，気分（情動），行動を，ネガティブな方向に導く言語的あるいは非言語的な合図に続いて，ノセボ効果が現れる。例えば，吐き気のある患者に膿盆を差し出すと，患者はますます気分が悪くなったり，実際に嘔吐したりする。34人の大学生の被験者に，実際には通電していないのに，電流を頭に流した，と言ったら，2/3以上が軽い頭痛を訴えた。このような報告は，患者の関心を痛みに向けること自体が，痛みの原因になり得るという考えに一致する[11]。プラセボ効果とノセボ効果を検討する際，意図的であるか否かによらず，暗示を考慮に入れる必要がある[12]。

腰部椎間関節痛の治療を受けている患者の13〜15％にプラセボ効果がみられた[13]。良好な医師-患者関係がノセボ効果軽減につながり得るという点から，これは麻酔の臨床に非常に関連があろう。おそらく，ネガティブな思考が，ノセボ効果を生じる単一の最も重要な要因である。現代医学において，ノセボ効果は，重要な難題であるとの認識が高まっている[14]。プラセボ薬（活性成分のない薬物）に対するネガティブな反応は，十分に証明されている。麻酔を受ける患者でも，否定的な言葉を使用して患者のストレス，ネガティブな予想と知覚を高めると，同様の反応が引き起こされる。患者との新たなコミュニケーション法を考案する目的で，さまざまな日常的な言葉に潜む落とし穴が研究されている[15]。

麻酔科医は，自ら投与した薬物の効果を強めたり，あるいは台無しにしたりできる立場にある。例えば，プロポフォールを注射する際，患者に「チクっとしますよ」，「痛いですよ」と言うと，副作用である血管痛が増強する。代わりに，投与中「温かい，または，冷たい感じがしますよ」と言うこともできる。プロポフォールによる導入時に患者がしばしば感じる心地良さを，「煌めき」という言葉で暗示する麻酔科医もいる。プロポフォールを投与されるときの感覚を好ましいものとして表現することの妥当性について懸念があるなら，より中立的に「強力な麻酔薬で，効果が現れ始めたことに気付く場合も気付かない場合もあります」と言うこともできる。さらに中立的な表現として，「今，プロポフォールを注射し始めています」と伝え，導入をどう感じ，どう表現するかは患者に委ねる方法もある。血管痛の発生率は40％未満であるという事実にも関わらず，一部の麻酔科医は，プロポフォールの血管痛を全ての患者に警告する必要がある，と感じているようだ[16]。注射前の患者とのコミュニケーションをきちんと統一しなければ，痛みを暗示する行為となって，血管痛の研究結果に影響を与える可能性がある[7]。

程度を抑えようとする言葉と打ち消しの言葉

「少し」，「ちょっと」，「たったの」，「これだけ」のような程度を抑えようとする言葉を用いても，否定的な暗示に対する患者の反応を軽減する効果はない。ネガティブなイメージは心の中にすでに形成されていて，修飾語がその副作用を打ち消すことはない。例えば，「ちょっと針を刺しますが，ほんの少し痛いだけです」は，すでに，刺すことは痛いという状況を設定している[7, 17, 18]。

打ち消しの言葉：「心配しないでください」が，「心配するべきことがありますよ」の意味になる時

打ち消しの単語もまた，ネガティブな意味合いの言葉の影響を減らすことはできない。「痛くないですよ」と説明することは，二重の危険性をもつ。この暗示は痛みへの関心を高めることになり，さらに本当に痛かった場合，麻酔科医は信頼を失うことになる。同様に，患者に「立像のようにじっとしていて」ではなく「動かないで」と言うことは，潜在的に「動く」反応につながるだろう。

「〜してみてください」：失敗する言葉

「〜してみてください」というのは，失敗を予感させてしまう言葉である。例えば，「ドリルの音は無視してください」と言うのは，患者の意識をドリルに集中させることになり，本書の読者に「プロポフォールのアンプルのことは考えないようにしてください」と言うようなものである（第4章，第20章を参照）。

治療的なコミュニケーション

麻酔科医は，不快な経験として知覚されるかもしれない行為の理由をコミュニケーションによって説明することができる。このような治療的コミュニケーションには以下のようなものがある。「針を刺します」よりも「局所麻酔薬が皮膚の感覚を麻痺させます」また，「あなたを眠らせます」よりも「麻酔科医は手術中から回復室で目が覚めるまで，あなたが快適，安全でいられるよう，ずっとそばにいます」と伝える。これらの言い方は，快適さが，感覚を捉え直す方法の1つであることを暗示している。同様に，手術の間は麻酔がかかっており，終わったら目が覚めることを話して患者を安心させてもいる。あるいは「私達は必要であるかぎり，ずっと麻酔がかかっている状態を保ち，すっきり目覚めるようにします」，「最近の麻酔薬は，どのよう

な事態が起きても，あなたの必要に応じた効果を得ることが可能です」と言うこともできる。このような説明は，患者が手術を中立的あるいは前向きに受容する助けとなる[19]。

症例検討1　否定的な暗示は影響を与えないか？

8歳の男の子が，手術2時間前の麻酔科診察で，点滴による導入と吸入による導入のどちらがいいか尋ねられた。その子の父親は，吐き気が少ない麻酔ガス吸入を選ぶべきと言ったが，マスクは嫌だ，注射で眠りたいと子供は言い張った。麻酔科医は父親に，点滴による導入が術後悪心・嘔吐（PONV）のリスクを高めるというエビデンスはないので，子供の希望どおりの導入でいいか尋ねた。父親はしぶしぶ同意したが，息子に「注射を選ぶと，麻酔から覚めた時，回復室で吐くことになるぞ」と言った。麻酔の導入は円滑で，手術も問題なく終わったが，回復室で目覚めた際，男の子は泣いて，吐いた。少年の第一声は「お父さんの言うことを聞いておけばよかった！」だった。
　子供は大人以上に暗示にかかりやすく，ストレスがかかると，特にその傾向が強い[20]。両親は，子供にとっては強力な権威ある存在である。回復室で吐く，という強い暗示を，この親は自分の子供にかけたことになる。

症例検討2　否定的な暗示は影響を与えないか？

21歳の男性患者の顔にマスクを当てて酸素化し，プロポフォールを静注している時に，外科医が歩み寄ってきた。これから包茎手術を受けようというその患者に，彼は「回復室では地獄のような痛みだよ」と話しかけた。なぜそんなことを患者に言うのか，麻酔科医が外科医に尋ねると，「この手術はいつも本当に痛いんだ」と答えた。陰茎神経ブロック，フェンタニルの静注を行ったにも関わらず，患者は苦しみながら目覚め，鎮痛プロトコルで痛みが治まるまで，回復室に長時間滞在することになった。
　外科医は強い権威をもっており，患者は外科医の予想や発言に強い反応を示す。ここ10年，この外科医は患者に「快適な目覚めで，傷が癒えてすべてうまくいくよ」と声をかけており，実際，しばしばその通りになっている。

症例検討3　否定的な暗示は影響を与えないか？

帝王切開術の前に制酸薬が投与された女性。「この薬を服用する必要があります。本当にまずい薬で，多分気持ちが悪くなるでしょうが」と説明された。興味深いことに，患者は少しの間ためらった後，顔をしかめて制酸薬を飲み干し，「あぁ，本当にまずいわ！」と叫んだ。その数分後，手術室へ向かう途中，患者は吐き続けた。

患者は，制酸薬を投与した麻酔科医と同じ言葉を実際に口にした。否定的な説明は，否定的な経験として認識され，手術室に運ばれる間の嘔吐という身体反応を引き起こした。「この薬を飲んでください。胃の内面をきれいにコーティングしてくれる制酸薬で，もし全身麻酔が必要になっても，あなたを安全に守ってくれます」と説明することもできたはずである。

　興味深いことに，私達の経験では，制酸薬がひどい味であると言われるよりも，なぜ服用する必要があるのかを説明されれば，患者は薬の味については何も言わないことが多い。これは，今後の研究課題である。否定的な暗示が与える影響に関してまだ疑いがあるなら，下記に示す筆者（Lang）の同僚が局所麻酔薬を注射している最中の録音テープの抜粋[18]を読めば，論点は明白となるろう（症例検討4は許可を得て文献18から引用）。

症例検討4　否定的な暗示は影響を与えないか？

患者はドレープをかけられており，医師は乳腺の生検を始める前に，局所麻酔薬を注射するところである。
医師：では，皮膚をつまみますよ。そして熱くなり，**チクッという痛み**があります。これは**つまんでいます**…大丈夫ですか？ **熱く，チクッとします**よ。どうですか，大丈夫ですか？ **つままれて，チクッとします**。感じますか？ もう少し**チクッとします**よ。
患者：まだ針が入っているのを感じます。
医師：**針は感じる**けど，鋭い**痛み**がありますか？
患者：平気です。針を感じるだけです。
医師：何か動く感じはするかもしれませんが，**痛み**はないはずです。**痛くない**ですよね？
患者：うーん。チクチク感じますけど…，ああっ。
医師：どうかしましたか？ **痛い**ですか？…**すみません**。
患者：痛い！！！
医師：**ごめんなさい**。
（医師は針を抜く）
患者：これはひどい。痛っ…痛い，痛い。
医師：もう何も刺さっていませんよ。
（医師は針を刺したところにガーゼを当てる）
医師：まだ，**チクチク痛みます**か？
患者：その前は痛くなかったのに…前は同じことをしていたんですよね？
患者：待って，待って，待って。今，何をしたんですか？ 最後の3回注射されたときはちょっと刺された感じだけで痛くなかったけれど。今度は胸から肉を抉りとるように感じたわ。

> 医師：申し訳ないです。今もまだ**痛みますか**？

コミュニケーションの倫理

そのどちらでもない可能性があるのに，「痛みますよ」とか「大丈夫ですよ」と言うのは不適切である。では患者に「それは痛いですか？」と尋ねられたら，何と答えるべきだろうか。刺激に対する患者の反応を前もって知ることはできないので，正直なところ正解はない。麻酔科医が「人それぞれです。不快に感じる人もいますが，思っていた以上に楽だったと驚く人もいます」と言えば，これはまったく誠実な答えであり，しかも間接的に肯定的な暗示を与えるメリットがある。

同様に，患者が「手術の後，とっても痛みますか？」と聞いてきたら，麻酔科医は常に正直に答えられるし，また，そうすべきであるが，できるかぎり否定的な暗示は避けるべきである。患者のコントロール感を高めることも役に立つ。次のように伝える。「治癒の反応には相当な個人差があります。**不快**（「痛み」という単語ではなく）に感じる方もいますが，傷が治っていく感覚が，予期していた以上に楽だと驚く方もいます。もし，不快に感じることがあっても，我慢する必要はなく，ただそれを認めてすぐ私達に知らせてくださることが最も大切です。できるだけ早く快適に回復するよう，安全な範囲内であなたが望むかぎりのお薬を投与しますからね」。

「痛み」よりも「不快感」という単語を選び，「痛み」を「治癒の感覚」と言い換えることで，「身体の障害」という感覚を「回復」の感覚に変化させている。患者がもつ懸念への対処が，常に最重要である。「…という方もいれば」といった間接的な言い回しを使うことに注目しよう。これは，患者が思っているよりも，より快適に感じるかもしれないことを暗示している。麻酔科医が，患者が痛がるかもしれないと思っているのに，そのことを患者に伝えないのは倫理的に問題であると懸念される場合もある。しかし，現在得られるエビデンスは，「患者の予想と麻酔科医の予想が，ある程度，以降の経験を決定付ける」ことを示唆している[2]。

患者には聞こえていないと思っていても，聞こえているかもしれない？

全身麻酔下でも一部の患者には，手術室内での会話，特に無礼な発言が，必ずしも後に思い出せなくとも，聞こえているかもしれない。これは術後の経過に悪影響を及ぼす可能性がある（第15章を参照）。

…

医師は，以前からプラセボ効果，ノセボ効果の観点で肯定的，否定的な暗示を用い

ている．自分はよくなると信じている患者は，自己の予言通りよくなる傾向がある，ということが広く知られている．一方，ノセボ効果は，患者の状態を悪化させ得る[22]．麻酔科医は，強力かつ巧妙な方法で，患者の認識，気分，行動に影響を与え得る立場にいる．不安や痛みを増強させるといった，好ましくない反応につながる単語や表現がより認知されてきているが，そういった否定的な言い回しのほとんどは，不都合な反応ではなく，むしろ治療効果を高める言い方に修正できる．放射線科での侵襲的手技[23]やさまざまな麻酔中の状況における研究によれば，コミュニケーションが暗示としてどのように機能するかを理解することで，不用意で否定的な言葉使いにより，患者が傷付くことを最小限に抑えられる．特定の患者に対しては，コミュニケーションは麻酔科医の貴重な道具の1つとして機能する．

Key Point

1. 否定的な暗示は，病院内，特に麻酔科領域のあちこちで見られる．
2. 否定的な暗示が痛みや不安を増強させるという明確なエビデンスが，観察研究，無作為対照試験で得られている．
3. 「～してください」は失敗する言葉で，注意して使用するべきである．
4. 肯定的な言葉や暗示は，よりよい結果を生み出す助けになる．
5. 麻酔科医は，痛み，不安，術後悪心・嘔吐のような事態に関するノセボ効果を知っておく必要がある．

（内海 功）

参考文献

1. Varelmann D, Pancaro C, Cappiello E, Camann W (2010). Nocebo-induced hyperalgesia during local anesthetic injection. Anesth Analg, 110(3), 868-70.
2. Dutt-Gupta J, Bown T, Cyna AM (2007). Effect of communication on pain during intravenous cannulation: a randomized controlled trial. Br J Anaesth, 99(6), 871-5.
3. Lang EV (2005). Letters to the Editor, Response to Cyna and Andrew. Pain, 117, 236-43.
4. Bjenke CJ (1996). Painful medical procedures. In: Barber J (ed.) Hypnosis and suggestion in the treatment of pain: a clinical guide. pp. 209-61. London: WW Norton.
5. Usichenko TI, Pavlovic D, Foellner S, Wendt M (2004). Reducing venipuncture pain by a cough trick: a randomized crossover volunteer study. Anesth Analg, 98, 343-5.
6. Egbert LD (1986). Preoperative anxiety: the adult patient. Int Anesthesiol Clin, 24(4), 17-37.
7. Lang EV, Hatsiopoulou O, Koch T, Berbaum K, Lutgendorf S, Kettenmann E, et al. (2005). Can words hurt? Patient-provider interactions during invasive procedures. Pain, 114(1-2), 303-9.
8. Spiegel H, Greenleaf M (1963). Current perspectives on hypnosis in obstetrics. N Y State J Med, 63, 2933-41.
9. Ewin D, Eimer B (2006). Ideomotor signals for rapid hypnoanalysis. Springfield, IL: Charles C. Thomas Publishers.

10. Benedetti F, Lanotte M, Lopiano L, Colloca L(2007). When words are painful: unraveling the mechanisms of the nocebo effect. Neuroscience, 147(2), 260-71.
11. Schweiger A, Parducci A(1981). Nocebo: the psychologic induction of pain. Pavlov J Biol Sci, 16(3), 140-3.
12. Bangert J, Tolksdorf W(1984). [Pain diagnosis and pain measurement. II. Clinical aspects]. Anasth Intensivther Notfallmed, 19(5), 226-30.
13. Manchikanti L, Pampati V, Damron K(2005). The role of placebo and nocebo effects of perioperative administration of sedatives and opioids in interventional pain management. Pain Physician, 8(4), 349-55.
14. Eccles R(2007). The power of the placebo. Curr Allergy Asthma Rep, 7(2), 100-4.
15. Schenk PW(2008). 'Just breathe normally': word choices that trigger nocebo responses in patients. Am J Nurs, 108(3), 52-7.
16. Kam E, Abdul-Latif MS, McCluskey A(2004). Comparison of Propofol-Lipuro with propofol mixed with lidocaine 10 mg on propofol injection pain. Anaesthesia, 59(12), 1167-9.
17. Corydon Hammond D(1998). Formulating hypnotic and post-hypnotic suggestions. In: Corydon-Hammond D(ed.)Handook of hypnotic suggestions and metaphors. pp. 11-44. Chicago, Illinois: American Society of Clinical Hypnosis.
18. Lang EV(2009). Avoiding negative suggestions. In: Lang EV, Laser E(eds)Patient sedation without medication. pp. 56-63. Oxford: Trafford.
19. Cyna AM, Andrew MI, Tan SG(2009). Communication skills for the anaesthetist. Anaesthesia, 64(6), 658-65.
20. Olness K, Gardner GG(1978). Some guidelines for uses of hypnotherapy in pediatrics. Pediatrics, 62(2), 228-33.
21. Goldmann L(1988). Information-processing under general anaesthesia: a review. J R Soc Med, 81(4), 224-7.
22. Kasdan ML, Lewis K, Bruner A, Johnson AL(1999). The nocebo effect: do no harm. J South Orthop Assoc, 8(2), 108-13.
23. Lang EV, Benotsch EG, Fick LJ, Lutgendorf S, Berbaum ML, Berbaum KS, et al.(2000). Adjunctive non-pharmacological analgesia for invasive medical procedures: a randomised trial. Lancet, 355(9214), 1486-90.

第 4 章

言語と潜在意識
Allan M Cyna, Marion I Andrew, Suyin GM Tan

> 「本章はあまりに意識下のことなので，
> それを解っている，ということさえ解らないのだ！」
> アラン・M・サイナ

麻酔の臨床で通常直面するコミュニケーションの多くは，潜在意識的な反応を引き起こす．そして，潜在意識であるが故に，しばしば認識されないままである．言語的あるいは非言語的な合図を含むこの種の意思疎通は，暗示という形で自動的に考え方や行動を変え得るものである．本章の内容の多くは，患者と麻酔科医双方の考え方，心理，行動[1]の変化を無意識のうちに誘発しやすいと考えられている言語構造に基づいている．潜在意識下の反応に気付くと，コミュニケーションを円滑に進められるだろう．後述のように，麻酔科医は，潜在意識下の機能を利用することで，患者や同僚とのコミュニケーションを図ることができる．どうみても，これは直感的なコミュニケーション方法に思えるが，実際には構造をもった方法なので，学び，教わることができる．

意識と潜在意識

意識がある状態とない状態は，麻酔科医には馴染み深いものである．しかし，意識の有無によらず患者は潜在意識下でも機能していることは，しばしば認識されていない（第2章，第3章，第15章，第20章を参照）．例えば，潜在性覚醒のように，意識がない患者でも潜在意識下の活動がまだ起きていることは，よく知られている（第15章を参照）．

意識がある状態においても，論理的な脳のスイッチを切り，空想にふけったり，周囲の雑音を「ミュート」にしたりする場合があることは，広く知られている．麻酔科医を含め，人はたいていの場合，無意識に行動しがちである．例えば，車を運転しているが，「自動操縦」のような感覚で，いつの間にか自宅に帰り着くといっ

た日常の行動である。私達にはこのような自動的，すなわち，無意識のうちに機能する能力があるので，精神の意識的部分を解放して，明日の脳外科手術の麻酔計画立案といった他の作業に集中することができる。

　この能力の目的論的な基盤は，個体に絶え間なく提供される膨大な情報を篩にかけることができる，ということにある。この能力によって，意識を学習促進，論理的思考，問題解決など，重要と考えられる事柄に集中することが可能になる。

　理論的思考を要しない行動時には，潜在意識が前面に出てくる。これは，外界から切り離されて「自分の世界」に入ることが特徴である。逆説的であるが，極端なストレスがかかる状態では，心の意識を有する部分が，外部からの入力に圧倒されてしまい，論理的思考ができなくなり，潜在意識がそれに取って代わる傾向がある。試験会場でモルヒネの用量を思い出せないとか，口述できないのは，その一例である。

　意識は論理や，直接的な命令に対して反応し，意志のコントロール下にある。潜在意識下の過程は，通常意志のコントロール下にはなく，潜在意識のコミュニケーションによってアクセス可能である，と考えられている。この潜在意識のコミュニケーションには，暗喩，イメージ，象徴化，暗示(第5章を参照)，が用いられる。

　潜在意識的なコミュニケーションは，「レーダーに映らない」ので，それに気付くには，思考の転換が必要であるが，ひとたび気付けば，これを治療に活用できる。

　極度に緊張している患者は，時として「じっとしていてください」といった意識上の指示に従えないことがある。このような状況では，暗示がしばしば有効である。例えば，

　　「すぐに，じっとしていられるようになりますよ」

といった感じである。

　潜在意識下の非言語的な合図として，麻酔科医の落ち着いた態度，声の調子，患者の苦痛への対処が有効である時に示される自信，などがある。「気持ちが悪くなったら使ってくださいね」と，患者に膿盆を渡すのは，不用意にネガティブな合図を与えることになる。

潜在意識下の反応

　潜在意識下の反応に気付く最初のステップは，人間のあらゆる行動とコミュニケーションには潜在意識の側面がある，と認識することである。麻酔科医が患者に挨拶する時にも，自覚されることはあまりないが，潜在意識的な反応が誘発される。し

かし，この反応は非常に強力で，脳機能のこの側面を活用する能力は，麻酔科医の有力な道具になる。この反応には，すでに存在する不安や疼痛を増強させたり（第3章を参照），あるいはミダゾラムの術前投与と同様に不安を軽減したりする効果がある[2]。

　たいていの場合，自らの潜在意識的な反応を認識することは，仕事をする上でさほど重要ではない。麻酔科医として，あるいは人間としての日々の活動の大半は，潜在意識的なものである。これは，意識的な努力を必要とせずに業務をこなす，といった「自動操縦」の概念である。例えば，中心静脈カテーテルや，末梢静脈確保などの麻酔業務がこれに相当する。これらの手を動かす仕事は，麻酔科医の経験や技量により，最初のうちはさまざまなレベルの意識的な努力で行われる。手技を学ぶ当初，学習と実施は意識的で，ぎこちなく，数ステップの連続から成るいくつかの塊として習うので，時間がかかる。経験を積むと，これらのステップは正確さと熟練度が増して，流れるような1つの円滑な動作になる。潜在意識下の学習は，麻酔科医が臨床で使うことができる。例えば，静脈確保の前に血管を目立たせること等である。

　自身の潜在意識下の反応は，麻酔科医が最適に行動する力を高めることもあれば，損ねることもあるため，それを認識しておくことは役に立つ。いったん認識すれば，必要であれば潜在意識下の行動を一時的に抑えることができる。そうすれば，より有用で治療的な方策を使うかどうかを検討できる。しばしば役立つ潜在意識的な反応には，洞察力，適度な不安，外界の刺激を区分しつつ，例えば，挿管困難時に1つの作業に集中すること等が挙げられる。逆に，役に立たない潜在意識的な反応には，過度の不安や，外界の刺激から乖離して1つの作業に集中したために，挿管困難に際して患者が低酸素状態にあって，100%酸素によるマスク換気を必要としているのに挿管操作を繰り返す，といった「固定化のエラー」がある[3]。これらの反応は自然に，しかもしばしば起きることがある。

イメージと想像力

イメージや想像力は，潜在意識によるコミュニケーション方法の1つで，自分では制御不能と思われるようなことを，実行可能にする潜在意識的な反応を引き起こすのに用いることができる。例えば，唾液を意識的に分泌しようとしても，自律神経系は意識的な随意調節下にはないので何も起こらない。しかし，大好物やレモンを口にすることを想像するなど，潜在意識に働きかけると，すぐに唾液が分泌される。この例は，自分ができると思っている以上のことができることも多い，と患者に認識させる暗喩として使えるだろう。

一部の人，特に小児は，容易に想像の世界に入り込み，それは彼らにとっては，まごうことなき現実の世界である．これが，患者が直面している環境から本人を乖離できるよう，気を逸らすテクニックの基本となる．

例えば，手術室入室を待っている不安気な患者がこう言ったとする．

患者：逃げ出せたらいいのに，できないんです．
麻酔科医：もし逃げ出せるなら，どこに逃げますか？
患者：階段を駆け上がるわ．
麻酔科医：最上階には何がありますか？
患者：最高の眺めよ．
麻酔科医：どのような眺めなんでしょう…夜ですか，それとも昼間？
患者：夜で，灯りが見える…本当にきれい！

この麻酔科医は傾聴し，患者の現実を受け入れ，架空の「逃亡」を促すために，患者の逃げたいという願望を利用した．患者の世界に入り込むことによって麻酔科医は，患者が現在の環境から受けるストレスと距離をおくことを助け，リラックスして，治療に協力できるようにしている．

そこで，麻酔科医が治療的に潜在意識を利用する方法は他にもあるのか，という疑問が生まれる．

暗示

暗示は潜在意識下のコミュニケーションの最も有用な形態である．意識が何か別のことに集中していると，暗示は論理的には処理されない．このことは，患者の潜在意識に働きかけるコミュニケーションを行って，治療的な反応を起こす機会を麻酔科医に与えてくれる．

麻酔科医は，自分が普段から暗示を用いていることを認識して，それを有用で治療効果のあるものにしているかもしれない．

直接的な暗示

「**あなたは，～になっていますよ**」，「**あなたは～できますよ**」，「**あなたは～に驚くでしょう**」といった言葉である．例えば，麻酔導入時に麻酔科医は患者に次のように暗示をかけることができる．

「目が覚めたら，あなたはより心地良く感じるでしょう」

間接的な暗示

「ほとんど/一部の方は…」,「先週診た方は…」といった言い回しである。これは,それを言われた患者も同じことを経験するだろうという意味である。例えば,麻酔導入時に,以下のように暗示をかける。

「この手術を受けた方は,目覚めた時にとても快適だった,と話してくれることが多いです」

関連付けられる暗示

暗示は,2つの異なる考え方と行動を,関連付けることもある。つまり,1つのことを意識して行っている時に,潜在意識下では何か別のことが起こるという意味である。例えば,

「自分の呼吸に集中すると（意識上）,息を吐くたびに,自分が自然とリラックスしていくのがわかります（潜在意識下）」

直接的な暗示は,意識が集中しやすく,論理的に処理されるため,拒絶されることもあり得る。しかし,意識が他のどこかに集中している極度の緊張下では,患者は直接的な暗示により反応を示しやすい。

間接的な暗示は,より許容度が高い。例えば,

「一般的に人は呼吸に意識を集中させると,息を吐くたびに,自分自身が自然にリラックスするのがわかります」

これは,患者が呼吸に集中すればリラックスできる,と間接的に意味している。

反復

いろいろな反復行為は,意識するしないに関わらず,重要な情報を保持する上で,最も有用な方法の1つである。この学習の反応は,同じ意味をもつさまざまな言い回しを使うことで促進される。例えば,麻酔導入中,酸素化しながら患者が息を吐くのに合わせて,「上手ですよ！」,「よくできました！」,「その調子！」と声をかけると,呼吸とともにリラックスするという暗示を増強することができる。

考え方の種を蒔くこと

考え方の種蒔きとは，暗示によって患者にある反応が起きる確率を高める下地を作ることである．例えば，麻酔科医の術前訪問に先立って看護師などが，その麻酔科医が信頼のおける医師であると患者に伝えることが挙げられる．

> 看護師：S先生は，点滴を入れるのが本当に上手です，だからちっとも痛くありませんよ．

この言葉で，静脈確保が苦痛なく，簡単に済むという期待が生まれる．

裏返しの効果

何かをしようと一所懸命に努力すればするほど，成功の可能性は低くなる．このことは，不安を感じないようにしようとする心配性の患者に特に当てはまる．患者が麻酔の処置に協力できそうもない場合，患者にしてもらいたいことと正反対のことをするように言うと，うまくいくことがままある．例えば，「リラックスできない」と言う患者には，「リラックスしないように」の一言で，潜在意識下の「リラックス」反応が促される．同様に，吸入麻酔薬による小児の麻酔導入時には，患児に「その風船を思い切り膨らませ**ない**でね」と言ってみる．こうすると普通，患児は深呼吸をして，導入を速めることができる（第10章も参照）．

「～し**ない**ように」という単語は潜在意識では処理されない．つまり，「思い切り風船を膨らませ**ない**でね」という麻酔科医の言葉は，「思い切り膨らませなさい」という潜在意識的な暗示になるのである．

失敗を招く言葉

「～してください」は失敗を招く言葉で，注意して使うべきである．失敗の可能性を伴う，試行を意味するからである．しかし，「～してください」と「～しなくていい」の2語は，治療的に用いることができる．例えば，不安のある患者は「リラックスしないように」と言われると，「～しないように」という言葉は潜在意識では処理されないため，意識的に「リラックスしないようにする」ことはできないが，潜在意識ではリラックスできる．この言葉が生み出す混乱は，潜在意識の非論理的処理を促進しやすくする．もう1つの例を挙げよう．不安がっている患者が，動脈ライン挿入時に腕を動かさないでいられない，と訴えた場合，麻酔科医は「無理にリ

ラックスしようとしたり，動かないようにしようとしたりしなくて結構です。全てなるようになりますから！」と言えばよい。逆説的ではあるが，しばしばこの言葉によって，腕の力が抜けて，じっとしていられるようになる。

2つの選択肢

似たような代替案を提示することで，実際には選択の余地がなくても，選んだという感覚を患者に与えて，自らをコントロールしている感覚をもたせることができる。これは，小児で最も効果を発揮するやり方である。例えば，患児を手術室に連れてくる場合，麻酔科医は子供に次のように尋ねる。

「手術台には自分で上がる？　それともお父さんに手伝ってもらう？」

どちらを選んでも，子供は手術台に上がることになる。他の例は，

「君が手術台に横になっている間，お母さんに手を握ってもらおうね。左手がいい？　それとも右手がいい？」

どちらかの手を選択したなら，その子は，手術台の上でじっとしています(多分)，と潜在意識的に伝えているのである。

暗喩の使用

「暗喩 metaphor」という語は「移す」を意味するギリシャ語の「metapherein」に由来する[4]。暗喩には2つの異なる意味がある。1つには，言葉の字義通りの意味とは異なる意味を伝えるのに用いる物語や説話である。言語学的には，例えば，「思考の食べ物」といった，文字通りには当てはまらない用語に対して，単語やフレーズを当てる話法である。暗喩の例として，麻酔を潜水に見立てて「I'll just put him under 私は彼を沈めた(＝彼に麻酔をかけた)」という表現がある。患者の考え方や行動に有用な潜在意識下の変化を促進する上で，暗喩は麻酔科医の役に立つ(第5章，第20章も参照)。

注意の集中

注意の集中とは，何度も繰り返し，あるイメージや体験に集中すると，自然にその

イメージや体験が現実のものになる現象を指す。例えば，麻酔処置中微動だにせずじっと横たわっていられるでしょう，という暗示は，そのことを論理的に説明するよりもはるかに有効である。

とても寛いで見える，あるいはそう述べている患者に対して，「痛みませんか」，「気持ち悪くないですか」とか「ペインスコアは何点でしょうか」と繰り返し尋ねると，患者の注意はネガティブな方向に集中することになる（第3章を参照）。

自明の理と「肯定セット」の形成

自明の理とは，「酸素はあなたの体にいいですよ！」のように，反駁することが難しい意見である。1つ1つ自明の理を聞き，理解する中で，潜在意識下の「イエス（肯定）」反応を引き出すことができる。

潜在意識下に「イエス」反応を生み出すような自明の理を連ねることで「肯定セット」が形成される。これにより，他の方法では得ることが難しい，治療に役立つ考え方や行動を引き出すことが可能になる。例えば，麻酔科医は静脈確保を行う前に，腕が痺れますよと患者に暗示するのではなく，感覚が少しずつ変化していく様子を以下のように伝えてみるとよい。

「駆血帯を腕に巻くと，感覚が変化するかもしれません（潜在意識の「イエス」）。
それから，駆血帯をきつく締めると腕がびりびりしてきます（潜在意識の「イエス」）。
そして，ちょっと違った感じがするかもしれません（潜在意識の「イエス」）。
少し眠くなったり（考え方の変化を誘導する潜在意識的な反応），ひょっとすると体が重く感じたり…
そして腕が痺れていきます（暗示に対する知覚の反応）。
こうして点滴の針を，より楽に挿入できるようになります」（第9章，第10章，第14章を参照）

時間：歪みと進展

個人の経験というものは，一連の出来事の中に位置付けられるが，人が思い起こす個々の事象は，「早い」あるいは「遅い」という時間の基準に従って並べられているようである。アインシュタインのこの言葉は，「短い」あるいは「長い」時間のように，時間経過を定量化しようとする人間本来の感覚を示している。私達が経験する時間は，時計の刻む時間とは異なっており，「経験時間」と「時計時間」を比較することで，この現象を研究できる。時の経過を「時計時間」よりもずっと短く，あるいは長く

感じることがある。これは「時間の歪み」と呼ばれている。退屈な時には，時間はゆっくり流れるように感じられる。同様に，夢の中では，瞬く間に多数の出来事を経験することがよくある。そこで，
　「楽しい時間は，あっという間に流れる」
とか，
　「やかんはじっと見ていると，永遠に沸かない」
といった表現がなされる。
　時間の感じ方は，他の知覚と同様，暗示によって変わりやすい。患者にとっての経験の有益な面を強調し，否定的側面を抑えたい場合，麻酔科医は時間を肯定的かつ有用な形で暗示に結び付けることができる。例えば，第9章で述べるように，産婦に対して，陣痛の後に来る「休憩」に集中するよう，次のように話すとよい。

　「こうすれば，痛みのない時間は，実際よりも長く，そして陣痛はより短く感じられるようになります…」

　時間経過についての感覚と，記憶や想像力が結び付くことで，私達は未来に思いを馳せることができ，その期待は，有益な考え方や行動の経験をもたらす。例えば，

　「すぐによくなるのを楽しみにしてください。その日がくれば，『振り返ってみれば，自分が思っていたよりずっと楽だった』，と思われることでしょう」

と伝えるとよい。

> **Key Point**
> 1. 潜在意識下のコミュニケーションを認識し，それを治療に活用するには，思考の転換が必要である。
> 2. 麻酔臨床や急性期医療の場で普段行われているコミュニケーションの多くは，暗示で構成されている。
> 3. 治療的に機能する言語構造は，容易に学ぶことができる。
> 4. 特に麻酔科医に役立つ言語構造には，2つの選択肢，「肯定セット」の構築，時間の歪みと進展がある。

〔木村　昌平〕

参考文献

1. Corydon-Hammond D(1998). Formulating suggestions. In: Corydon-Hammond D(ed.) Handook of hypnotic suggestions and metaphors. Chicago, Illinois: American Society of Clinical Hypnosis.
2. Lang EV(2009). Patient sedation without medication. Oxford: Trafford.
3. Fioratou E, Flin R, Glavin R(2010). No simple fix for fixation errors: cognitive processes and their clinical applications. Anaesthesia, 65(1), 61-9.
4. Compact Oxford English Dictionary(2006). 3rd edn. Oxford: Oxford University Press.
5. Kroger WS(2007). Clinical & experimental hypnosis in medicine, dentistry, and psychology. Philadelphia: JB Lippincott.

第5章

叙述と暗喩
Audrey Shafer

> 「ひとりの生の痛みを和らげ，ひとりの痛みを癒すことができれば
> 私の人生は無駄ではないだろう」
> エミリー・ディキンソン全集[1]から

言葉を飾りたて，医学の奥義に関する象牙の塔の論文を修飾する以外，物語や暗喩は医療の世界には無用の文学的用語と見なされている。しかし，私達はどう考え，情報を分析，処理し，実際にどのように感知して行動するかを知る上で，物語と暗喩は不可欠である。したがって，医学の実践を理解する上で，これらの概念を考慮に入れないのは浅薄と言うものである[2,3]。その上，麻酔の臨床では，患者とのコミュニケーションは圧縮された具体的なものであり，人間と機械の間に複雑な相互作用が存在し，お粗末なコミュニケーションは厳しい結果を招き，ストレスの高い環境の精神的負担は大きなものである。以上のことから，物語や暗喩が，麻酔科医の行動にどのように浸透し，行動を特徴付けるかを，詳細に観察する上で麻酔の臨床は最適なものである。

叙述と物語

叙述 narrative と物語 story の関係は，多くの場合，文脈によって決まる。両者はいくつかの点では互換性があり，どちらの用語にも出来事の記述という意味があり，それぞれはもう一方を包含し得る。例えば，叙述はさまざまな物語から組み立てられるし，物語はさまざまな性質の叙述を含むことができる。本章では主に「叙述」という用語を用いるが，それは如何に断片的なものであっても，テクストや会話を包括しているからである。医学教育と臨床における叙述の研究は，「叙述医学 narrative medicine」と呼ばれる[4]。しかし，「物語」という用語も使用しており，これは特に小説『羅生門』風に，異なる観点からの見解や体験の再構成に関しては有用な言葉である。第2章で述べたように，抑揚や強調は，単文すら，その意味を変

えてしまう。

　異なる視点という考えは，麻酔科医と患者との関係において，特に注目に値するものである．医師と患者の間に，「比較不能な叙述」[5]があることが，術前術後に良好なコミュニケーションを必要とする最大の原動力の１つである．術中，麻酔科医は赤の他人である患者の生命と人格に対して責任を負っているが，その人となりを全て知ることは不可能なため，明確で包括的なコミュニケーションがいっそう重要なものとなる．

　人は，個人としてだけでなく，社会的な存在としても成長するものである．他者の行動を，例えば，ミラーニューロンシステムを介して理解しようと試みるのと同様に，他者の視点を理解しようと試みることで，私達は互いに異なる存在であることが認識される[6]．

　麻酔科医が患者との関係を築く中で，麻酔科医の行動は，患者の視点を根本的に，劇的に変化させる．麻酔科医は，他科の医師が（合法的あるいは日常的に）行わない程度まで，患者の意識レベルを低下させる．患者の視点，願望や選択を伝える能力が大きく変化することが，麻酔科医を，導入前に知るところになった患者の守護者たらしめている．

　序章，終章，中間部といった物語の考え方はまた，麻酔の臨床と密接な関係があり，麻酔科医がその職業に魅力を感じる一因である．始まりと終わりとしての麻酔の導入と覚醒，中間部の麻酔維持，前口上や締め口上とも言える術前と術後の時間，というように，麻酔には整然とした満足できる流れがある．

　患者もこれらの時点を経験するわけだが，彼らは治療の旅路という，より大きな経過の中で麻酔を捉える．外科患者の描く物語と，患者の立場を想像して麻酔科レジデントが思い描く物語の明瞭な違いは，患者は周術期の体験を以前に受けた手術や，回復過程の中で構成していることである[7]．外科や麻酔科のレジデントが患者の一番の心配事と想定するものとは異なり，患者は術前不安の原因として家族に対する心配を上位にあげる傾向がある[8]．また，外科手術の経験を人生の一部としてだけでなく，家族，仕事や人生において，意義をもつその他の側面の中で捉えがちである．一方，外科医は，診断が付く等患者の病気の物語が始まった時点から，どれほど長く患者が入院していようとも，経過記録に例えば，「POD#4（術後４日目）」と書き始めるだろう．

　人生に意味を探し求めるのは人間の本質である．一連の出来事の記述は，その背景にある，認知あるいは想像された関連する事柄によって鮮明なものになる．これが筋立てであり，意味の形成である．症例について考え始める時から，全てがうまくいったと感じる１日の終わりまで，麻酔科医はケアの断片を組み合わせて，首尾一貫した全体像を作ろうとする．何か妙なことに気付いた時，例えば，待合室に横

たわる患者が毛布を口元まで引き上げていたら，義歯を外した顔を見られるのが恥ずかしいのかなと考えて，患者へのアプローチを変更すべきである。そしてこれは，麻酔科医が患者，手術チーム，その他のスタッフ，さまざまな器具や機械といった「小道具」と関わる一連の出来事を特徴付ける複雑な力学の始まりに過ぎない。

　人生はごちゃごちゃして，節目は不鮮明である。だから，旅行に出かける数ヶ月前のある週に何をしたかを語るよりも，旅行の話をするほうが簡単なのである。典型的な麻酔は，旅行のようなもので，全てがうまくいけば，事件や衝突は回避できる。円滑で，簡単そうに見える麻酔は，本来注目に値する麻酔科医の行為すら日常茶飯事と思わせる。私達は，ベストセラーになるような「麻酔科医の冒険譚」を記したいわけではない。しかし，日々の麻酔業務における「何ということもない」麻酔でさえ，その節目を抜き出すと，患者との「物語」となるのである。

知る方法としての叙述

　「論理学的知識」に比べて，叙述を認識することで得られる知識は，特定の個人に注目する，つまり「特別な何かを超越する」よりは，むしろ「特別な部分を明確化することで，普遍的な真実を際立たせる」ものである[9]。したがって，叙述から得られる知識は，推論の拠り所となる特定の定型的な状況に重きをおくという点で，症例に基づく倫理学あるいは決疑論と類似している。

　しかし医学知識は，最新の根拠に基づく医療 evidence-based medicine（EBM）ですら，思われている以上に叙述に基づいている[2]。医学的な逸話は，それが自ら経験したものであれ，普段の気軽な話や，症例検討会での公式なプレゼンテーション，あるいは症例報告を読むことで得られたものであれ，そこから得られる力は計り知れないものがある。叙述に基づく経験は，解析的な推論，臨床判断，情報や知識の蓄積と検索といった麻酔技術を作り上げる基礎となる。しかも，医学は実践的な学問である。麻酔科医は，タイトレーションの効果を観察することで，高齢者には鎮静薬を減量することを「知って」いる。一方，個人をグループ分けした研究から成る麻酔科学の文献を読むことによっても，減量すべきことが「わかる」。例えば，薬物動態学や薬力学の研究は，個々の患者やボランティアを対象として行われる。これらの研究の結果は，患者の年齢，体型，衰弱度，臓器機能等の特性を考慮して，適用する必要がある。

　知識は反復することで補強され得る，発展性に富んだ不完全なものである。もし知識がそのようなものでなければ，臨床麻酔は型にはまった機械的なものになるだろう。もっといえば目の前にいる患者を，麻酔記録に書かれた「紙面上」の患者と徹底的に見比べてみても得られるものはなく，ボタンを押すだけの麻酔になってし

まう。科学の多くは確率(かの有名な P 値)に基づくものであると認識することによって，麻酔-刺激-意識-麻痺-痛覚，のつながりのどこに目の前の患者が位置するかを決定するには，その時点の患者の具体的な状態が重要であることも受け入れられよう。これは叙述的な知識である。

　麻酔記録は情報伝達に有用な形式で記され，その多くは叙述的ではない。困難気道の可能性がある特定の患者に関して，以前の麻酔担当医による，喉頭展開や挿管は難しくないとする記載があれば，非常に安心できる。しかし，定型的記録に付随した叙述的な記述は，予期せぬ困難が生じた患者が，今再び麻酔を必要とする状況で，時を超えた有効な情報伝達方法である。同様に，回復室の看護師や集中治療チームへの申し送りは，本質的に定型的な叙述であるが，術前状態や術中の出来事といった特定の事柄は，患者ごとに独自のものとなる[10]。

教育，幸福，内省における叙述

教科書の章を読むだけでは，数学を完全には理解できないのと同じように，物語を語り，言葉遊びをし，さらに沈黙の恐怖に直面するといった問題を解かずして，叙述の影響を理解することはできない。臨床の振り返りを深め，批判的思考技術を磨き，職業上の燃え尽きを防ぐ方法として，「書く」という行為が推奨されている[11]。麻酔科レジデントに，これまでに経験した，同意を得るのが難しい状況を記述させて，それらの叙述を患者との術前コミュニケーション改善の叩き台として使うことができる[12]。叙述の記録を通して，直面する困難を認識することは，将来同様の状況が生じた場合，それを認識，対応する能力を向上させる[13]。

　情緒的な苦しみの経験を記述することが，健康に有益である可能性に関する論文が増え，患者自らが癌の痛みについて書くことの効果を検討する最初の研究につながった[14]。治療的な筆記療法は，痛みの専門医の治療を受けている患者にとって，補助的なコミュニケーション手段となり得る，と考えられる。プロの作家でさえ，痛みの経験を言葉で表現するのは難しいと嘆く[15]。医療スタッフと患者の親族の協力による，集中治療中の患者に関する記述についての，興味深い研究報告がある。集中治療から生還した患者とその家族の長期的な心的外傷の問題に取り組んだこの研究から，書くことや文書自体に治療効果があることが明らかとなった[16]。

　叙述の他の使用例としては，著名な麻酔科医の歴史的逸話を読み語ることを通して，最善の医療に献身する職業的価値を説くことが挙げられる[17]。これらは，完全な物語形式のテクストであることが多い。この対極に位置するのが，いわゆる従来の規範に合わない，ポストモダンな文章や，ブログ，電子投稿，マルチメディア等の電子メディア，ソーシャルネットワーク等のサイバー空間でのみ繋がっている

人々のやり取りである[18]。これらのWebサイトや他の電子メディアは全て，ある程度叙述に依存しており，それらは，麻酔科内部のコミュニケーション，患者情報，コミュニティの構築，社会的，専門的なネットワーク作り等の多くの目的に使われている。

叙述的なコメントは，主に研修プログラムの成績評価にも使われる。特に注目すべきは，コミュニケーション技能を含めたプロ意識に関するマイナス評価の有無と，全般的な成績の相関である。レジデント全体の21％が研修期間中，プロ意識に関してマイナス評価を受けたのに対して，総合評価が「優」であった上位30％の麻酔科レジデントには，そのような評価を受けた者はいなかった[19]。指導医はネガティブな特徴について見解を述べない可能性があるため，特にマイナス評価であったコメントの分析は，非常に重要である。実際，医療全体を通して，能力とコミュニケーション技能は不可分のものである[20]。

暗喩：遍在性と重要性

神経科学はビジネスの構造やコンピュータサイエンスから，犯罪の動機に関する法廷証拠まで，ますます多くの知識分野に情報を提供している。したがって，神経科学的なツールが言語，より具体的には，暗喩の処理過程の研究に用いられているのは，驚くべきことではない[21]。本質的に2つあるいはそれ以上の概念の関連付けと言える，フラクタル様の螺旋構造をもつ暗喩を「処理」する時に，どのニューロンやニューロンのネットワークが活性化されるのか，機能的スキャンを用いて画像化する研究が成されている[22, 23]。暗喩がどれほど抽象的であるか，あるいは文字通りの意味であるか，表現が斬新か陳腐か，文脈は開いているか，あるいは閉じているか，そして身振りや非言語的な合図によってどのくらい増強あるいは弱められているか，により，活性化される脳領域は異なる[24, 25]。

したがって，LakoffとJohnsonの『レトリックと人生』のような，今や古典的な教科書に提示されている暗喩は，ある一定の脳領域において神経興奮性の反応を惹起する。歴史，哲学，言語等の，いくつかの学問に応じた分類体系がある。神経言語学者は，異なる種類の暗喩が脳を活性化するパターンを研究している。例えば，「更新試験は楽勝（breeze）でした」という名詞句に基づく表現や，「その患者は，麻酔を楽々と乗り越えました（sailed through）」といった動詞や動作に基づく述語的表現である[26]。私達の言葉に根付いた暗喩，例えば，「麻酔下（under anaesthesia）」という表現は，麻酔をその中に入る，あるいはその下にいることができる「何か」に例えた，存在論的で方向性をもった暗喩である[27]。おそらくこの種の暗喩は，目新しく革新的で驚くべき暗喩，あるいは直接的に一連の連想を呼び起こすような暗

喩とは全く異なる処理をされるだろう。例えば，麻酔科医が通常と異なる方法で麻酔計画を説明して「これからしばらくの間，私はバーテンダーになります。これが最初の一杯です」と言ったら，一般的ではない暗喩によって，複数の脳の部位が刺激されることを認識すべきである。患者によっては，アルコールと関連する表現を否定的に受け止める可能性がある。

　これは，麻酔科医と患者のコミュニケーションにユーモアが介在する余地を否定するものでは決してない。それどころか，気分転換やストレスを軽減させるものとしてユーモアはとても役立つだけでなく，人と人を結び付ける手段になり得る。適切に用いられれば，ユーモアは信頼を植え付けることができ，静脈を確保しつつ何かジョークを言うように，複数の作業を同時に行えるほど，麻酔科医が自己の能力に自信をもっていることを示すことにもなる。ユーモアの多くは暗喩や，概念，言葉，状況の新しい突飛な関係に依存するものである。待合室にいる患者に向かって際どいジョークを言って，患者に疎外感を味わわせたり怒らせたりしないのと同様に，麻酔科医は，患者に対して話す内容と言い方を，それらが，負の効果をもたらす可能性も含めて，暗喩の意味を考慮すべきである。

暗喩：非人間的で横柄，でも，普遍的なもの

医学で用いられる暗喩は，戦争，親，機械，工学的なものもある[28]。麻酔臨床に内在する性質と，麻酔が引き起こす，患者の感覚の変化のため，麻酔科医は患者を制御すべき対象，物体として捉えがちである。これは，攻撃性/戦争の暗喩や，容器や，機械的な物に類似した物体と重ね合わせている表現である[27]。

　麻酔器や，輸液ポンプ，電子麻酔記録等の機器と直接つながっている様子から，麻酔下の患者は特に機械的に表現されやすい。コンピュータを人間に例えた暗喩の変換については，具体的表現の文化的研究がますます見直されている[29]。例えば，「ウイルス感染」のような人体と関連する表現を，機械を含む周囲の環境に対して用いることは，人々が世界をどう理解するか，ということの当然の産物である。しかしその反面，例えば，精力的な研究者が「論文を量産」したり，「工場」になぞらえた小手術をする部屋で，患者を「組み立てライン」に乗せて効率よく手術をこなす外科医を「マシーン」と称したりするように，人間に機械を重ねた表現は，両者の言語学的融合と言える。患者を麻酔モニターに表示される生理学的データに置き換えることは，一時的に患者を器械に変容させる意味をもつ。外科医に患者の状態を尋ねられると，麻酔科医はバイタルサインを一瞥して，「良好です！」と言う。さらに，カンファレンスで症例を提示する時，患者は麻酔記録を投影したものになっている。

　麻酔で使われる暗喩表現のいくつかを下記に挙げる。

・戦争
　「動脈を突き刺す」　　'Arterial stick or stab'
　「患者はその薬に対して抵抗する」　　'Patient is resistant to the drugs'
　「患者を気絶させる」　　'Knock out the patient'
・機械
　「患者に管を突っ込む(挿管する)」　　'Tube the patient'
　「患者をモニターに繋ぐ」　　'Hook the patient up to the monitors'
　「患者は自動操縦中だ」　　'Patient is on cruise control'

　医療に関する自分の考えや要望をまとめるために，患者も暗喩を使うことがある。医学的な問題があれば，医者が「修理 fix してくれる」と期待している。「チクタクいうもの(心臓)」や「水道管(泌尿器)」のどこかが悪いと感じているかもしれないし，「気絶」薬を求めたり，何回も静脈穿刺をされて，「針山のようだ」と感じたりするかもしれない。地形に例える暗喩もよく使われる。患者は入院するだけではなく，「健康だった頃の思い出が，島から離れるように自分から遠ざかっていく」[31]ような思いをしながら，「健康の国」から「病気の国」[30]に入国するのである。患者は，「桃源郷」に行きたいと言うかもしれない。

　分類体系に関わらず，患者をモノに例える暗喩は，特に非人間的なものである。他科の医師との会話で使われる業界用語は，「この患者は，Mallampati 分類3だ」のように，しばしば暗喩の転換が成される。周りで話されている専門的な会話を患者が気付いていないと思い込むのは，必ずしも賢明ではない。例えば，患者と一緒に手術室に入る際，看護師が記録のために，「ASA はいくつですか？」と尋ね，麻酔科医は「2だよ」と答えたとする。このやり取りを，意識のある患者は，よい意味には解釈しないかもしれない。たとえ患者が完全に麻酔されているか，その場にいないとしても，同僚と情報交換する際，患者について述べる言葉に配慮するのが賢明である。「彼はフルストマックだ」，「彼を満タンにしてください！」，「ちょっと開けてみたら，お手上げだった」，あるいは「開け閉めのケースだな」(腫瘍が進展しているために試験開腹/腹腔鏡手術になった場合)といった暗喩である。

　私達が客観的な言語の利用を考える主な理由は，何かがうまくいかなかった時に，感情を整理するためである。日頃から常に患者のことを身体の一部のように表現していると，例えば，気道確保困難に遭遇した時，酸素飽和度の低下等の問題を，容易に患者のせいにしてしまいがちである。すなわち，「**この患者は，難しい気道をもっている**」あるいは「**この患者の気道は難しい**」ではなく，「**この患者は難しい気道だ**」と言ってしまう。

　業界用語，略語，暗喩の転換が今後使われなくなると考えたり，望んだりするのは非現実的である。しかし，自分の臨床を顧みることは現実的である。どのような

言葉を選んでいるか？ どんな文脈で，誰に対して使っているか？ 誰に聞こえているのか？ 私達は絶えず言葉を選び，解釈を試みている．象徴的な言葉だけでなく，文字通りの言葉も解釈が必要である．例えば，放射線科医が大動脈は「正常」と書かず，「拡大していない」と記載した場合，その意味するところは何であろうか[20]？

要は，暗喩を避けることではない．暗喩は，どう考えどう話すか，に不可欠で，コミュニケーションを可能にするものである．ある症例について同僚に語り始める時，「大惨事だったよ！」の一言で，その後に続く難しい症例の物語の舞台が整えられる．同僚は意味するところを即座に理解し，共感が生まれ，骨の折れる麻酔の詳細を，より深く理解する．患者を，列車が脱線して折れ曲がっている事故現場に例えることで，自分では最高の医療を提供したと感じている時でさえ，非難やストレス，後知恵，麻酔担当医であることに伴うその他の負の影響等から，本能的に自分の身を守っているのだ，ということを，自覚すべきである．

難しいコミュニケーションの状況を理解するために暗喩を用いること

要求の多い患者，「蘇生不要（DNR）」の指示が出ている患者が手術を予定された時，あるいは終末期の患者といった，コミュニケーションの難しい状況に尻込みするのではなく，彼らと向き合う時間と感情的なエネルギーを費やすことが麻酔科医の義務である[32]．麻酔科医と患者の関係を，暗喩を用いて理解することは，困難な状況がなぜそれほど複雑であるのかを説明するのに役立つ．終末期の患者に関する議論には，多くの感情が伴う．例えば，自分は見捨てられる（強烈で結びつきやすい単語）のではないかという患者の恐れや，「説明に基づく」同意において「オッズ」とか「リスク」とかいった賭け事の比喩が十分説明されないため，人により，またさまざまな精神的，道徳的信条によって異なる理解をされるということである[33]．暗喩は，より馴染み深いものと比較することで，馴染みの薄い状況を理解しやすくすることができ，適切に使えば，相手を怯えさせずに議論ができる[34]．例えば，麻酔をかけた状態を睡眠状態と対比すれば，全身麻酔が代替策と考えられている状況で，DNR指示が出されている患者に蘇生薬と挿管がなぜ必要になるかもしれないかを説明できる．「睡眠と異なり，鎮静薬や麻酔薬は血圧を下げ，呼吸を抑制してしまうので，それを治療できるようにしておく必要があります」のように説明できる．

DNRの指示を周術期に保留するか否かに対する返答として，「私の目の前では，誰も死なせない」と発言するのは，軍隊的，父権主義的な暗喩である．このような発言は，以下のことを前提にしているので，議論が終わってしまう．

・麻酔科医が最もよくわかっている．

・麻酔科医は，常に指揮統率する立場にある。
・麻酔科医は「将軍」であり，疑問を差し挟んでよい相手ではない。

　死は敵であり，いかなる代償を払っても打ち勝つべきものと見なされている。しかし，難しい決定を下すにあたっては，議論を閉じるのではなく開くこと，絶対主義ではなく，相互理解の促進が必要である。

　「全ての内科的，外科的行為は，今日では『チームスポーツ』である」[35]というチームの例えから，医療行為における個人同士の力関係，目標，手順と実践の複雑さがわかる。忠誠やリーダーシップの問題が存在する。暗喩は詳細に検討する必要があるが，曖昧な，あるいは失敗した時点でも，必ずしも一蹴すべきではない[36]。実際，1対1の類似であるかのように暗喩との関連に頑なに固執するのは，想像力や，暗喩に内在する意味の創造を制限することになる。スポーツチームの暗喩を続けるなら，患者はもう一人のチームメンバーとして，あるいは競技場として組み込まれているのか，疑問に思うことだろう。

暗喩：臨床，認識，研究に根付くもの

　麻酔の臨床に深く根付いている暗喩の例として，麻酔器が表示するデータとその解釈が挙げられる。本質的に，これは機械と麻酔科医の間のコミュニケーションである。近い部分は似通っている（その反対に，似ていない物はかけ離れている），という暗喩は例えば，「彼女は1年目のレジデントであるが，技術は3年目に近い」などの言い回しにみられる。私達を取り囲む自然や人工的な環境でも，「鳥の群れ」や麻酔カートの引き出しの中の「注射器の束」といった言い方をする。「上位にあるものは，より数が多い」という暗喩は，モニター画面の一ヶ所に換気のデータを集約するといった，多くの画像表示の仕方に現れている。このような基本的暗喩に従っていない制御ボタンや表示は，直感に反しており，非論理的であると感じられる。

　複数の対象物の相違点を探す時には，並べて比べるので，純粋に視覚的な比較は，対象物が物理的に近い場合に，相違を認識しやすい[37]。しかし，麻酔カートの引き出しに，よく似たバイアルを並べておくことは，薬のラベルをよく調べることになるから誤投与が避けられるだろう，という利点よりも，似た薬を収納場所別に「身体で覚える」ことができない，という欠点のほうが大きいかもしれない。

　「『アップテンポ』がよりよい」という暗喩は，酸素化された血液の色という視覚を音程という聴覚に変換する基礎となっている[27]。手術室内の騒々しい音楽のような，他の聴覚刺激は，患者の状態を反映する心拍ごとの情報の効果を相殺してしまう場合もある。「赤は止まれ」という暗喩は，視覚的な警報の色付けや，加圧バッグをどこまで膨らませるかの指標として使われている。ガスボンベの色分けが国際的に

も一国内の複数のメーカー間においても，標準化されていないため，一貫した色の例え（例えば，米国では酸素は生命を意味する緑色である）ができず，その結果適切な情報伝達が妨げられ，致命的な医療過誤につながった例がある。

働く環境が整頓されていることは，麻酔科医の力量を暗に示すものと見なされる。訴訟手続きにおいては，麻酔記録は「提供された医療の暗喩であり，読みにくい不完全な記録は，標準以下の不注意な麻酔であったと推察される」[38]のである。

最後に，暗喩は，研究結果がどの程度よく伝えられるか，どれほど正確に解釈されるか，に影響する。視覚化の理論は，データを理解する上で，表現の根底にある暗喩の重要性を強調している。例えば，樹形図（長方形の巣箱）や連結図の場合である[39]。困難気道や，非心臓手術の術前心機能検査のアルゴリズムは，分岐する比喩あるいは視覚化された決定樹となっている。研究結果をグラフや図で伝える際，どのような視覚的比喩が用いられるかを理解することで，麻酔科医による研究が臨床に影響を及ぼすことができる。

依頼を受け，手術予定表を見て，症例について考え始めた時から，麻酔科医は自身の経験と知識の中に，その患者を位置付け始める。カルテを読み，以前の麻酔記録を検討し，問診と診察をしながら物語を作っていく。手術室を整え，麻酔の台本がどのような事態になっても対処できるように，機材や薬物を準備する。麻酔科医は広範な叙述の要素を駆使して，交代の麻酔科医，回復室の看護師，患者とその家族，場合によっては，症例検討会の場で，同僚に対して物語を伝える。暗喩は，私達が使う言葉，麻酔の機序をどう考えるか，データをどのように患者の医療に応用するかといったことの根底にある。思考過程を支える叙述と暗喩の構造を調べることは，その過程を明確化し，コミュニケーションの改善につながる。

Key Point

1. 言語は，どのように思考を表現するかだけではなく，どのように考えるかにとっても不可欠である。
2. 叙述の構造と物語の要素（登場人物，論調，構想，文脈等）は，医学知識，記憶力と臨床的な推論に必須のものである。
3. 麻酔行為の本質は，物語や旅行に例えられる医療行為である。
4. 暗喩は言語や身振りに普遍的に用いられており，さまざまな暗喩がどう処理されるのか，精力的に研究されている。
5. 自らの言動や感覚入力をどう解釈するかという問題の暗喩的な基盤に注目することで，潜在意識下の認識，気分や行動に対する，肯定的，否定的両面の影響を含めた，暗喩の効果を認識できる。

（山本 祐）

参考文献

1. Dickinson, E(1890, 1960). 'If I can stop one Heart from breaking' poem 919. In: The complete poems of Emily Dickinson. Boston, MA: Little, Brown & Co.
2. Montgomery K(2006). How doctors think: clinical judgment and the practice of medicine. New York, NY: Oxford University Press.
3. Lakoff G, Johnson M(1980)Metaphors we live by. Chicago, IL: University of Chicago Press.
4. Charon R(2006). Narrative medicine: honoring the stories of illness. New York, NY: Oxford University Press.
5. Hunter KM(1991). Doctors' stories: the narrative structure of medical knowledge. p. 123. Princeton, NJ: Princeton University Press.
6. Iacoboni M, Mazziotta JC(2007). Mirror neuron system: basic findings and clinical applications. Ann Neurol, 62(3), 213-8.
7. Shafer A, Fish MP(1994). A call for narrative: the patient's story and anesthesia training. Lit Med, 13(1), 124-42.
8. Shafer A, Fish MP, Gregg KM, Seavello J, Kosek P(1996). Preoperative anxiety and fear: a comparison of assessments by patients and anesthesia and surgery residents. Anesth Analg, 83, 1285-91.
9. Charon R(2001). Narrative medicine: a model for empathy, reflection, profession, and trust. JAMA, 286(15), 1897-902.
10. Kopp VJ, Shafer A(2000). Anesthesiologists and perioperative communication. Anesthesiology, 93, 548-55.
11. Bolton G(2007). Narrative and poetry writing for professional development. Aust Fam Phys, 36(12), 1055-6.
12. Waisel DB, Lamiani G, Sandrock NJ, Pascucci R, Truog RD, Meyer EC(2009). Anesthesiology trainees face ethical, practical, and relational challenges in obtaining informed consent. Anesthesiology, 110, 480-6.
13. Shafer A(2009). "It blew my mind: exploring the difficulties of anesthesia informed consent through narrative. Anesthesiology, 110, 445-6.
14. Cepeda MS, Chapman CR, Miranda N et al.(2008). Emotional disclosure through patient narrative may improve pain and well-being: results of a randomized controlled trial in patients with cancer pain. J Pain Symptom Manage, 35(6), 623-31.
15. Woolf V(2002). On being ill(original pub. 1926). Ashfield, MA: Paris Press.
16. Bäckman CG, Walther SM(2001). Use of a personal diary written on the ICU during critical illness. Intensive Care Med, 27, 426-9.
17. Bacon DR(2008). The historical narrative: tales of professionalism? Anesthesiol Clin, 26, 67-74.
18. McLellan F(1997). 'A whole other story': the electronic narrative of illness. Lit Med, 16(1), 88-107.
19. Rhoton MF(1994). Professionalism and clinical excellence among anesthesiology residents. Acad Med, 69(4), 313-5.
20. Groopman J(2007). How doctors think. New York, NY: Houghton Mifflin Company.
21. Giora R(2007)Is metaphor special? Brain Lang, 100, 111-4.
22. Shibata M, Abe J, Terao A, Myamoto T(2007). Neural mechanisms involved in the comprehension of metaphoric and literal sentences: an fMRI study. Brain Res, 1166, 92-102.
23. Mashal N, Faust M, Hendler T, Jung-Beeman M(2009). An fMRI study of processing novel metaphoric sentences. Laterality, 14(1), 30-54.
24. Cornejo C, Simonetti F, Ibáñez A, Aldunate N, Ceric F, López V, et al.(2009). Gesture and metaphor comprehension: electrophysiological evidence of cross-modal coordination by audiovisual stimulation. Brain Cogn, 70, 42-52.
25. Schmidt GL, Seger CA(2009). Neural correlates of metaphor processing: the roles of

figurativeness, familiarity and difficulty. Brain Cogn, 71(3), 375-86.
26. Chen E, Widick P, Chatterjee A (2008). Functional-anatomical organization of predicate metaphor processing. Brain Lang, 107, 194-202.
27. Shafer A (1995). Metaphor and anesthesia. Anesthesiology, 83, 1331-42.
28. Coulehan J (2003). Metaphor and medicine: narrative in clinical practice. Yale J Biol Med, 76, 87-95.
29. Skara D (2004). Body metaphors — reading the body in contemporary culture. Coll Antropol, 28 (Suppl 1), 183-9.
30. Plath S (1960). 'Tulips'. In: Collected poems. pp 160-2. New York, NY: Harper & Row.
31. Hoagland T (1992). 'Emigration'. In: Sweet ruin. pp. 69-70. Madison, WI: University of Wisconsin Press.
32. Kirklin D (2007). Truth telling, autonomy and the role of metaphor. J Med Ethics, 33, 11-14.
33. Hug CC Jr (2001). End-of-life issues and the anesthesiologist. Int Anesthesiol Clin, 39(3), 39-52.
34. Periyakoil VS (2008). Using metaphors in medicine. J Palliat Med, 11(6), 842-4.
35. Hug CC Jr, Palmer SK (2007). Practical ethics for caring for patients with DNR requests. ASA Newsletter, 71(5) Available at: http://www.asahq.org/Newsletters/2007/05-07/hug05_07.html (Accessed 14 March 2010).
36. Evans HM (2007). Medicine and music: three relations considered. J Med Humanit, 28(3), 138-48.
37. Casanto D (2008). Similarity and proximity: when does close in space mean close in mind? Mem Cognit, 36(6), 1047-56.
38. Crosby E (2007). Medical malpractice and anesthesiology: literature review and the role of the expert witness. Can J Anesth, 54(3), 227-41 (quote p. 231).
39. Ziemkiewicz C, Kosara R (2008). The shaping of information by visual metaphors. IEEE Trans Vis Comput Graph, 14(6), 1269-76.

Part 2
日常臨床への応用

第6章

麻酔前の患者訪問
Vincent J Kopp

「好機は備えあるところに訪れる」
ルイ・パスツール

本章は，麻酔前のコミュニケーションにおける欠陥を取り上げる。ここでは，医療現場の会話を通して，コミュニケーションを向上させる技術や態度を明らかにする。これらは，麻酔前評価の場面に存在する生物心理社会的な内容を予期し，対処するのに役立つだろう[1]。

ともかく，麻酔管理は麻酔前評価から始まる。これまで，麻酔前に限らず，他の麻酔臨床の場面においても，学習可能な効果的コミュニケーションの枠組みについてまとめられたものはほとんどない[2]。患者との信頼関係を深め，質問を引き出し，それに答え，曖昧な点を解決し，有効な同意を得る上で，麻酔前のコミュニケーションでは経験則がこれまで以上に重要である。その上，麻酔科医は，相反する助言や，以前の苦い麻酔経験，術中覚醒や術中死の恐怖に関して，患者と効率的なコミュニケーションを行わなければならない[3]（第12章，第15章も参照のこと）。

最善とはいえない麻酔前のコミュニケーションを解剖する

左鼠径ヘルニア根治術を予定された56歳の男性患者は，手術が始まる数分前に担当麻酔科医の訪問を受けた。この3日前に，鼠径ヘルニアが嵌頓したため，病院を訪れている。嵌頓ヘルニアは容易に整復された。手術前に，患者は外科外来を受診した。合併症は良性の前立腺肥大症のみであった。手術当日朝，他の点では健康そうなこの男性は妻に付き添われ，初めて麻酔科医に会った。診療録に目を通した麻酔科医から3種類の麻酔法 ― 静脈麻酔薬による鎮静を併用した局所麻酔，全身麻酔，脊髄くも膜下麻酔 ― があること，そして「脊髄くも膜下麻酔でやります」と告げられた。患者は何の疑問ももたず，脊髄くも膜下麻酔に同意した。脊髄くも膜下

穿刺は容易で，手術は何事もなく終了した。

術後，患者は排尿できなかったため，日帰り手術ではあったが退院が数時間遅れることとなった。排尿困難の原因は「脊髄くも膜下麻酔」である，と言われた。膀胱にはカテーテルが挿入された。その後の回復自体に問題はなかったが，麻酔科医に裏切られたような気持ち，不信や失望の感情が長く残ることになった。脊髄くも膜下麻酔では尿閉が起こり得るとなぜ伝えてもらえなかったのか，患者は不審に思った。怒り心頭の患者は，この麻酔科医は無論，その病院も二度と受診しないと決めた。患者の妻は，痛みと精神的苦痛を受けたとして，麻酔科医と病院を訴えるよう，夫に促した。

この患者や麻酔科医，病院にとって，より好ましい結果となるには何ができたであろうか？　その答えの少なくとも一部は，コミュニケーションの改善にある。それには，麻酔科医が自己学習に努め，システムの変革を考慮する意思をもち，実践する必要がある[4]。

麻酔前のコミュニケーションを改善するために定型的な方法を用いること

どの麻酔科医も，麻酔前評価を行うために，実行可能で再現性のある定型的な方法（テンプレート）を作ることを考慮すべきである。そのテンプレートは，患者とのコミュニケーションの指針となるべきものであるが，状況に応じて変えることを制限するものではない。要するに，それは，困難気道アルゴリズムや人工心肺離脱時の決まりごとのようなものである。使用時には，状況によって適宜修正される。

テンプレートには，挨拶，前置き，問診，身体診察，麻酔法の選択肢，患者からの質問，患者が不安に思っていることの確認，不安の解消，麻酔に対する同意，患者の質問の要約，麻酔同意書への署名，謝意の表明，といった一連の過程が含まれる。

下記の会話例で明らかなように，各過程の区別はさしあたってのものであって，きちんとしたものではない。各過程で，患者から最大限の反応が得られる時間をとることができる。テンプレートを使う上で柔軟な対応も必要である。麻酔科医には患者との会話が横道に逸れてしまった場合，麻酔前評価，患者との信頼関係の形成，麻酔管理を容易にするための準備といった本来の目的に戻すことが求められる。

第2章で詳述された"LAURS"(Listening 傾聴, Acceptance 受容, Utilization 利用, Reframing 再構成, Suggestion 暗示)の概念と意義を，テンプレートの作成や台本の実行に取り入れることができる。多くの麻酔科医は，麻酔前評価をはじめとする自らの麻酔業務に対して，(潜在意識下の)役に立つテンプレートを，すで

に持っているかもしれない。第2章で詳述した"GREAT"の記憶法を用いたテンプレートを提示する。

- G：挨拶（Greeting）。患者に挨拶することは，本人確認も含む。目標（Goals）は，麻酔施行上の患者評価である。
- R：信頼関係（Rapport）。患者の信頼を得るために"LAURS"の概念の1つあるいは複数の側面を利用する（第2章を参照）。
- E：評価（Evaluation），予想（Expectation），検査（Examination），説明（Explanation）。これらは，問診，身体診察，選択可能な麻酔法の提示を含む。
- A：質疑応答（Asking and Answering questions）。懸念の承認と言及（Acknowledging and Addressing concerns）。どの段階でも適宜，繰り返し"LAURS"の概念を用いる。
- T：暗黙の合意（Tacit agreement），感謝（Thanks），終結（Termination）。有能な麻酔科医が，思いやりをもって麻酔管理を行うことを表明し，患者の明確な同意と暗黙の了解を得て，麻酔同意書への署名が成される。

研修期間を終えると，他の麻酔科医のやり方を見る機会は減少する。麻酔前評価や，同意を得るための会話を，同僚がどのように行っているかを見ることはほとんどないので，本章では詳しい会話例を提示して，この隙間を埋めることにする。他のケースのモデルにもなるよう，麻酔前評価へのアプローチを例示する。

麻酔前評価の際の"GREAT"の使用

以下の会話は，"GREAT"による評価を実践するために，テンプレートの要素をどのように台本化するかを例示したものである。これらの台本は，臨床の現場で筆者がよく使うフレーズで構成されており，どのような患者にも応用できる。

挨拶，目標

患者に挨拶することは，本人であることと，予定術式の確認を含む。

医師A：おはようございます。私は麻酔科医のAと申します。Pさんですね？
患者P：はい，そうです。
医師A：今朝の調子は如何ですか？
患者P：快調です。おかげさまで。
医師A：なによりです。Pさんとお呼びしてよろしいでしょうか？ それとも別な呼び方がよろしいですか？
患者P：先生のお好きなように。お任せします。あなたは私の担当医ですから。

ですが，友人は私をBと呼んでいます。

患者は，担当麻酔科医に友人が使う愛称で呼んで構わないと言ってくれた。患者の言葉を**傾聴**することで，麻酔科医は患者の発言を**受け入れ**，患者の愛称Bを**利用する**機会を手に入れた。この段階で患者を愛称で呼ぶことは，診察の早い段階における信頼関係の形成に役立つ可能性がある。しかし，麻酔科医が，患者と一定の距離をおいた関係のほうが好ましいと感じるなら，それでも全く問題はない。

医師A：どちらでも構わない，ということでしたら，今はPさんとお呼びします。お互いのことをもっとよく知ったらBと呼ばせていただきます。
患者P：お任せします。先生がお知りになりたいことは何でもお答えしますよ。
医師A：わかりました。まず始めに，今日の手術の確認をしましょう。ご自身の言葉で，今日何の手術を受けるのか，言っていただけますか？
患者P：はい，ヘルニアの修復です。
医師A：手術は右側ですか？ 左側ですか？
患者P：左側です。
医師A：結構です。外科手術同意書には，左側鼠径ヘルニア根治術とあります。これでよろしいですか？
患者P：はい，その用語が同じ意味なら，そうです。「ヘルニア根治術」なんて，ちゃんと言えたためしがありません。
医師A：上手に言えていますよ。私もうまく言えないことが時々あります。

麻酔科医は，患者と一緒に予定術式と手術側を確認し，「ヘルニア根治術」という専門用語を発音する難しさを認めることで，信頼関係形成の第一歩を踏み出したことになる。

医師A：Pさん，私が今日，あなたの手術の麻酔を担当します。こちらは，麻酔チームのメンバーである助手のMと，技術補助のJです。場合により，他の麻酔科のスタッフも関わります。
患者P：そうですか。先生方がしっかり自分の仕事をしてくださり，私を殺さないかぎり，誰に麻酔をかけていただいても構いません。
医師A：わかりました。今日の麻酔管理に最善を尽くします。
患者の妻：お願いしますね。でないと，この人，化けて出ますよ（笑いながら）。

この会話から，この患者と妻は，起こり得る合併症として，死亡することもあり

得ると考えており，自分達の心配と不安をユーモアたっぷりに表現していることが示唆される．麻酔科医は彼らの懸念を理解し，麻酔チーム全員が最善を尽くすと話して，安心させている．

信頼関係

信頼関係の構築には，"LAURS"の概念を活用して患者の信頼を得て，患者の気持ちを評価することが含まれる．患者の話を傾聴し"LAURS"を利用することと，適切な時間内に麻酔前のコミュニケーションを終える必要性のバランスをとる．時には容易に話が脱線することもあるが，下記のように，機会を捉えてできるだけ早く話を本筋に戻すことが重要である．

医師Ａ：今朝，こちらに来るのに，何か問題はありましたか？
患者Ｐ：いいえ，お気遣いありがとうございます．何も問題ありませんでした．皆さん親切な方ばかりです．
医師Ａ：それはよかった．お住まいは遠いのですか？
患者Ｐ：30マイルぐらいですね．今朝は5時頃起きました．ここまで40分ほどかかりました．そんなに大変ではなかったです．
医師Ａ：慣れないと，早起きは辛いですよね．コーヒーも飲みそびれますし…．
患者Ｐ：その通りです，先生．
医師Ａ：それで，今朝は朝食に何を召し上がりましたか？
患者Ｐ：まさか，何も食べてません！ 今朝は何も食べないように，と言われています．
医師Ａ：そうです，その通りです．お腹が空きましたよね．
患者Ｐ：そうですよ．昨夜から何も食べてないんですから．

この例では，麻酔科医は患者が禁食を守っていることを確認し，空腹であるという潜在性の反応を認めながら信頼関係を作り上げている．

医師Ａ：飲み物は，どうですか？

ここでは麻酔科医は，患者が絶食しており，ミルクをたっぷり入れたコーヒーの一杯すら飲んでいないことを確認するために，さらにチェックを続けている．

患者Ｐ：飲物もとっていません．喉が焼けそうです．
医師Ａ：点滴による水分補給で，喉の渇きは解消できます．たいていの方は手術

の後，飲みたくなったら冷たい物を飲むことができます。

　患者の「焼けそうな喉」を**認識，利用**して，それは一過性のものであると**再構成**されている。麻酔科医は，「焼けそうな」という患者の感覚を「冷たい」という間接的で前向きな暗示と対比させて，術後の制吐作用に，患者自身の言葉を利用している（第4章を参照）。

評価，予想，検査，説明
以下は，問診，身体診察，麻酔法の選択についてである。

医師A：今，どこか痛いところや具合の悪いところがありますか？
患者P：ええ，左の金玉が痛いんです。すみません，下品な言い方ですが ── でも，先日救急外来で診てもらった夜ほどではありません。今日は大丈夫だと思います。今は鼠径ヘルニアを治してもらいたいだけです。
医師A：なるほど。今，他に何かお困りのことはありますか？
患者P：いいえ，診察を始めてください。
医師A：わかりました。麻酔法の選択肢のお話をする前に，あなたの全般的な健康についていくつか質問したいと思います。それから，ちょっと診察をします。そして，どの麻酔法が最適かをお話しましょう。

　"GREAT" による評価のどの部分も省略すべきではない。挨拶，信頼関係の形成に始まり，患者の評価，説明，期待感を育む実質的な話し合いに向けて，この麻酔科医は切れ目なく進めようとしている。淀みなく診察の各段階をこなすことにより，麻酔前評価を上手に終えることができる。気軽に質問ができ，それに率直に答える状況を常に設定することで，暗黙の了解が得られ，謝意を表し，話し合いの最後には患者と麻酔科医双方が，尊厳と敬意をもって扱われたと感じることができる。

患者P：もう外科の先生に話してありますけど。カルテに書いてありませんか？外科の先生にあれこれ訊かれて診察されています。私は，手術を受ける準備万端です。早く退院して，ソーセージやパンと卵が食べたいし，コーヒーも飲みたいんですよ。
医師A：私もそうしたいですね。ご一緒してもよろしいですか？
患者P：どうぞ，ご自由に。

　この「受容」と「利用」の会話例は，患者に対する共感を示しているが，仕事を進

めるため，脇道に逸れた雑談を切り上げている。

　医師Ａ：私の質問と診察は，外科の先生とは少し違います。あなたの麻酔に影響する可能性のある点に的を絞った診察です。健康状態を知ることによって，あなたが受け入れられるような麻酔計画を立て，手術中の安全を保ち，快適な状態ですみやかに退院できるようにしたいのです。

　Ａ医師の言葉は，一度にかなりの情報を伝えている。麻酔と手術の違い，麻酔科医と外科医には異なる役割があることを明らかにしている。そして，患者の診療における安全，快適性，迅速性といった重要な問題に会話を向けることに成功している。

　患者Ｐ：ありがとうございます，先生。これまで手術を受けたことはないんです。麻酔について話してもらったことはありません。先生が初めてです。前立腺のこと以外で医者にかかったことはありません。ヘルニアについては何も知りません。
　医師Ａ：わかりました。それで，前立腺の問題というのはどんなことですか？

　この会話のように，正しいタイミングで正しい言葉を使うことで，話を完全に遮ることなく，正しい方向に導くことができる。ここでは，開放型の質問に移行することで，患者に会話の主導権を与えつつ，麻酔科医の望む方向に会話を誘導している。

　患者Ｐ：私は夜中，何度もトイレに起きなければなりません。前立腺は肥大しているが癌ではない，と主治医に言われています。おしっこが出にくくなると，金玉が，失礼，痛みを感じるようになるだろうと言われました。排尿しようとりきんだ時に，ヘルニアが飛び出したのです。
　医師Ａ：それは大変でしたね。あなたのカルテに目を通しましたが，他に問題はないようですね。
　患者Ｐ：はい，その他は健康です。

　その後，麻酔科医は残りの評価と身体診察を進めることができる。

質疑応答，懸念の承認と言及

　医師Ａ：ここまでで何かご質問はありますか？

患者P：ええ。今日はどんな麻酔法を使うのですか？　外科の先生は，麻酔科の先生が話してくれると言っていました。
医師A：麻酔法の選択肢について外科の先生と話し合いましたか？

　潜在的な，あるいははっきり表明された，麻酔に対する希望を検討の上，対処する。例えば，ここでは，麻酔科医は開放型の質問をして，麻酔に関して外科医が患者に伝えた情報を補完する必要があるかを判断して，麻酔前評価を完結することができる。

患者P：特にありません。麻酔に関しては，先生と私に任せると言われました。でも，義兄は全身麻酔にすべきじゃないかと話していました。彼の友人に，ヘルニアの手術で背中に針を刺されて，それが原因で，腰痛持ちになってしまった人がいるそうなんです。
医師A：それは興味深いですね。それについては，もう少し話し合いましょう。あなたは，どんな麻酔法がお望みですか？

　術前評価の会話は，なんと素早く移り変わっていくものだろう！　この例では，麻酔科医は，患者の親戚から植え付けられた，脊髄くも膜下麻酔の針が腰痛の原因になるかもしれないという先入観に対して，反論も承認もせず，うまく切り抜けている。このような熟練した会話術により，麻酔前評価を脱線させずに進めることができる。

患者P：手術中，何も見たくないし，聞きたくもありません。何もわからないでいるかぎり，私は安心です。もちろん死にたくないし，動けないまま術中に目が覚めてしまうことも望みません。
医師A：おっしゃることはわかります。幸い，そのような問題は，非常に稀です。
患者P：でも，起こり得る，ということですね。
医師A：はい，でも非常に低い確率です。人生で100％，ということは何ひとつありません。
患者P：おっしゃることは，わかりました。
医師A：ご理解いただけましたね。では，診察しましょう，それから麻酔法について，話し合いましょう。手術をすると言われている部分を拝見できますか？
患者P：ちょうどここです。
医師A：今話し合った内容を，再確認しましょう。手術中は眠っていて，術後は安全に目が覚め，できるだけすみやかに回復して，すぐに歩いて退院したい，

ということですね。しかし，それ以外は，特別な希望はおもちでない，ということで，よろしいですか？

会話を進める中で，麻酔科医は患者の心配事を使って，患者が「**望まない**」ことを，患者が「**望む**」結果に，すなわち，「麻痺」を「歩行」に，「術中覚醒」を「眠り」に置き換えている。その後，会話は麻酔法に関する暗黙の了解と，麻酔前評価の最終段階に進んでいく。

患者Ｐ：まあ，そんなところです。私に最適の麻酔法は何でしょうか？
医師Ａ：あなたの既往歴と診察の結果から考えて，どの麻酔法でも可能だと思います。それぞれの方法の利点，欠点についてお話します。最初の選択肢は手術をする部分の感覚を局所麻酔薬によって鈍らせる方法です。点滴から薬を入れて，手術中快適に眠っていられるようにします。これは，静脈内鎮静と呼ばれる方法です。あなたが快適でいられるよう，何らかの理由で，麻酔薬の追加投与が必要なら，非常に簡単に行うことができます。
患者Ｐ：他にどんな選択肢がありますか，先生？
医師Ａ：２つ目は，脊髄くも膜下麻酔と静脈麻酔薬による鎮静を併用する方法です。

麻酔科医は，脊髄くも膜下麻酔の手技，関連する危険性と利点を，患者の希望に見合う形で詳しく述べている。

患者Ｐ：その方法は私にとっては，あまりよさそうな方法には思えません。私には前立腺肥大がありますが，麻酔をする上で，問題になりませんか？ 手術後，おしっこができなくなるかもしれない，それで膀胱にカテーテルを入れなければならないだろうとおっしゃいましたね。それは，特に意識のある状態では，あまり楽しくなさそうです。この方法は嫌ですね。
医師Ａ：決断する前に，３つ目の選択肢を話しましょう。それは全身麻酔です。多くの人が「気絶した状態」と考えているものです…。

麻酔科医は，その前に述べた他の方法と同様に，全身麻酔の説明を行う。

医師Ａ：どの麻酔法を選んでも，安全・快適に手術が受けられるよう，最善を尽くします。幸いなことに，大半の方は，麻酔は思っていたよりも，快適で簡単だったと感じます。しかし，稀な事態は起こり得るものですから，全く危険がないとは言えません。

患者P：私が本当に眠っていることが，どうやってわかるのですか？
医師A：全身麻酔は，夜ベッドの上の睡眠と同じものではありません。麻酔が効いていると，手術中，何も感じず，何も記憶がなく，突然動くこともありません。手術室で眠りにつく時から回復室で目覚める時まで，ほとんど時間が経った感じがしません。あなたの身体の状態を観察して，麻酔が多過ぎたり，少な過ぎたりしないように，私達はチェックしています。脳波モニターを使う場合もありますが，他の全てのモニター同様，100％有効ではありません。医学において，100％というものはないのです。しかし，あなたが安全で快適でいられるよう，**全力を尽くします**。
患者P：先生はそうしてくださると信じています。
医師A：ここまで話してきたことで，何か質問はありますか？
患者P：いいえ，私の知りたいことを全て，むしろそれ以上に詳しく話してくれています。
医師A：今日の麻酔について，もっとよさそうな考えがありますか？
患者P：そうですね，脊髄くも膜下麻酔を受けたいとは思いません。術後，おしっこができない場合に，誰かが私のペニスに管を入れるところをみるなんて耐えられません。
医師A：あまり多いこととは**思いません**が，全身麻酔でも膀胱にカテーテルを入れる可能性はあります。どのくらい輸液を投与するかを**みる**ためです。

信頼関係を強化，維持する手段として，麻酔科医が患者の言葉に如何に合わせているかを知るのは興味深い。続けて以下の会話を見てみよう。

患者P：自分で選んでみます。その機会をくださったことを感謝します。脊髄くも膜下麻酔の効果が消えるのを待つのも，術後すぐ動けないのも，嫌です。帰宅できるようになるまで待っていたくはありません。食事もしたいですし。局所麻酔と鎮静の併用でやってもらおうと思います。もしそれが効かなかったら，すぐに全身麻酔をかけてくれますよね。それで結構です。私は死ぬのは怖くありません。先生が**最善を尽くしてくれる**とわかっています。少なくとも，そうしようとしていらっしゃる。第一希望は，脊髄くも膜下麻酔や全身麻酔よりも，鎮静を併用した局所麻酔です。どの麻酔法も，うまくいかない時には死ぬ可能性があると理解しましたから，最初に提示された方法でやりましょう。外科の先生によれば，今治療しないと将来，このヘルニアが原因で死ぬかもしれないそうです。今，治したほうがいいと言っていました。次にヘルニアが嵌頓したら緊急手術が必要だろう，と言われました。その時は，どのような麻酔になり

ますか？　全身麻酔が必要になるでしょう。そうなったら，死んでしまうかもしれない。
医師Ａ：最初の麻酔法がうまくいくように**最善を尽くします**。あなたは健康で理解力があるので，うまくいくと思いますよ。ほかに質問はありますか？
患者Ｐ：いいえ，十分説明していただきました。
医師Ａ：それはなによりです。もう一度，確認させてください。あなたと私達の目標は全く同じ，つまり，あなたが安全かつ快適に手術を受け，病気を治して，できるだけ早く退院することであり，それこそが，あなたがこの病院にいらした目的です。私達の行うことの全ては，あなたの安全と快適さを高め，危険を最小限にするためのものです。

　"GREAT"に基づくテンプレートを使うことで，体系的なアプローチが可能になり，安全な麻酔管理に必要な情報を患者から聞き出し，医師と患者の間には力の差が存在することを認識しつつ，患者の信頼感を増すのに必要な技術を会話に織り込んでいくことができる。患者の安全と快適性が麻酔管理の主要な目標であることを，麻酔科医がさまざまな言葉を用いて繰り返すことで，それらの言葉が，医療契約の構成要素として当てはめられていく。

暗黙の合意，感謝，終結
医師Ａ：安全に麻酔を行うために必要な医療行為の許可をいただけますか？
患者Ｐ：もちろん。
医師Ａ：あなたをＢと呼んでよろしいですか？
患者Ｐ：先生にそう呼んでいただけるなら光栄です。
医師Ａ：Ｂ，君の麻酔を担当させてくれてありがとう。安全で快適な麻酔管理に最善を尽くします。
患者Ｐ：先生ならやってくれると信じています。

　麻酔科医には優れたコミュニケーション技能が必要である。Shaferが記しているように「麻酔科学とは，あらゆる意味で結晶化された医学である。患者やその家族との結び付きを強めるために，何度も外来に来てもらうという贅沢は，麻酔科医にはないのである」[5]。
　本章や第2章に述べた，会話のやり取りに用いる"GREAT"や，信頼関係を深めるための"LAURS"の原理を用いて，麻酔前のコミュニケーションを強化，教育することができる。上記の会話例が示すように，これらのツールを使うことで，それぞれの患者特有の状況を考慮した形の，円滑なコミュニケーションが可能になる。

安全と快適性という伝統的な主眼を犠牲にせずとも，麻酔科医が自分を人間としてケアしてくれていると感じる時には，患者は，麻酔科医の言葉に耳を傾けるものである．目標は，どの患者も特別な存在として治療するが，特定の患者を特別扱いしないことである．自ら選択し，自身をコントロールできることが最重要となる時に，患者のおかれた弱い立場を考慮したコミュニケーションを行うことによって，この目標は強化され得る．

Key Point

1. 麻酔前のコミュニケーションは，患者固有の事情に配慮が必要である．
2. 患者が人として大切に扱われていると感じた時に，患者と麻酔科医の関係は，最良のものとなる．
3. 目標は，全ての患者を特別な患者として治療するが，特定の患者を差別しないことである．
4. 患者とのコミュニケーションにおいては，彼らが弱い立場にあることを麻酔科医は考慮すべきである．
5. 自らが選択し，ある程度自らをコントロールできることが，多くの患者にとって最も重要である．

（田川 学）

参考文献

1. Engle GL(1980). The clinical application of the biopsychosocial model. Am J Psychiatry, 137(5), 535-44.
2. Cyna AM, Andrew MI, Tan SGM(2009). Communication skills for the anaesthetist. Anaesthesia, 64(6), 658-65.
3. Waisel DB, Lamiani G, Sandrock NJ, Pascucci R, Truog RD, MeyerEC(2009). Anesthesiology trainees face ethical, practical and relational challenges in obtaining informed consent. Anesthesiology, 110(3), 480-6.
4. Kopp VJ, Shafer A(2000). Anesthesiologists and perioperative communication. Anesthesiology, 93(2), 548-55.
5. Shafer A(2009). "It blew my mind": exploring the difficulties of anesthesia informed consent through narrative. Anesthesiology, 110(3), 445-6.

第7章

同意

Alan F Merry, Sally N Merry

「正義でなければ，せずにおけ．真理でなければ，言わずにおけ」
マルクス・アウレーリウス
（神谷美恵子 訳．マルクス・アウレーリウス自省録．岩波文庫．2007年）

多くの医師が患者との関係を表現する言葉は，とても啓示的である．積極的な会話の機会を得ようとする努力より，煩雑な手続き上の要件をこなす必要性のほうが明らかである．街から離れた空港に出迎えに来てくれた職場の同僚でもある友人が，「家に帰る途中で，病院に寄ってもいいかな？ 明日手術予定の患者を，憂鬱にさせて来なければならないんだ」と言ったのは，まさに上記の表れである．

この種のネガティブな反応は，おそらく同意の法的意味に過度に重きをおく傾向が広まっているためと思われる．法律家は，医師が患者に提供した情報が法的に堅固な文書となることを保証するため，チェックリストの使用を提唱している．同意文書の内容がしばしば不十分であることを示す最近のデータからすれば[1]，この考えには利点がある．とはいえ，文書の作成が同意取得の中核であると考えられている現実は，「説明と同意」の概念が本来あるべき姿から外れていることを物語っている．理想的には，同意は法的な文脈内で考えるべきものでは決してなく，むしろ患者中心の治療に基づく，患者−医師関係の重要な一部と見なされるべきものである．

麻酔科医と患者の接触は，短期間の簡潔なものであることが多い．一方，患者は不安を抱え，何が起こるかを知りたがっている．したがって，患者が理解，吸収できるよう，質疑応答ができる環境で情報を提供することが，同意取得の中心的な部分になる．これは麻酔科医の重要な役割である．この段階での熟練したコミュニケーションによって，その後の麻酔と周術期管理が円滑なものになり，要した時間と努力は報われよう．

患者に対する麻酔科医の行為は，医療以外の場面で行われれば，暴行罪を含む違法行為の範疇に入る．内科的，外科的治療の中で，同意は不法行為という誹りに対

する防御である．実際，同意の不備に基づく訴訟は稀であり，患者側の勝訴はさらに稀である．一般的に苦情や訴訟の危険性は，患者が医師に対してどう感じているかによるところが大きい．医療の過失による有害事象が訴えられることは稀であるが，過失がないのに訴訟を起こされることはしばしばある[2]．さまざまな場面での訴訟や苦情のリスクを大きく低下させる要因の1つは，医師がよく診てくれている，と患者が感じることである．患者を「憂鬱にさせる」のは，よい関係を築くための第一手としては効果的ではない．麻酔科医が，訴えられることを恐れるあまり法的手続きのように同意を取り，苦情を言われないようにするのも，患者に好印象は与えない．

　いかなる関係においても信頼は必須であり，誠実さは信頼を築くための堅実な基盤である．問題は，個人の信念，現実，期待が異なるために，麻酔科医の見解を患者の考えと一致させることが難しい場合があることである．逆もまた然りである．

　法的に規制された今日の医療環境では，同意取得の過程を文書化し，必要な場合は患者の署名を得る，という要件を満たそうと麻酔科医が躍起になるのは理解できる．一方患者は，全く異なる現実をもっていて，しばしば麻酔科医には理解できない心配事を抱えている．一般的な患者が何を重要と思っているかを考えるのは，興味深いことである．

・私が生命を預けることになる，この人はいったい何者なのだろうか？　信用に値する人物だろうか？
・私は心細い．下着も着けずに背中がヒラヒラした小さなガウンを着せられて意識がなくなる．この人は私の尊厳を保って治療してくれるだろうか？　私を物笑いの種にしないだろうか？
・実際，何が起こるのだろうか？
・痛みの強さはどのくらいで，どのくらい頻繁に痛むのだろうか？
・麻酔から覚めた時，どんな感じだろうか？
・どのくらい気持ちが悪くなるだろうか？
・何を心配すればいいのだろうか？　医療スタッフは問題点の発見に，十分精通しているのだろうか？
・結局のところ，どのくらいの危険があるのだろうか？
・どのくらい速く回復できるだろうか？

文脈の中での麻酔のリスク

どんな処置に伴うリスクも，現実味のある選択肢に関連してのみ評価することができる．それらの選択肢が何なのかを認識することが重要である．実際，まず第1に

麻酔を受けるか否かの選択は他のリスクと切り離しては考えられない。「麻酔をかけて手術を受けますか，それとも麻酔無しで手術を受けたいですか？」と尋ねることでこの点は理解できる。手術と麻酔のリスクをまとめた，処置全体のリスクを，患者が評価できるようにする必要がある。すると患者は，「全身麻酔下で手術を行う場合のリスクは何でしょう？」，「区域麻酔ではどでしょう？」と質問してくるかもしれない。はっきりと「手術しないとどうなりますか？」と聞いてくることもある。

例えば，急性腹症に対する開腹術を拒否することと，膝の痛みに対する関節鏡手術を拒否することは，全く意味が異なることは明白である。予定小手術によって得られる利益は，麻酔のリスクを冒すに値しないかもしれないが，救命に関わる手術では，麻酔に相当リスクがあっても容認されよう。

このように，リスク開示の仕方は状況に左右される。正しい選択をするには，患者が自らの決断に満足し，その決断が自分の現実と信条に合致しなければならない。合理的に理解できるように，適切な方法・タイミング・状況で，適切な情報を与えられる必要がある。理想的には，患者は自分の選択肢を熟考し，望むなら，家族や友人と話し合う機会をもつべきである。麻酔科医の視点からは，不合理に思われる決断をする患者もいるかもしれない。

リスクに関する情報提供を含め，麻酔のあらゆる側面において，患者の自主性を重んじるべきである。患者が何をどの程度詳しく知りたいかには大きな個人差がある。麻酔科医の多くは，麻酔のリスクの説明には，死亡する可能性の言及も含まれることに疑いをもたない。このような情報提供のあり方は，この種の情報に対する本人の要求や希望を考慮していないため，患者の自主性を侵害するおそれがある，と主張する人もいる。しかし，重要ではあるが心配の種となる可能性のある情報を，良好な関係を維持しながら不安を煽らずに伝えることは可能である。

患者が，自身に関連する問題点を理解し，鍵となる事実を状況に当てはめて考えるには，助言や支援といった形式の手助けが必要である。患者が自主的に決断することを許容し，むしろ奨励しなければいけないのは確かである。とはいえ，自主性は美徳の1つに過ぎず，他にも考慮すべき事柄がある。患者自身の視点から判断して，また振り返って当事者にとって不幸な結果になるなら，自主性には何の価値もない。実際の結果がどうであれ，決断の過程に患者が満足できるものが，よい決断なのである。

人生において，事実に裏打ちされた確固たる論理に基づく決断はほとんどない。人間は，合理性と本能が複雑に混ざって行動する。人間関係の構築や，大きな買い物，生涯の仕事の従事は，確率を検討した結果として成されるのではなく，「どう感じるか」で決まるものである。麻酔や手術についての決断も，それほど違わないと考えるのは理にかなっている。

インフォームドコンセントの取得は，患者が麻酔を受けるための準備の一部に過ぎず，術前診察時の他の目的と統合されるべきである。

リスクの開示

今日，英国，オーストラリア，その他の英米法の国々におけるリスク開示に関する法的な要求は，オーストラリアの「Rogers 対 Whitaker」の判例[3]に基づいている。それは下記のようなものである。

「医師は，あらゆる処置のリスク，特に患者の決定に影響する可能性のあるものについて情報を提示すべきである。既知のリスクは，障害が軽度であっても頻度が高い場合や，稀であっても重大な障害をもたらす場合には，開示すべきである」[4]

実際は，麻酔科医の多くが，「常識的な患者」が知りたがるであろうリスクに関する自身の見解を考慮して，開示すべきリスクを判断しているため，特定の臨床状況において，個々の麻酔科医が話す内容にはかなりのばらつきがある[5]。予定された手術や麻酔において，その患者特有のリスクを評価する必要があるのは明らかである。しかし，全身麻酔や区域麻酔の場合の死亡の可能性や，脊髄くも膜下麻酔や硬膜外麻酔に伴う麻痺の可能性は開示すべきである，という結論は変わらないと思われる。

患者を心配させたり，それを煽ったりせずに，リスク開示の法的要件を満たす方法はあるのだろうか？ 多くの患者に対して，そういった方法が存在すると示唆するデータがある[6,7]。しかし，そのためには，患者が自分の選択肢について考えたり，他の人に相談したりする時間，といったいくつかの要素が関連しよう。

文書化

主要な医学的問題，関連するリスクについて話したことや，患者の治療選択を記録するのは，望ましい臨床の習慣である。多くの国々では，同意の文書化を法的に義務付けていないが，政策や過去の判例，優れた臨床習慣からは，文書化は医師の責務であると一般的に考えられている。いくつかの学会や保健当局は，文書化の必要性を明文化している。

同意の重要な要素を Box 7.1 に列挙する。

第7章　同意　85

> **Box 7.1　同意の要素**
>
> 下記に掲げる，患者の権利として表現される同意の要素は，ニュージーランドの「医療および疾病に関するサービスを受ける消費者の権利法典」[8]から条項を選択し修正したもので，多くの国々にも適用できると考えられる。
> - 敬意をもって扱われる権利
> - プライバシーが守られる権利
> - 差別，強制，嫌がらせを受けず，搾取されない権利
> - 提供される情報を，理解できる形，言葉や態度で，効果的にコミュニケーションを図る権利。必要かつ実行可能ならば，有能な通訳を求める権利も含む
> - 自由，誠実で効果的なコミュニケーションを可能にする環境を求める権利
> - 分別のある人が，自らのおかれた状況で，説明を受けた上で意思決定や同意をするのに必要な情報を得る権利（下記の項目を含む）
> ・病状の説明
> ・予想されるリスク，副作用，利益，費用を含む，可能な選択肢の説明
> ・倫理委員会の承認を要する，あるいは得ているかを含む，臨床試験や研究に参加することの提案
> - 患者の判断能力が低下している場合，そのレベルに応じた範囲で，説明を受けた上での意思決定と同意をする権利
> - 安全が保たれない，あるいは他者の権利が不当に侵害される場合を除いて，患者が選んだ一名あるいは複数の支援者が同席する権利

同意を得る過程の最適化

効果的かつ容易に同意を得るために，時と場所はとても大切である。

術前診察に十分な時間を割くことが必須である。適切なタイミングで行うことも大切で，手術開始直前に，大きなリスクや難しい概念の熟考を要する選択を患者に迫るのは不適切で不当である。しかし緊急手術の場合は，やむを得ないこともある。患者が手術着に着替え，手術前室に移動する時点までには，自分できちんと決断している。補足的な情報と，患者が手術に同意していることの再確認は適切ではあるが，土壇場になって患者が手術の中止を要求するのは，かなり勇気を必要とする。

効率がますます重視され，その結果，当日入院の手術が増えるにつれ，同意の取得は麻酔科医にはとても厄介な問題になっている。全ての患者が前もって麻酔科外来で診察を受けるのが理想であることは言うまでもない。現実には，簡単な日帰り手術を受ける元気な患者全員を麻酔前に診察するのが難しい施設もあるので，患者をスクリーニングして麻酔に関する情報を提供するための，さまざまな方法がある。

同意を得る環境も非常に重要で，十分にプライバシーを守り，家族や支えとなる

人が同席できるように努めるべきである．時間や病院内の設備の都合で，理想とは程遠い状況，例えば，手術室の待合室等で患者と接する麻酔科医には，かなりの重圧がかかる．そのようなことがないよう，あらゆる努力を払うべきであるが，どのように患者に接して会話をするかに比べたら，環境の重要性は小さなものである．効果的なコミュニケーションの鍵は，プライバシーを守ること，そして患者が望むなら家族や友人の援助の下，個人的なことや心配なことについて話しやすい，と感じることである．

同意を得る過程における"GREAT"の使用

挨拶・目標

どんな関係においても，第一印象は重要である．麻酔科医には，それぞれ独自のスタイルがある．快適と感じられないなら，他人のやり方を採用しても意味はない．とはいえ，下記の点はおおむね常識の範囲のことだが，しばしば忘れられている．相手の目を見て微笑むことは，よい始め方である．患者が診察室に入ってくる時に，医師が立って迎えると，印象は異なったものになる．握手を求めるのもよいが，手洗いを忘れないこと．これは，手を洗うことに留意するくらい注意深ければ，おそらく他の重要な処置も慎重に行うだろうという，非言語的な合図になる．

自己紹介では，患者とどのように関わりたいかを明確にすることが重要である．ある程度かしこまったやり方が普通の国もあれば，形式張らないやり方が普通の国もある．以下に示す．

「麻酔科専門医のジョーンズです．お名前を確認させていただけますか」

そして，使ってもらいたいなら自分のファーストネームを付け加えてもよい．自己紹介に続いて，なぜ病院にいるのかを患者に言ってもらう．例えば，次のように尋ねる．

「これから受ける手術についてよく理解されていますか？　教えていただけませんか？」

これには2つの利点がある．第1に，患者を取り違えていないことの最も確実な確認法である．単純に「股関節の手術を受けるのですね？」と尋ねると，よく聞こえなかったか，理解していないか，あるいはその時の状況や文化に関連する他の理由により，患者が誤って同意してしまうかもしれない．第2に，麻酔科医は自分が

話すだけでなく，患者の話を聞こうとしているのだという合図にもなる。これにより，何かがおかしいと感じた時に，患者が発言しやすくなる。これは，実は驚くほど難しいことで，患者は明らかに間違っているようにみえる行為に対する不安を，看護師や医師に話さないことがしばしばある。

初めに以下のように話すことで，リスクに関する情報と，可能な選択肢を伝える目標を設定できる。

「あなたができるかぎり安全で快適でいられるようにいたします。麻酔法のさまざまな選択肢を一緒に検討しましょう」

この発言によって，麻酔科診察の初めに，安全の問題が植え付けられ，治療的な協力関係が暗示される。

信頼関係（ラポール）

患者をリラックスさせて，信頼関係を構築することは重要である。これにより，情報提供と，患者や家族が質問をして，重要な問題を提起したりする場が作られる。そのためのよい方法は，麻酔とは無関係な話題から始めることである。例えば，次のように尋ねてみる。

「病院に来ていなかったら，今日は何をしていましたか？」

これは，学校，仕事，趣味の質問につながる開かれた質問であり，患者の人物像や生活を構築すると同時に，患者を一個人として大切に考えている，という意味を伝えることにもなる。その上，情報を提供して同意を得る際，患者が使う言葉を，理解を深め信頼関係を確立することに利用できる。例えば，会計士である患者には，「詳細な数字」を提供して，「損益台帳」という言葉を使うこともできるだろう。このようにして，患者は自分の話を聞いてもらい，理解されていると感じることができる。

関係する全員が快適で，目線の高さが同じとなるようにすることには，さまざまな長所がある。患者が椅子に座っているのに，医師が立っていると，望ましくない権威勾配が作られる。全て順調であることを確認するだけの簡単な病棟回診では，これは大きな問題ではなく，おそらく術後は，この種の権威勾配が具合の悪い患者にとっては望ましいこともある。肝心な点は，問題を自覚し，リラックスした状態で多少とも対等な会話を交わすには，皆が患者のベッドの側に座るのが最適であると気付くことである。術前評価を立ったまま行うと，ベッドサイドであっても，時

間が限られていると感じさせてしまう。

　どの段階でも，次に何が起きるのかを患者に理解させ，その内容と，事の進め方に患者が満足しているかを確かめることが望ましい。こういったことは非常に気さくに行われるが，誰かが自分のベッドに腰かけると気分を害するような文化も存在するので，最初は原則としてベッドに座らないほうがいいだろう。しかし，患者がすでに椅子に座っていて，ベッドが整えられていると，他に方法がないこともある。もう1つ椅子を持ってくることもできるが，「ベッドに座っても構いませんか？」と尋ねてもよいだろう。同様に，脈を診たり，聴診したりする場合も「…してもよろしいですか」と言うのは有益である。

　大事なことは，一般的な礼儀とは別に，このような発言は信頼を強固なものにすることである。患者に，驚くようなことはなく，あなたの自主性を尊重しているのだ，という合図となる。例えば，後で静脈を確保するのであれば，そのことが伝えられ，許可を求められるものと患者は信頼するだろう。最初の段階で，医療行為をする権利を得ることは，診療過程の全段階で患者をリラックスさせるのに役立つ。逆に，信頼を得られないと，懸念，不信感，不安が増強する。

説明，麻酔法の選択とリスク開示

この段階では多くの患者は，何が起こるのかについての説明を受けることは本当に有益だと感じている。人は，驚かされることも，暗闇に放置されることも嫌うものである。次のように言うといいだろう。

　「あなたのカルテを拝見しました。これから行うのは，いくつかの質問，聴診と簡単な診察です。どれもとても簡単なことです。それから麻酔について少しお話をして，よろしければ同意書に署名をしていただきます。その後，私は席を外しますが，スタッフがあなたを手術室にお連れします。そこで私が，さらに何が行われるか簡単にお話します。以上で，よろしいですか？」

このような説明は患者をとても安心させるし，麻酔科医が患者を人として，もっと言えば，不慣れで恐ろしい環境におかれた人として扱っていることを示すものである。これは信頼を確立する上で不可欠である。

　術前評価のうち，麻酔科医の多くが困難に感じているのは，おそらく重大なリスクを明確に開示することだろう。多くの患者は麻酔のリスクについて考えたこともなく，リスクが伴うことにすら気付いていない場合もあるという事実が，リスク開示をさらに難しいものにしている。リスク開示は，麻酔法の選択肢を説明しながら行うのが，おそらく最もよい方法である。

選択肢を提示するだけでなく，助言を与えるのも合理的である。したがって，例えば次のように伝える。

「さて，股関節の手術をするわけですが，外科医と私が通常最適と考えるのは，脊髄くも膜下麻酔です。そしてそれは…。もちろん，この手術は全身麻酔でも可能ですが，ほとんどの患者さんは私達のやり方で十分快適で，少量の鎮静薬もよく効きます。何かご希望がありますか？」

この段階で，質問や発言を許す間をとることが適切である。そして次のように続ける。

「もちろん，医療行為には全てリスクが伴います」

後から話すよりも，先にリスクの情報を説明するのは，とても効果的である。そのため，一呼吸おいてから，次のように言う。

「ちょうど病院まで運転するようなものです。運転にも危険が伴います。実際交通事故で，死亡したり麻痺が残ったりすることもありますよね？ でも，普通はそうはなりません。麻酔もちょっとそれに似ています。悪いことが起こり得ますが，非常に稀です。何を言いたいのか，ご理解いただけますか？」

正直で明確な開示のために，麻酔科医は常に「死亡」，「麻痺」等，率直な言葉を使うべきであると言われている。しかし，このような否定的な意味をもつ言葉を繰り返し使うことは，マイナスの効果をもたらす可能性がある。上記の例では，明確な開示に対する要求は，問題点をむやみに強調せずとも，現実的な方法で達成されている。

患者の理解度を確かめることは，非常に重要である。多くの患者はリスクがあることを理解し，リスクの開示に満足している。一方，驚くべきことに，リスクがあると聞いてびっくりしているように見える患者もいるし，発言の機会があればそのように言うだろう。もし驚いた様子なら，必要に応じてより詳しく話すために時間を割くことが望ましい。よい方法は，驚きを認めるやり方である。

「そうですね，これまでこのことについてお考えになったことはないと思います」

患者がさらなる情報を求めているなら，明確な表現がいっそう重要になる。

「もちろん，麻酔にはリスクが伴います。脊髄くも膜下麻酔による麻痺や死亡は，起こる可能性はありますが，極めて稀です。あなたの場合，何か非常に悪いことが起きるリスクは極めて低いと考えます。他の合併症，例えば，術後に気持ちが悪くなることは，もっと頻繁に起こります。しかし，あなたの身体の状態やこの病院の条件を考えれば，全て順調に進むと思いますよ」

これは慎重なやり方で，ほとんど起こらない合併症から，多くの患者では麻酔後にほとんど何の問題も起こらないという，より可能性の高い状況へと会話を移すことを目的としている。このやり方は，重大なリスクに関する情報を与え，起こりやすい事態と，ほとんど起こらない事態の違いを理解する助けとなる。

この段階で考慮すべきことが3つある。第1に，話すべき内容を各個人に合わせること。これは，麻酔に伴うリスクの一般論ではなく，特定の患者が，特定の施設で，特定の手術を，特定の麻酔科医の下で受ける場合の話である。第2に，誠実であることが必須である。第3に，誠実な開示をすることは，患者が説明を求めてさらなる時間を要求する可能性を認識することが重要である。麻酔科医は時間をかけた説明が可能であることを明らかにすべきである。実際，患者が自主的に手術を拒否するかもしれないが，結局のところ，その自主性こそが，推奨されている説明を受けた上での意思決定の全論点なのである。

しかし，手術適応が本当にあって，説明がきちんとなされていれば，手術が拒否される可能性は考えにくい。患者がおかれた状況に戻ってみることが役立つかもしれない。例えば，次のように話してみる。

「いいですか，ご存じのように手術をしないことによるリスクもあります。だから，私達はここにいるわけです。呼吸困難の症状があるので，あなたには大動脈弁置換術が本当に必要である，と考えます。そしてもちろん本当の問題は，さらに弁の状態が悪化することです…」

質疑応答，懸念の承認と言及

患者の自主性にかなりの重きがおかれる今日では，全く方向性を示さない医師もいる。強制は確かに容認できないが，単に他の方法とそのリスクについて話しているだけで，最終的には患者自身が決める，と理解しているかぎり，助言自体は強制にはならない。

助言が，情報と同様に重要であると断言はできないが，人は，経験豊富で誠実な専門家から事実や助言を与えられることを感謝する。最終的には勧められた選択肢を患者は拒否するかもしれないが，少なくともそれが推奨される方法であると知っ

た上で，望めばより詳しく推奨理由を聞く機会も与えられて，拒否したことになる．

謝意，終結

重要なリスクの開示後，提案された麻酔方法に患者が満足して，少なくとも基本的に自分に与えられた選択肢を理解したことを確かめたら，同意が形成される．多くの国では，麻酔同意書に署名を必要としない．必要とする国々でも署名を得るのは単純なことである．1つの方法は，書類に記入しながらまとめることである．

例えば，次のように進める．

「それでは，同意書に署名をいただきます ── これは病院の決まりなのです．今お話した内容は，脊髄くも膜下麻酔を行う，ということで…（同意書に書き込みながら）…それから麻酔のリスクをお話しました．とても稀ですが，一応記載しておきます．そして，あなたの場合，歯のかぶせ物に特に注意いたします」

署名は，患者が麻酔科医の医療行為を受容することと，麻酔科医が患者に対して責任をもつことに同意した象徴である．

小児および思春期の患者

子供には，相談される権利と同意をする権利がある．このことを認識すれば，他の麻酔行為に際して，会話を容易にするような関係構築の助けとなる．しかし，16歳以下の子供の場合，リスクは通常，主に保護者に話すべきで，同意も保護者から取得する．子供に伝える情報と，同意取得の過程にどこまで関与させるべきかは，発達の程度，言語能力，認知能力による（Box 7.2）．16歳以下の子供でも，保護者の同席が望ましくない場合もあり，その決定には何らかの判断が必要である．このような状況は稀であり，本章の範囲を超えているが，疑問があれば同僚に相談するのが望ましい．成人の場合と同様，法律は国によって異なる．

Box 7.2 は，小児と思春期の患者における，麻酔に対する同意取得の概略である．

緊急手術

一般には，上述の原則が当てはまるが，緊急手術では話し合いの機会はずっと限られたものとなる．他の麻酔行為と同様，重篤な緊急事態では，典型的には医師への信頼が患者の最大の利益になる．しかし注意すべき点がある．第1に，コミュニケーションがこれまで以上に大切で，各手順を何がなぜ起きているか説明することが信

> **Box 7.2　小児と思春期の患者に対する麻酔の同意**
>
> - 乳児は，明らかに何も伝えることはできず，同意する能力もないが，接し方は重要である。
> - 幼児や就学前の子供には，ストレスを最小限にする目的で，これから何が起こるかを話すべきである。しかし，リスクを話すのは適切ではない。
> - 5〜7歳の子供には，手術と，起こり得る副作用を含む，予想されることを，簡単に説明すべきである。重大なリスクをはっきり話すことは適切でない。
> - 8〜12歳の子供は，自分に影響する決定への参加を望んでいるかもしれないので，年齢を重ねるにつれ，そしてリスクがより具体的になるにつれ，より多くの情報を与えられるべきである。全ての8歳児に麻酔の合併症である死について話すのは不適切であるが，生命の危険を伴う手術に直面した12歳の子供には真実を伝えるべきかもしれない。
> - 思春期になれば，若年者も同意の過程全てに積極的に関わり，中心的な役割を果たすべきである。思春期前半（13〜15歳）の患者は，彼らの同意に加えて保護者の同意は必要ないと考える者もいるが，普通は保護者からも同意を得るべきである。これは主として，この年代は抽象的思考が十分発達していないため，患児の利益はたいていの場合，両親に相談することによって得られるからである。下された決断は，患児と同様，両親にとっても重要な意味があるとの認識が重要である。多くの社会で，個人の決断における家族の役割は，とても重要視されている。
> - 若年者自身が同意を与えることのできる年齢は，国によってさまざまである。多数の人々が，16歳以上の子供は，両親の同意を必要としない，と考えており，法的にそう規定されている国々もある。しかし，10代後半は衝動的に危険を冒し，自らを「無敵」と感じる年代であるから，決断にあたって両親や支えとなる年長者の支援を得ることは，本人のためになる。そして両親も，しばしばこのことをよく認識している。18歳以上は成人として扱うべきであり，ほとんどの国で法律的権利となっている。

頼を築き，不安を減らす上で非常に重要であるという点。第2に，もし可能であれば患者の家族や関係者を別の場所に連れ出して，直ちにあるいはできるだけ早急に，リスクを詳細に説明する時間をもつ必要があるという点。

　おそらく，緊急時に患者に認識させるべき重要な点は，命を脅かす状態で，何をするにしてもリスクが高く，差し迫った状況である，ということである。それから患者が医師を信頼して，最善と考えられる医療を行うことを医師に委ねるかどうかを決めるべきである。たいていの患者はそうするが，そうでない患者もいるし，何もしないことを選ぶ患者さえいる。この何もしない，という選択は尊重されなければならないが，稀である。

Key Point

1. 説明を受けた上での同意に対する法的要件は，多くの国で，比較的明確で，一般的に譲歩の余地はない。
2. よい患者管理の原則に基づいて説明を受けた上での同意が行われれば，信頼関係を築き，安心させるような形で患者に会うことが可能である。
3. 十分な時間，適切なタイミング，適切なプライバシーの確保，支援者の同席を認めることが重要である。
4. 未成年者は，発達の程度に応じた適切な方法で，情報を提供され，同意をする権利がある。
5. 説明を受けた上での同意は，患者と麻酔科医の関係の一部分である。誠実さと思いやりをもち，個々の患者の自主性や弱い立場を認識した上で行うべきである。

（神谷 知秀，近江 禎子）

参考文献

1. Siddins M, Klinken E, Vocale L(2009). Adequacy of consent documentation in a specialty surgical unit: time for community debate? Med J Aust, 191, 259-62.
2. Localio AR, Lawthers AG, Brennan TA, Laird NM, Hebert LE, Peterson LM, et al.(1991). Relation between malpractice claims and adverse events due to negligence: results of the Harvard Medical Practice Study III. N Eng J Med, 325, 245-51.
3. Rogers v Whitaker(1992)/ 175 CLR 479.
4. National Health and Medical Research Council(2004). General guidelines for medical practitioners on providing information to patients. Canberra: Australian Government.
5. Braun A, Leslie K, Merry A, Story D(2010). What are we telling our patients? A survey of risk disclosure for anaesthesia in Australia and New Zealand. Anaesth Intensive Care, 38, 935-8.
6. Inglis S, Farnill D(1993). The effects of providing preoperative statistical anaesthetic-risk information. Anaesth Intensive Care, 21, 799-805.
7. Garden AL, Merry AF, Holland RL, Petrie KJ(1996). Anaesthesia information – what patients want to know. Anaesth Intensive Care, 24, 594-8.
8. Health and Disability Commissioner(2004). Code of health and disability services consumers' rights. Auckland: New Zealand Government.

第8章

周術期のケア

Andrew F Smith, Allan M Cyna, Suyin GM Tan

「きみの息吹，きみの仕草，僕はずっと見つめてる」
スティング「見つめていたい」より

周術期は，多くの患者にとって人生を左右する一大事で，善きにせよ悪しきにせよ，生涯にわたる影響を及ぼし得る。この時期の麻酔科医によるコミュニケーションは，短期間の協力関係と，入院中の経験を患者が今後長期にわたってどう受け止めるか，という双方の点で，麻酔臨床に多大な影響を与える。

導入

麻酔の導入は年齢を問わず，患者にとってストレスの多い時間である。一時的に自分の身を麻酔科医に委ねる時，患者は必然的に自らをコントロールできなくなる。患者の協力を高めるためにネガティブな言葉の使用を避けると，麻酔科医は予期した以上の利益を得られるだろう（第3章を参照）[1]。しかし，気を利かせたスタッフが「何も心配することはないですよ」と患者に話しかけると，それは「何か心配なことがある」という暗示となって，円滑な導入を台無しにするかもしれない。残念ながら，そのような善意から出た言葉は，小児に向けられた場合でも，意図したものとは逆効果を生むことがある。

導入時のストレスが患者の被暗示性を高める結果，肯定的であれ，否定的であれ，発言が不用意な暗示として作用することが多い（第3章，第4章，第20章を参照）。麻酔科医はこのことを活用して，円滑，安全でストレスのない導入を行うことができる。典型的な導入前のやり取りは，下記のような感じになる。

「落ちないようにしますので，安心してください」（患者がストレッチャーから手術台に移る際に）

「血圧測定のカフは，かなりきつく締まって痛いかもしれませんが，加圧中は動かないようにしてください」
「向こうで聞こえるあの音は，看護師がただドリルを確認している音です」

何が起きているかを，専門用語を使わず単純明快に説明し，しかも肯定的な雰囲気で話すことが，あらゆる場合に効果的である。例えば，

「手術室へようこそ，Pさん！」
「こちら側の手術台に移る間，楽にしてください。安全ですからね」
「あなたが安全で快適な状態でいられるように，いくつかのモニターを着けます。パルスオキシメータを軽く指に付け，胸には心電図，腕には血圧測定用のカフを巻きます。血圧を測る時カフが締まると同時に，私達が注意深くあなたをみていることがわかって，緊張がほぐれていきます」

これは血圧計のカフが締まるにつれて，患者もリラックスできるという間接的な暗示である。

「手術室はあまり静かな場所ではありませんが，それはあなたのために，何事もできるかぎり円滑，安全，快適に進むよう，皆が準備をしているためです」

血管確保

静脈確保は，たいていの患者では特に問題なく行えるが，否定的な暗示が成されるのをよく見かけるので，そのような暗示をしないよう，手術室スタッフに対する教育が必要である。不安がっている患者には，穿刺される腕から目を逸らして，どこか他の一点に注目するように言うとよい。潜在意識的な「腕の麻酔」(第4章，第14章を参照)の暗示をかけると，多くの患者で楽にカニューレを挿入できる。

前酸素化と吸入麻酔による導入

マスクの使用にあたって，いくつかの考慮すべき戦略がある。多くの患者は，自分でマスクを保持するほうが，より快適に感じる。どんな場合も，許可なく患者の顔にマスクを当てないよう，麻酔科医は気を付けるべきである。患者がマスクに慣れるまで，最初は顔面に触れないようにするとよい。この時間は，患者に酸素化の効能を説明するだけでなく，深呼吸をリラクセーションや自己コントロールと関連付けるのに適している。

前酸素化は，治療的暗示をかける機会を麻酔科医に与えてくれる。例えば，次の

ように言うことができる。

「酸素はいいことづくめです。深呼吸するたびに，自分がより強くなって，コントロールできるようになります。息を吐き出すたび，自分がリラックスしていくのを感じ，夢の中に入りこむにつれて，少しずつ心地良くなります」

患者の呼吸に合わせて麻酔科医が「その調子！」，「よくできました！」，「肺を酸素で満たすのはいいことですよ」と言うことで，リラックス効果が増強される。
吸入麻酔による導入は，幼児でよく用いる（第10章を参照）他，血管確保が難しい成人患者にも用いられる。ゆっくり穏やかに呼吸するように患者に指示するか，そのほうがよければ，ガスを吹き飛ばすようにさせてもよい。第10章に記載した，数を数える小児向けの方法は成人にも応用できる。

プロポフォール導入
プロポフォールの静脈注射には，「痛みますよ！」（第3章を参照）といった否定的な暗示をしばしば伴う。間接的，肯定的な暗示は「冷たく感じる人も，暖かく感じる人もいます」と言う。単に「眠くなる時に，一瞬何か感じますよ」や，「何か感じると思います」と言えばより中立的な暗示となる。

回復を促進する，導入時のコミュニケーション
趣味や仕事，スポーツやその他の楽しみに関する質問も活用できる。自分の好きなことをしているのを想像しながら眠りに落ちると，回復室で目覚めた時，思っていたよりもずっと楽だったと驚くだろう，と患者に暗示をかけることができる[2]。

「ビーチや，どこか行ってみたい場所に出かけていいですよ。お気に入りの場所に行ったり，好きなことをしたりすることを想像すると，より簡単にリラックスできて，より速く回復できるものです」

同様に，導入中に好物を食べたり飲んだりすることを想像させて，術後に飲食したいと感じたらすぐに食事が始められるという，制吐作用のある暗示をかけることもできる（第20章を参照）。
導入前に，手術について「術後に麻酔から覚める時，身体の問題が解決されたことを知ると，自分が感じるいかなる感覚も，傷が癒える回復の途上にあると認識できるものですよ」と暗示をかけることができる。
不安そうな患者が，導入前に尿道カテーテルや腟の内診を必要とする場合，「息

を吐き出すと，何も考えなくても両足から力が抜けます。何かしたり，考えたりする必要もなく，全て自然にそうなります！」と言うことができる。

　この暗示によってしばしば下半身は弛緩し，患者が期待通りの反応を示したら，「上手ですよ！」，「よくできました！」，「その調子！」等と声をかけることで，その効果は増強される。

開眼，閉眼

導入中，患者にできるだけ目を開けているよう指示する麻酔科医もいる。おそらくこれは，いつ麻酔が効いたかを確認するためである。これは患者によっては心地良いことではなく，まぶしい光や，多くの人々，目に見える「拷問」の道具といった手術室環境から目を背けて，自己の内面に焦点を向ける機会を失うことになる。有用なコミュニケーションの仕方は，「ご希望なら目を閉じていて構いませんよ。そして，お気に入りの観光地か，自宅で心安らぐところにいると思ってみてください」等である。意識の有無は，患者に深呼吸するよう促し，反応を待つことで確かめられる。

　痛みが強い可能性のある手術中や，区域麻酔下の患者との術中コミュニケーションは，第9章と第20章で論じる。

緊急時における"GREAT"の使用

緊急時の最も大きな問題の1つは，コミュニケーションが成立せず，しばしば完全に省略されてしまいがちなことである（第7章，第9章，第16章を参照）。明快なコミュニケーションと系統だったアプローチが最も有効となるのは，このような状況である。"GREAT"（第2章を参照）の緊急用バージョンを用いることで，通常は3分以内の限られた時間で，効率よくコミュニケーションができる。具体例を以下に示す。

挨拶，目標

　　麻酔科医：はじめまして，麻酔科医のゴンザレスです。イアン・エクストレミス[訳注]
　　　さんですね？
　　　　　　　　　　　　（返答のための間）
　　麻酔科医：どんな手術を受けるのかご存じですか？
　　イアン：はい，お腹を開けて大動脈を修復するそうです。

訳注：in extremis はラテン語で「非常時」，「瀬戸際」，「死の間際に」の意。

信頼関係（ラポール）
麻酔科医：あなたができるかぎり安全・快適に手術を乗り越えられるように，最善を尽くします。

評価，予想，診察，説明
麻酔科医：麻酔をできるだけ安全に行えるよう，診察しながらいくつかお尋ねします（麻酔科医は的を絞った問診と診察を行う）。これは生命を脅かす病気であり，急いで治療する必要があると言われていますね？ まもなく手術室に入って，いくつかのモニターを装着し，酸素を投与したり，輸血したりします。他の麻酔と同様，リスクはありますが，最大のリスクは，手術をしなければ死ぬだろう，ということです。

質疑応答，懸念の承認と言及
麻酔科医：麻酔のリスクについて，さらに詳しい説明をお望みですか？
イアン：いいえ，手術しなければならないことはわかっています。
麻酔科医：他にお聞きになりたいことはありますか？
イアン：家族は私がここにいることを知っているのでしょうか？
麻酔科医：ええ。奥様が外でお待ちになっていると聞いております。

暗黙の合意，感謝，終結
イアン：最善を尽くしていただけるものと信じています。
麻酔科医：もちろんです。ありがとうございます。

危機的状況では医療チームメンバー同士の，直接的あるいは比喩的なコミュニケーションが患者の頭上で交わされる。ここで重要なのは，飛び交う言葉が，患者に誤解されたり，不用意な暗示となったりする可能性を認識しておくことである（第3章，第11章，第15章を参照）。

麻酔科医（吸引チューブを指して）：これは使えない，捨ててくれ！
患者（それを聞いて）：私はもう駄目だ，死ぬんだ！

緊急事態においても，コミュニケーションの原則は，予定手術の場合と同じである。何が起きているのかを説明し，患者の快適さと安全を確保するために，あらゆる努力が成されていると安心させることで，信頼関係や協力が得やすくなる。
　手術中の患者に対する治療的な暗示は，回復促進に有効かもしれないというエビ

デンスがあり[2]，この興味深い問題はさらなる研究を要する。

回復室

手術件数の増加と，術式の複雑化に伴い，術直後のケアも発展を遂げている。手術室に近接する区域での短時間の観察から，専用環境における，より長時間の積極的なモニタリングと治療介入という形態に発展している。

　患者が麻酔や手術から回復する過程で，専門スタッフの看護を受ける回復室は，手術室の一角に位置する専用区域である。この項では，著者の一人（AFS）による調査，経験と公表された指針に基づき，回復室でのコミュニケーションを如何に行うか，どうすればより効率的に行えるかを，麻酔科医やその他の職種に考えさせる事を目的とする。

　回復室は多くの国で，post-anaesthesia care unit（PACU）として知られている。

回復室の環境

回復室は近代的な病院ならどこにも備わっているが，それに関する記載はほとんどない。例外として，回復室のデザインや雰囲気を熟慮すべきという助言[3]があるくらいである。回復室の装飾は好感のもてるものであるべきで，可能なら，自然光を取り入れる窓があると，患者の正確な観察の助けとなり，麻酔から覚醒した時に今，何時頃なのかを患者が把握しやすい。全体の照明はまぶし過ぎないようにし，診察に必要なら局所の照明を補助的に使用する。騒音レベルは最小限にとどめ，天井には防音対策を施すのが望ましい。

　ここまで理想的な環境が得られることは滅多にない。騒音についても，回復室の特性上，騒音は付き物である。機械，多くのスタッフや患者の出入り，急性期の医療行為の特質は，どれも騒音レベルを上げてしまう。

　私達は麻酔の知識と技能を調査する大規模なプロジェクトの一部として，回復室でいくつかの観察を行った[4]。上記の理想郷的な環境は，たまにしか存在しない。私達が観察した回復室は，4つの手術室を受け持っており，勤務形態は予測し難いもので，手術室からの患者の搬送が重なることもあった。患者を搬送する人や手術部の看護助手，看護師や外科医等，多くの異なる職種が入れ替わり立ち代わり回復室での患者のケアに当たるため，人の出入りは相当なものであった。その上，治療行為であるかどうかに関わらず，多くのことが同時に行われていた。

　回復室では，麻酔から覚めつつある患者とのコミュニケーションと，スタッフ間のコミュニケーションの，2つの大きな業務がある。このどちらも，コミュニケーションの内容とその方法をよく考える必要がある。

患者とのコミュニケーション

効果的なコミュニケーションは，それにふさわしい口調で始めなければならない。理想的には，静寂の中で，穏やかな照明の下，静かに患者に話しかけ，プライバシーと尊厳を保ちながら，意識を回復させるべきである。一度このような経験をすれば，誰でも同じような方法で意識を回復したいと思うことだろう。

まばしい蛍光灯の光が，横たわる患者の視線の真正面にあって，「口を開けて！このチューブが抜けるように，口を開けて！」と叫びながら，気道確保器具の綱引きをしょっちゅうやっているのは，憂慮すべきことである。全身麻酔の効果が残存するおかげで，患者の意識がほんやりしていることに感謝すべきである。

回復室の人員配置や設備に関する基準はあるが[5,6]，麻酔から覚醒する患者にどのように話しかけるかについて，公表された指針はない。しかし上記の研究では，覚醒途上にある患者に話しかけるスタッフを観察して，その行動を解析した[7]。観察者は，ノートと鉛筆を持ち，起こった出来事，麻酔科医の会話や行動を記録し，麻酔臨床の複雑さの把握を試みた。

観察期間終了後すぐに，これらの記録は解析のために，展開され，注釈を加えて，文章化された。医師，看護師，麻酔助手といった麻酔に関わる職種から，目的別に選ばれた人々の聞き取り調査が行われた。その解析は，研究チーム全員が，観察記録と注釈を詳細に読み取ることから始めて，会話や行動，言葉のやり取りでよく使われるパターンを調査して，大きな分類と主題に再構成した。

麻酔から覚醒する31人の患者が観察された。麻酔科医は，まるで難聴の患者に対するかのように大声で，おもに患者の名前で呼びかけていた。これは他の状況であれば，不適切で，保護者然，と考えられるほど，馴れ馴れしい振る舞いであった。

コミュニケーションは，使用される言葉と，その意図によって2つのタイプに分類された。記録された日常業務は，麻酔科医や看護師が患者の状態を評価するために行う「機能的」な会話と，患者が感じるかもしれないことを表現する「記述的」会話に分けられた。その例を Box 8.1 に示す。

Box 8.1 麻酔覚醒時の定型的なコミュニケーション例

麻酔科医：「こんにちは」。患者のネームバンドを見て「はい，目を開けて…いい子だね」。ラリンジアルマスクを抜去する。看護師は患者を回復室に連れて行く。(観察期間その3, 麻酔科専門医)

麻酔科医(大きな声で患者に)：「あなたが完全に目が覚めるまで，酸素を吸ってもらいますよ」。ベッドが運び込まれ，シーツやブランケットを患者に掛ける。「ちょうど今，手術から回復してきたところですよ…」(観察期間その7, 麻酔科専門医)

声や指示に対する反応の有無で患者が覚醒しているかを判断し，筋力，気道の防御反射，自発呼吸等の重要な生理機能が回復したかどうかに焦点を当てるコミュニケーションは，「機能的」な会話に分類される。患者に状況や時間の感覚を与え，安心させようとする時には，記述的なコミュニケーションもみられた。いくつかの例では，覚醒途上の患者に話しかけるのは，回復室の看護師であった。

この種の状況でのコミュニケーションの多くは，系統的に学ぶ機会がなく，その有効性や，異なるやり方で行った場合のエビデンスも欠けているため，推奨方法は，個人的経験や判断に頼らざるを得ない。しかし，看護している者が，絶えず優しくオリエンテーションを行いながら，患者を自然に覚醒させることが親切のように思われる。

麻酔科医と回復室スタッフ間のコミュニケーション

申し送りには，いくつかの機能があり，看護領域では，次の４つが挙げられる[8]。

　情報：患者の経過を確認して，ケアを継続する
　社会：社会的，あるいは情緒面のサポート，ストレスの除去
　組織：看護シフト，管理薬物，処方に関してすぐに行うべき計画
　教育：意識的な学習，所属組織文化の学習

私達はさらに，責任の移譲と監査という２つの機能を見いだした[4]。これら２つの機能は，例えば看護師同士の申し送りよりも，異なる職種間の申し送りの状況でいっそう明確なものになりやすい。

上述のように，気を取られる可能性のある他の多くの行為の最中に，引き継ぎが行われるのを目撃した。麻酔科医の申し送りの長さと内容は，患者の状態と手術の複雑さによりまちまちであるが，典型的には短いもので，患者の術前状態，実施手術，手術室で投与した鎮痛薬や術中に生じた問題点に関するものである。熟知した事柄の要素も認められ，麻酔科医はしばしば「いつも通り」と表現して，自分の好みの麻酔薬や麻酔法を，回復室のスタッフが知っているものと思っていることが示された。問題のない症例では短い申し送りが予想されるが，例えば，抜管直前に，酸素飽和度が予想外に長時間にわたって低下したこと等，麻酔中に起きた非常に複雑な問題を，軽く扱っている事例もみられた。

さらに，患者の名前等，自発的には伝達されない他の情報を，申し送りを受ける側の看護師が尋ねなければならないことがしばしばあった。名前を知ることは，本人確認であるだけでなく，意識の回復に伴って，看護師が患者に自分の状況を理解させるのに役立つ。書類も用いられていた。麻酔科医は，術中の麻酔記録を回復室スタッフへ渡し，そこに回復室在室中のバイタルサインが追記される。患者への処方指示や外科医の手術記録も，カルテと同様に手許にある。しかし，申し送りを行っ

たという公式の文書は存在しなかった。

　看護師と麻酔科医では，申し送りに期待することが異なることもあり，申し送り内容が相反する場合もある。麻酔科医は，完璧な申し送りよりも，手術予定表の次の患者を気にしており，回復室の看護師が，必要なことは「拾い上げてくれる」と信じこんでいるかもしれない。一方，看護師は，患者とは初対面で何も事前情報がないため，よい看護を行うために必要な全ての情報を伝達してもらいたいのである。

　これが，申し送りの場所とタイミングがかなり変化に富む理由である可能性がある。責任の移譲は，必ずしも上述の情報の伝達と一致するわけではない。麻酔科医が，患者がまだ手術室にいる間に申し送りをしたため，回復室の看護師が患者を迎えに手術室に出向かなければならないこともあった。極めて重要な情報が欠如していた場合，麻酔科医が次の患者の麻酔を始めた後になって，回復室看護師はモニター記録，薬物や輸液の追加処方について尋ねるために，手術室に行かなければならなかった。

　情報を伝達した後には責任を移譲しなければならない。しかし，情報が多少とも不十分と思われるなら，情報伝達したからといって患者に対する責任を看護師に移譲したことにはならない。責任移譲がどのように決まるかは，文書化されたプロトコルや手順ではなく，お互いの信頼と経験に基づいた暗黙の了解によるようである。

　回復室での申し送りに関して，公表されているものはほとんどない。例えば，英国アイルランド麻酔科医連合[5]は，「麻酔科医が回復室のしかるべきスタッフに正式に患者の申し送りをすることは必須である」としか述べていない。Anwari[9]は回復室に入室した276人を分析し，回復室看護師への申し送りの質を，1) 患者に関する口頭情報の質，2) 入室時の患者の状態，3) 麻酔科医の専門職としての振る舞い，4) 申し送りに対する看護師の満足度，の4項目で，点数化して評価した。

　情報の質については，患者の術前状態，前投薬，実施手術，術中経過と合併症，投与した鎮痛薬，の5項目を検討した。患者の状態については，動脈血酸素飽和度，心拍数，収縮期血圧，体温保持とプライバシーのために適切に身体を覆ったか，痛みがあったか，の情報が提供された。

　回復室入室後，最初のモニター表示を確認するまで麻酔科医がいたか，患者の状態は満足すべき，安定したものだったか，患者を診るために麻酔科医が再訪したか，回復室でのケアについて明確な指示を与えたか，の4点で，麻酔科医の行動は評価された。この研究[9]では，麻酔科医の専門職としての行動要素はよい成績だったが，求められる全ての情報を申し送らない傾向があった。

　申し送りがうまく機能するには，双方のより広い視点の理解が必要で，申し送りは単なる情報伝達以上のものであることを，この研究は明らかにしている。Box 8.2に，よい申し送りのための推奨事項をいくつか挙げる（第17章を参照）。

Box 8.2　よい申し送りのための推奨事項

- 申し送りは，患者にモニターを再装着して，看護師が麻酔科医に注意を向けられるようになった後に，回復室で行う。回復室のスタッフが患者の状態に満足できない場合，それを言い出せる文化を醸成する。
- 手術（ドレーン，カテーテル，パッキング等），麻酔法，薬物（特に鎮痛薬と制吐薬），術中出血量，輸液量等，重要で関係のある情報は，回復室看護師に口頭で伝える。
- 麻酔科医は，最初のバイタルサインと酸素飽和度を確認するまでは回復室にとどまるべきで，状態が安定した満足すべき状態になるまでは，回復室から立ち去ってはならない。
- 回復室看護師に対する術後指示は，明確に行う。具体的には，必要なモニタリング，体位，薬物や輸液の処方，予想される経過，患者の状態が悪化したらいつ麻酔科医に知らせるか，等である。
- 患者を病棟に帰す前に，麻酔科医は再度診察する。麻酔科医が患者より先に回復室を離れる場合は，回復室のスタッフが承知しているか，万一の場合どのように麻酔科医に連絡するか，必要時に患者に対する責任を引き継いだ医療スタッフの名前をはっきりさせる。
- 最後に，緊急時の有効な連絡先を伝えなければ，回復室でのコミュニケーションは完璧なものにはならない[5]。

回復室スタッフと病棟スタッフ間のコミュニケーション
適切な訓練を受けたスタッフと搬送助手が付き添って，患者を病棟に搬送する。麻酔記録，回復室での記録や処方指示書も一緒に移動する。回復室の看護師は，問題点やシリンジポンプの設定に重点をおいて，臨床経過の詳細を，病棟看護師に伝えなければならない[5]。別の可能性として，あまり行われてはいないが，状況が許せば麻酔科医（または外科医）が直接病棟スタッフに申し送ることもある。

術後痛回診の際の"GREAT"の使用

術後痛回診は，麻酔科医にとって最もコミュニケーション技能を要求される場面である。この節は，主として医師と患者のやり取りという観点で書かれているが，特に患者の疼痛管理や投薬計画の文書については，疼痛管理チームと主治医のチーム間のコミュニケーションを念頭におくこともまた重要である。

　術後痛回診における患者との会話は，十分な鎮痛を図り，副作用を認識して対処し，回復を促し，患者を安心させ元気付けて，彼らの疑問や懸念に対応することが目的である。

挨拶，目標
名前，受けた手術，鎮痛薬の投与計画等，患者について知ることが第一歩である。どのように名前を呼んで欲しいか，患者に尋ねる。その次に，環境を最適化する。シャワー室のドア越しに，術後痛を評価するようなことは絶対やってはいけない！テレビ等の気が散るものは，可能なら消すほうがよい。患者の確認を行い自己紹介したら，次に訪問の目的を説明する。

「こんにちは，ブラウンさん。麻酔科医のジェームズです。手術後の患者さんが**快適**に過ごされていらっしゃるか，拝見しに来ました」

注意深く言葉を選ぶことで，痛みを自覚させたり予期させたりするような，否定的な暗示を避けることができる。

「こんにちは，ブラウンさん。**疼痛管理チーム**のジェームズです。どのくらい**痛み**があるかを診に来ました」

これでは全く異なる予感が生み出されてしまう。患者が楽しくテレビを見たり，電話で話したりしているところに，「痛み専門の医者」がやって来て，痛みの強さを尋ね始めた途端，びっくりして顔をしかめるのはよくあることである。無意識のうちに，患者は痛みがあるはずだという予想に反応して，これは彼らの訴えを減らすどころか，かえって増強することになりがちである[10, 11]。

信頼関係（ラポール）
「どれぐらい痛みますか？」とか「どこが痛いですか？」と尋ねるよりも，信頼関係を増す可能性のある言葉のほうがはるかに有用である。「今朝のお加減は如何ですか？」といった開放型の質問を活用して，医師が設定した話題ではなく，患者が気になっている問題について話す機会を与えることができる[12]。しばしば患者は，この機会を利用して，痛みそのものよりも，手術や自分の病気の他の面に関する不安を述べる。

評価，予期，診察，説明
鎮痛計画の有効性，副作用の有無，硬膜外鎮痛の部位のチェックといった関連する診察が，患者とのやり取りの一部になる。体動，咳，深呼吸が可能かの評価は，患者の快適度のさらなる指標となる。患者は，術後に何が起こるのかよくわかっていないことが多いので，術後経過を手短に肯定的に説明することは，多くの患者の役

に立つ．

「今日で手術から3日目で経過は順調だと，私とスミス先生はみています。シャワーを使えるようになり，ドレーンも抜けました。明日には飲食ができるようになり，鎮痛をPCAから内服薬に切り替えられるでしょう」

患者の経過について，肯定的，現実的な期待を抱かせることは，回復を強力に手助けする．

質疑応答，懸念の承認と言及
「より快適でいられるよう，何をして欲しいですか？」と尋ねると，往々にして，さらなる鎮痛よりもむしろ，尿道カテーテルや経鼻胃管についての訴えがなされる。言うまでもなく，鎮痛が不十分な場合，すぐに対処して鎮痛計画の変更点を患者に説明すべきである．

患者の体験を肯定的に再構成することは，治療効果を引き出すのに非常に有用である．

患者：先生，気持ち悪くてひどい気分です。吐きそうになるのを我慢できません。
麻酔科医：わかりました，ブラウンさん。今朝診察した外科の先生は，術後の経過に満足しているようです。手術後に吐き気を感じる人はたくさんいます。24時間以上も，何も食べていないでしょう？ 身体は傷を治すために，燃料を必要としています。お腹が落ち着くよう，何か少し食べれば，おそらくよくなりますよ。

もちろん，外科的な合併症ではないことの確認が重要である。この治療上のコミュニケーションでは，医師は患者の「気持ち悪い」という訴えを，「身体が食べ物を必要としている」と言い直している。「わかりました」と患者の訴えを認知した後，「よくあることです」と一般化の表現を続ける。患者にとっての食事の必要性について，より具体的に，しかし一般に正しいとされる表現が続く。潜在意識下で「はい」と答えるような肯定セットの表現を用いることで，食べることは有益であるという暗示が，意識あるいは潜在意識のどちらでも容易に受け入れられる。これは，患者が単なるオンダンセトロンの受容者でいるよりも，自らの吐き気をコントロールする上で，より積極的な役割を演じることにもなる。

もちろん，降参して「どうして制吐薬を投与しないのか？」と考える麻酔科医もいるだろう。確かに，制吐薬は有効であるが，副作用が起こり得るし，プラセボ以

上の効果が得られないこともよくある。治療について肯定的な予感を生むこと，あるいは治療的な暗示は，効果を引き出すための鍵である[10]。したがって患者が食事をしたか，オンダンセトロンを投与されたか，あるいはその両方であっても，「お腹が落ち着くように」という言葉は，助けになるだろう。

術後痛回診で最もよく見かける2つの症状である痛みと吐き気は，本質的に主観的なもので，強い情緒的，潜在意識的要素をもつため，通常，治療的暗示の影響を最も受けやすい（第3章，第4章，第20章を参照）。

暗黙の合意，感謝，終結

患者のニーズが満たされ，維持されるようフォローする暗黙の理解をもって，患者とのやり取りは終了する。

> 麻酔科医：ブラウンさん，満足していただいたようですね！スミス先生は，明日も診察に来られるでしょう。私達の助けが必要な時は，いつでも喜んで伺います。
> 患者：ありがとうございます！

すべきこと，してはいけないこと

- 患者の不安や訴えを無視したり，過小評価したりしないこと。
- 無関係で些細なことに思えても，患者の言葉に耳を傾け，問題を認めてそれを理解したことを確認する。例えば，「つまり，夜勤の看護師にオキシコドンを投与してもらうのにいろいろと苦労されている，ということですね…」
- 患者の体験を「正常化」することには注意が必要である。術後起こり得ることを患者に教育する機会を捉えて，肯定的な期待を生み出す際，「痛みや吐き気は避けられないものである」，つまり，それらは「正常」であると**表現しないこと**が重要である。

> 「もちろん，胸のドレーンの管は最初の数日はものすごく痛いですが，抜ければずっと楽になるでしょう」

と言うよりも

> 「術後，数日間は胸にドレーンの管が入っています。感じ方は人によって異なり，身体を起こせるようになるまでしばらくかかる人もいますが，たいていの方は翌

日には起きてシャワーを使えるようになります」

と言うほうがよい。

　前者の言い方は，ドレーンが抜けるまで痛みはなくならないという考えを患者に植え付けてしまう。潜在意識は一見無害な言葉をとらえるので，言葉は傷付けることもあれば，癒すこともあることに留意すること！（第3章を参照）

・症状をコントロールする上で，患者の自主性を認めること。たとえ無症状であっても，230/120 mmHg の血圧は治療を要する。6/10 あるいは 8/10 の痛みスコアであっても，血圧の治療と同じことではない[11]。症状を認め，隠れている病変（創部の血腫等）を除外して安心させ，治療の選択肢を論じることは，患者の不安を取り除き，苦痛を緩和するのに役立つ[12]。

　適応があれば薬物による鎮痛を行うべきであるが，治療的なコミュニケーションの使用と肯定的な予感を生み出すことは，鎮痛効果を高めると同時に，副作用を減らすことができる。

Key Point

1. 導入時の患者とのコミュニケーションは，短期的な患者の協力と，入院中の経験を患者が長期的にどう受け止めるかという点で，麻酔臨床に多大な影響を及ぼす。
2. 導入時に否定的な言葉の使用を避けることで，麻酔科医と患者は，予想外の利益を得る。
3. 静かな環境で元気付けられ，状況や時間の感覚を与えられながら，患者は麻酔から覚醒すべきである。
4. 回復室スタッフへの適切な申し送りは，患者のためであるだけでなく，次の患者の導入時に，麻酔科医が回復室スタッフの質問で邪魔されない意味もある。
5. 術後痛回診時のコミュニケーションにおける系統的なアプローチは，麻酔科医-患者の関係の質を高める。
6. 肯定的な期待を生み出すコミュニケーションは，鎮痛効果を高めて回復を促す可能性がある。

（井上 恒佳，近藤 一郎）

参考文献

1. Lang EV, Hatsiopoulou O, Koch T, Berbaum K, Lutgendorf S, Kettenmann E, et al.(2005). Can words hurt? Patient-provider interactions during invasive procedures. Pain, 114(1-2), 303-9.
2. Evans C, Richardson P(1988). Improved recovery and reduced postoperative stay after therapeutic suggestions during general anaesthesia. Lancet, 2(8609), 491-3.
3. DeFranco M(1985). Planning the physical structure of the recovery room. In: Frost EAM(ed.)

Recovery room practice. pp. 251-69. Boston: Blackwell Scientific.
4. Smith AF, Pope C, Goodwin D, Mort M (2008). Interprofessional handover and patient safety in anaesthesia: observational study of handovers in the recovery room. Br J Anaesth, 101, 332-7.
5. Association of Anaesthetists of Great Britain and Ireland (2002). Immediate postanaesthetic recovery. London: AAGBI.
6. American Society of Anesthesiologists (2004). Standards for postanesthesia care. Available at: www.asahq.org/publicationsAndServices/standards/36.pdf (Last accessed 14 March 2010).
7. Smith AF, Pope C, Goodwin D, Mort M (2005). Communication between anesthesiologists, patients and the anesthesia team: a descriptive study of induction and emergence. Can J Anesth, 52, 915-20.
8. Kerr M (2002). A qualitative study of shift handover practice and function from a socio-technical perspective. J Adv Nurs, 37, 125-34.
9. Anwari JS (2002). Quality of handover to the postanaesthesia care unit nurse. Anaesthesia, 57, 484-500.
10. Schweiger A, Parducci A (1981). Nocebo: the psychologic induction of pain. Pavlov J Biol Sci, 16(3), 140-3.
11. Nguyen T, Slater P, Cyna AM (2009). Open vs specific questioning during anaesthetic follow-up after Caesarean section. Anaesthesia, 64(2), 156-60.
12. Pollo A, Benedetti F (2009). The placebo response: neurobiological and clinical issues of neurological relevance. Prog Brain Res, 175, 283-94.

Part 3
特別な状況

第9章

妊婦

Marion I Andrew, Allan M Cyna

「私には，血と労苦と涙と汗しか提供できるものがない」
ウィンストン・チャーチル
1940年5月13日，英国首相就任演説より

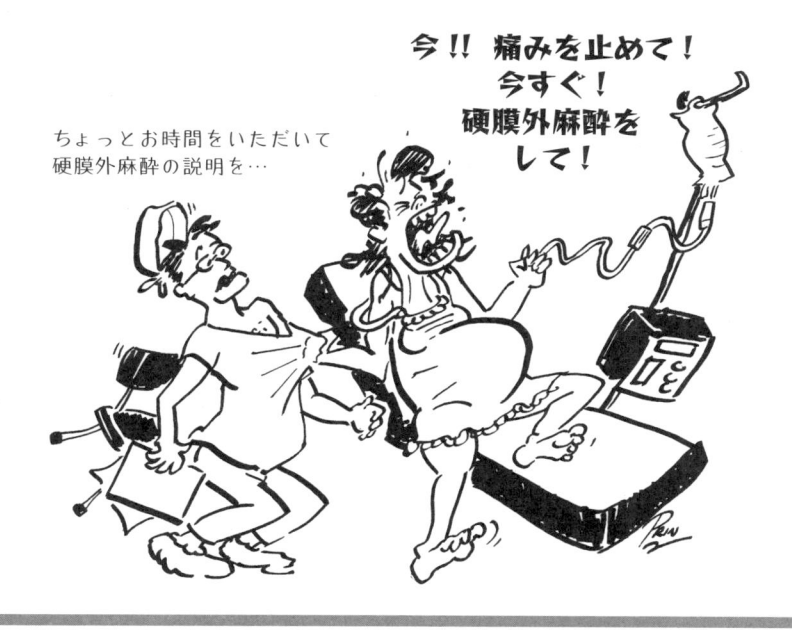

産科麻酔に独特な問題となる事項

産科麻酔科医の仕事は，一人の患者ではなく，複雑に絡んだ二人の患者に関わるもので，その多くは，配偶者，友人，親族など第三者がいるところで行われる。多くの人の一生の中で，妊娠と出産は正常の自然な営みで，この状況では，コミュニケーションは常識の問題でいくらか直感的に行われるもの，と考えられるかもしれない。産婦とどのようにコミュニケーションを図るかは，出産体験を決定付ける重要な要因であるが，このことは助産師の世界では広く認識されているものの[1]，おそらく医師にはそれほど理解されていない。

過去100年以上にわたる医学の進歩と社会の変化は，出産を母体と児にとって，より安全であるが，社会的，技術的により複雑なものにした。本来，出産時のコミュニケーションは，互いに助け合う女性同士の間で行われていたが，次第に「権威ある医療器械」が支配するようになった結果，妊婦の中には自分が弱い立場におかれて「処理」されていると感じる者も現れた。患者の権利と満足度の重要性と価値が認識され，多くの産科病棟において文化的な変化がもたらされた。しかし，分娩が正常に経過しているときですら，出産は「治療の対象」と見なされ続けている[2]。麻酔科医は，多職種で構成されるチーム内で鎮痛と麻酔を提供し，妊婦を力づけ彼らの自主性を支援するような形でコミュニケーションを行える理想的な立場にある。

分娩前の準備

女性は出産が差し迫るにつれて，妊娠・分娩への関心が高まる。妊娠と出産は通常，心理的，生理学的に大きな体験である。妊娠に注意が集中するため，妊婦は潜在意識下のコミュニケーションに影響されやすくなる[3]。このため，妊婦が受けとるメッセージは，妊娠をどのように受け止め，出産時にどう反応するかを強力に決定付けるものとして機能する。中枢神経系の変化は，妊娠中の麻酔薬の必要量を減らし，被催眠性，心理学的解離，白昼夢現象を増す[3]。その結果，分娩を満足できる経験とするためにイメージを使う能力も高まる。

妊娠に対する情動反応は，さまざまである。喜びに溢れ，興奮している妊婦もいれば，恐れと不安しかない妊婦もいる。その上，妊娠前から存在する全般的な不安，社会的な心配事，産科的問題やその他の合併症等が重なってくる。さらに，悪気のない親族や友人が自らの出産体験を「私は分娩に48時間もかかって，本当に大変だったわ！」等と語ることで，妊婦は否定的な暗示を受けてしまうかもしれない（第3章を参照）。麻酔科医は，友人や家族の発言を変えることはできないが，妊婦の自主性と自身をコントロールする能力を促すような方法で，コミュニケーションを図

ることはできる。

　女性を出産に向けて準備させる最初のステップは，本人の能力，資質，潜在能力を高めるよう促すことである。その結果，選択肢が増えて，出産をできるかぎり満足のいく体験にすることができる。

　運動選手が，身体能力と精神力を最適化するために訓練するのは明確な理由がある。相当な努力と，時には苦痛を伴うにも関わらず，経験を肯定的に再構築できるようになるのである。9ヶ月に及ぶ妊娠を経て，母親は，本質的によく調整された「運動選手」になっている。妊婦には，出産の日付も，「短距離走」になるのか，「マラソン」になるのかもわからないが，妊娠末期には身体が生理学的に最適な状態になって，陣痛分娩の要求に対処できることはわかっている。

　書面による情報提供は，いくつかの状況で有用である。第1に，妊婦が鎮痛や麻酔について考える十分な時間が得られる。第2に，リスクに関する情報を恐怖心を煽らずに与え，妊婦が説明書を読んで疑問や不安を明らかにし，それに麻酔科医が答えることができる。この種の情報を伝える言葉は，できるかぎり否定的な暗示を避けるべきである。

　本章の臨床例シナリオは，"LAURS"の概念に基づく，妊娠，出産の経過を通して使われるコミュニケーション技法を示すものである（第2章を参照）。

> 妊婦のソフィーはこれが初めての妊娠で，出産を間近に控えて非常に不安が強い。妊娠36週で分娩前外来を受診した際，麻酔科医の診察を求めた。陣痛を経験することを考えると恐怖を感じると訴え，入院したらすぐに硬膜外麻酔をしてもらえるかを知りたがっている。自分は「痛みがとても怖く」，これまでずっと「弱虫」と呼ばれてきたと言っている。

ソフィー：あと4週したら予定日で，入院後すぐに硬膜外麻酔をしてもらいたいです。今，予約できますか？

考えられる標準的な回答は次のようになるだろう：

麻酔科医1：もちろんです。もし痛みに耐えられなければ，入院直後に硬膜外麻酔をすることができますよ。私達は24時間対応ですから，全く問題ありません！

あるいは

麻酔科医2：硬膜外麻酔は可能ですが，必ずしもすぐ行う必要はないかもしれま

せんし，いずれにせよ子宮口が３cm開くまで待つほうがいいでしょう。

どちらの対応も，陣痛に耐えられないことへの恐れ，という本質的な問題に対処していない。麻酔科医１は，痛みに耐えられないというソフィーの後ろ向きな思い込みを増強し，硬膜外麻酔を彼女の問題を解決する万能薬として提示している。同様に麻酔科医２は，他の支援策を提案できる好機を利用せず，硬膜外麻酔がソフィーの思い込みに対する唯一の答えである，という彼女の考え方を取り入れている。
他に対応の方法があるだろうか？

麻酔科医３：すぐに硬膜外麻酔が必要と感じるかもしれませんね…(間)…

麻酔科医３は，彼女の言葉に耳を傾け，本人の言葉を返し，間をおいてソフィーが反応するのを待った。

ソフィー：ええ，友人に陣痛は想像できる最悪の痛みと言われました。私も彼もとても**乗り越えられる**気がしません。
麻酔科医３：全く初めての経験であることはよくわかります…**乗り越えられる**確信がもてないんですね。

麻酔科医３は，ソフィーの現実を受け入れ，彼女の言葉を利用している。

ソフィー：はい。友人はお産が24時間以上もかかりました。そんなの，とても耐えられません。自分を**コントロール**できなくなるのが嫌なんです。
麻酔科医３：24時間のお産というのは，ちょっと珍しいですが…

麻酔科医は，友人の話は誇張であるとは示唆せずに，彼女の現実を受容しつつ，24時間の陣痛は稀，と伝えている。

麻酔科医３：自然分娩は徐々に始まり，子宮収縮の間には，かなり長く感じられる休息があります。いくつかの非常に簡単な方法を使って，自分で**コントロール**できるんだ，と驚くかもしれません。

「コントロールの欲求」を利用している。

麻酔科医３：麻酔科医の仕事は，あなたと赤ちゃんの快適さと安全を保証するこ

とです。そのための１つの方法が硬膜外カテーテルを留置することですが、お産が順調に進んでいれば、多くの方は硬膜外麻酔を必要としないかもしれません。

これは、ソフィーも硬膜外麻酔を必要としない可能性を示唆する間接的暗示である。

麻酔科医３：分娩はそれぞれ異なりますが、皆さんが気付くことの１つは、お産が始まると時間の感覚がなくなって、しばしば思った以上に事態が速く経過することです。自分では気付いていなくとも、あなたの身体は９ヶ月間分娩の準備をしてきています。これで通常は、お産を**乗り越えられます**し、ずっと快適に感じられますよ。

麻酔科医３は、ソフィーの言葉に丁寧かつ思慮深く耳を傾けることにより、分娩が長引くことに関する本人の不安を利用して、別の体験を暗示している。そして、ここで問題となるのは、自信をもつこと、すなわち事態に対処し自分をコントロールする能力であることをはっきりと述べている。

ソフィー：まだ**確信**がもてません。
麻酔科医３：**確信**がもてなくても構いませんよ。そうすることであらゆる選択肢を残しておき、適宜必要なことを選ぶことができます。今のお話で、説明を理解したうえで選択することができるようになり、鎮痛方法について考える時間があることもわかりますね。

麻酔科医はソフィーの「不確かさ」を利用し、それを柔軟性、選択肢、自主性に置き換えることで、彼女が自分の能力にもっと自信をもち、鎮痛法や起こり得る副作用に関する決断に時間をかけられる、という暗示を与えている。これは、本人が希望し必要としても、硬膜外鎮痛をするべきではない、ということではなく、患者に対する信頼を反映するような形のコミュニケーションが、患者自身の力を補強し、より多くの選択を可能にする、ということなのである。

陣痛

通常、麻酔科医が陣痛中の女性と接するのは、硬膜外鎮痛を提供する状況である。陣痛で苦しんでいる産婦との意思疎通は非常に難しい。陣痛中の産婦は、解離状態

にあることが多く，論理的な会話に反応しなくなる。そのため，役に立つ反応を引き出すには，異なる形式の言語がしばしば必要になる。

硬膜外鎮痛

信頼関係を築くために，麻酔科医は妊婦と会う機会を無駄にしてはならない。信頼関係の構築には，麻酔科医が産科病棟を回診するチームの一員として存在感を示し，介入が必要となる可能性のある状況では，前もって患者を訪問することが役に立つ。患者の自主性を尊重する形で，麻酔科医が妊婦やパートナーと関わると，コミュニケーションは開かれたものになる。

　分娩中の女性はほとんど常に，麻酔科医に会うと安心し，喜ぶものである。自己紹介をし，できるかぎり迅速に痛みを取り除く，と述べることで，通常は容易に信頼関係を確立できる。落ち着いた，冷静な麻酔科専門医が自信をもって，穏やかに，励ますように話すこと自体が，大きな安心の源である。

　産科麻酔の臨床では，分娩中に硬膜外カテーテルを挿入する前に，口頭で（一部の国では書面による）同意を得る必要がある。今では産科病棟の多くが，分娩前に読めるように患者に対する説明書を提供している。これによって，分娩前外来で個々の妊婦に特有のリスクを十分に説明した上で，書面による同意が得られる（第7章を参照）。この方法は，事実としての情報を提供するが，妊婦の差し迫った不安に対処するものではなく，その不安は多くの場合，麻酔科医にはわからない。同意において，より重要な側面は，事実や数値ではなく，有能なプロフェッショナルに対する信頼に基づく人間関係である。どのリスクが重要か，何を議論すべきか，どのように情報を伝えるべきか？　これらの質問に対する，すべての患者に当てはまる簡単な答えはないが，いくつか検討に値する事項がある。

能力

分娩中の女性は同意，すなわち，激しい陣痛の最中に説明を受けたうえでの決断，をする能力がないため，インフォームドコンセントの取得は不可能であると論じられている[4]。もしパートナーや支えてくれる人がいれば，陣痛の合い間に麻酔科医が提供する情報を，彼らが聞くことができる。「法的能力」の明確な定義がない状況では，これは議論のあるところである。しかし，妊婦は弱い立場にあり，助けを求めていて，その求めは比較的緊急性が高いことは明白である。そして妊婦は，麻酔科医ができるかぎり安全かつ迅速に硬膜外鎮痛を行ってくれるという安心を欲している。非常に稀な例外を除けば，分娩は緊急事態ではなく，硬膜外カテーテルの挿入は救命処置ではない。難しい状況では，本人だけでなく，しばしば医師と助産師も緊急な状況であると受け止め，妊婦は理性を失っているため説明を聞くことが

できないかのように振る舞うかもしれないので,「法的能力」の問題が生じる。分娩中の女性はしばしば消耗しており,他の薬物の影響で「朦朧と」している場合もある。妊婦は陣痛のために取り乱しているようにみえるが,処置や,特定の状況におけるその処置の利益とリスクについて的を絞った短い説明を聞くことは通常は可能である。したがって,麻酔科医はこの説明をしてから,硬膜外鎮痛を希望するかどうか確認する必要がある。

> ソフィーは妊娠満期を迎え,自然破水し,陣痛が始まって,分娩病棟に入院している。

麻酔科医:こんにちは,ソフィー。麻酔科医のBです。あなたのお手伝いに来ました。(ソフィーとパートナーと握手する)何をして差し上げましょうか?

このような質問の仕方をすることで,妊婦のパートナー,親族や助産師に,妊婦の希望や要求と思われることを語らせるのではなく,妊婦自身が希望を述べ,自分の言葉で要求することが可能になる。

ソフィー:硬膜外をぶち込んでよ! さっさとやって!
麻酔科医:できるかぎり素早く安全に行います。(陣痛が収まるのを待つ)始める前に私がお話する必要のある,何かご心配なことがありますか? 硬膜外鎮痛法の利点だけでなく,リスクも理解していらっしゃるか,確認させてください。よく起こるリスクとして,ひどい頭痛のことは,知っておいてください。ごく稀に,下半身が麻痺することがあり,硬膜外鎮痛が常に完璧に効くわけではありませんが,幸いなことに硬膜外鎮痛によって通常は多くの方が,非常に楽になり,自分をコントロールできるようになります。

否定的な表現を避けることは重要であるが(第3章を参照),リスクの説明をする際にはほぼ避けられない(第7章を参照)。硬膜外鎮痛のリスクに触れた直後に,その利点に焦点を当てることは有効である。同意を得るには,硬膜外麻酔を行うか否かの意思決定を容易にする方法で,リスクを説明する必要がある。同意取得の過程は「麻酔科医を擁護する」だけではなく,患者の自主性を支えることに向けられる。重大なリスクを不必要に繰り返して強調すると,すでに困難な状況における不安をさらに増強させて,患者の協力が得られなくなる。うまくいっていることよりも,悪いことに目が向いてしまうと,びくびくしている患者は合併症を起こしやすくなる。

硬膜外カテーテル挿入時の患者の協力を高めるために

しばしば妊婦は，協力できないと言う一方で，痛みを取り除いてほしいと懇願し，また，じっとしたり自分で姿勢を変えたりできないと主張する。妊婦の感じ方を受け入れることが必須となるのは，特にこのような状況である。

麻酔科医の中には，苛立って「座ってじっとしていてくれないと，硬膜外鎮痛はできませんよ。もし動いたら脊髄を傷つけるかもしれません」と強く言う者もいる。これは，妊婦を怖がらせてじっとさせる戦略の1つではあるが，もっと穏やかな言い方もできる。怒りや不満は，麻酔に対する妊婦の協力を得るには役立たない。麻酔科医が患者の感じ方や現実を受容し，それを利用して妊婦の能力と自己コントロールする能力を最大限発揮させている，以下の事例を考えてみよう。

> ソフィーは硬膜外鎮痛に同意して，助産師は必要な器具の準備を始めている。

麻酔科医：準備をする間に，どうすればこの処置をできるだけ安全，迅速，快適に行えるかをお話します。
ソフィー：また陣痛がきました！ 痛～い！ 早くしてぇっ！
麻酔科医：わかりました。安全，快適に，そしてできるだけ速くやりましょう。

麻酔科医の関心事である「安全」と，患者の関心事である「迅速性」を強調して，患者と話している。

ソフィー：はいはい，麻痺するかもしれないのよね！ 助けてちょうだい，もう何も聞けないわ！
麻酔科医：大丈夫ですよ。必要なことは全部聞こえますから**耳を傾ける**必要はありません。そうすればリラックスしてじっと座っている間に，硬膜外カテーテルが入って楽になります。

麻酔科医は，ソフィーが「**聞こえない**」と言うのを受け入れ，彼女の言葉を利用し「**耳を傾ける**」ことはできなくても，言われたことを「**聞く**」ことはできると再構成している。そして麻酔科医は，ソフィーが「**リラックスしてじっと座っていられる**」という暗示をかけている。

麻酔科医：今起き上がりますか，それとも次の陣痛の後にしますか？（第4章，「2つの選択肢」を参照），もう少ししたら，陣痛が来たら教えてくださるよう私

がお願いします。そうしたら，あなたがじっと座っている間に子宮収縮の合間を狙って硬膜外カテーテルを入れられます。皮膚の局所麻酔をしますから，背中を押される感じがあるかもしれないし，ないかもしれません。

「チクッとします」という否定的な言葉は避けるべきという研究結果[4]を，この麻酔科医は臨床に応用している。処置の各段階で，たとえ妊婦自身はできないと思っていても，言われたことを行うことができる，という予感をもたせて患者を励ましている。

陣痛中の産婦とのコミュニケーション

強い子宮収縮がきているときに，産婦がじっとしているのを助けるような形でコミュニケーションをすることは，産科麻酔科医の到達目標である。以下の実践的会話は，必要な際に応用可能ないくつかの技術である。

　子宮収縮の間に静かに自分の呼吸数を数えることで，呼吸に集中するよう指示する。状況によっていろいろな伝え方がある。間接的なやり方では次のように言う。

「子宮収縮の間に呼吸を数えると，気持ちを強くもち，自分をコントロールできるようになる，と多くの女性が感じます。息を吸うたび，気付かなくても，強さとコントロールを吸い込み，息を吐くたび，緊張や不安を少しずつ吐き出して，自分をコントロールできて，よりリラックスできるようになりますよ」

陣痛の終わりまで呼吸を数えられたら，休息が始まろうとするときに，「その最後の収縮から解放されて，もっと長い休憩を楽しみましょう」と伝える。陣痛の終わりまで呼吸が数えられなかった場合も，それを麻酔科医が「成功」として再構成することが重要である。

麻酔科医：さきほどの陣痛の間，何回呼吸を数えましたか？
ソフィー：3回です。痛みが強過ぎて，数えるのに集中できませんでした。
麻酔科医：頑張りましたね。多くの人は，最初の陣痛では1回も数えられません。陣痛を繰り返すうちに，陣痛の最後まで数えられるようになっている自分に気が付きますよ。陣痛は徐々に遠ざかって，より快適に，より自分をコントロールできると感じます。

　注意を集中するよう妊婦に勧めると，子宮収縮の痛みから解離して，遠くに向かうという感覚にもっと反応できるようになる。

時間の歪み（第4章，第20章を参照）

解離した精神状態にある分娩中の妊婦は，しばしば具体的かつ無条件に暗示を受け入れやすくなる。

「ご存じのように，陣痛は赤ちゃんに会える時が近づいていることを知らせるものです。陣痛の後には休みがあることも，おわかりですね。面白いことに，力と自信を築き上げていくと，妊婦さんは一回ずつの陣痛に立ち向かい，陣痛後の休息を楽しめるようになります。陣痛が遠ざかるにつれて，休息は実際以上に長く，陣痛は実際以上に短く感じられることに気付くでしょう」

陣痛の間隔がより長くなるという暗示は，具体的に受け止められ，リラックスを助ける知覚の変化として経験される。非常に暗示がかかりやすい妊婦は，この暗示によって陣痛の頻度が少なくなるかもしれないので，「～と感じられる」という言葉を使うことの重要性に留意すべきである。

陣痛の再構成

再構成とは，経験の意味や解釈を言い換えるコミュニケーション技能である（第2章を参照）。表9.1は，同じ体験の異なる解釈を示している。

陣痛を肯定的に表現する方法として，暗喩は特に有用である。陣痛は「赤ちゃんをもたらす強力なエネルギー」とか「力強い波」と表現でき，子宮収縮に耐えることではなく，ゴールである赤ちゃんとの対面に集中するよう，産婦を導くことにつながる。

帝王切開

出産は本質的に動的で急性のものなので，突然の変化が緊急事態をもたらす可能性がある。妊婦の苦痛や疲労，否定的暗示にかかりやすいことに配慮しながら，穏やかに誠実にコミュニケーションを図ることで，帝王切開手術を明確に理解させることができる。

区域麻酔は，母体にとってより安全で，妊婦とパートナーの両者が出産に参加できるので，多くの場合選択される麻酔法である。しかし，意識のある状態で手術を受けることは，ほとんどの人にとって稀な体験であり，妊婦やパートナーが不安を感じるのは，ごく自然なことである。辛い陣痛から逃れられる，と喜ぶ妊婦もいる。一部の妊婦は自然分娩の選択肢に騙された，と感じるかもしれない。麻酔科医は一番最初の診察の際に，妊婦がどう感じているかをはっきりさせ，妊婦とパートナー

表9.1 同じ体験の異なる解釈

体験	肯定的な解釈	否定的な解釈
分娩の開始	収縮が規則的になり頸管が広がると，分娩が始まったしるしで，出産に向けて進んでいる	陣痛がひどくなる前に，硬膜外カテーテルを留置できる
子宮収縮	赤ちゃんとの対面にさらに一歩近付く 強ければ，より効果的	痛みが増強する体験は，全く恐ろしくて耐えられない 強ければ，いっそう痛みが増す
収縮の合間	休みに集中することで，実際より長く感じられ，陣痛はより短く感じられる	分娩の進行に伴い，陣痛はずっと続き，ますます痛くなる
子宮口開大（3〜4 cm）	この時期には，分娩の加速期に入り，収縮はいっそう効果的になる	分娩のこの段階は本格的に痛くなり，ほとんどの妊婦が硬膜外鎮痛を必要とする
子宮口全開	分娩の盛り上がる部分で，妊婦は赤ちゃん誕生における受け身な傍観者から積極的な参加者になる	痛みがますます耐えられなくなるにつれて，妊婦の多くは疲れ切っている
努責と児頭娩出	分娩第1期の休息は，自分と赤ちゃんのために，最も効果的な努責をするのに十分過ぎるエネルギーを妊婦に与えている 皮膚が伸展されて，感覚が鈍麻し，できるかぎり快適で安全な出産が可能になる	ほとんどの妊婦が疲れ果てて，努責はおろか，何もすることができない 皮膚が伸展されて，焼けるような感覚は，分娩の全経過中，最悪の体験である

の話を聴き，彼らにある程度の主導権を与える。これで「麻酔や入院中の過程にもコントロールできる部分がある」ことが暗示され，信頼関係を築くことができる。

　区域麻酔は，麻酔科医には馴染み深いものであるが，一部の女性にとっては非常に恐ろしいことである。麻酔科医は，自分が不安に感じ，怖れるものを，他人も同じように感じるだろうと考え，それを基準に妊婦に話す傾向がある。大きな個人差の存在を認識することで，麻酔科医は妊婦の不安がどこにあるかに的を絞り，適宜コミュニケーションを調整できる。これにより，妊婦はできるかぎり快適，安全で，充実した体験をすることになる。

　何が起きるのかを知ることは，妊婦にとって麻酔の準備の重要な部分である。生存のための仕組みとして，精神はあらゆる状況を，しばしば否定的に，繰り返し練習する（第3章を参照）。

> ソフィーは 12 時間陣痛が続いているが，分娩が進行しない．産科医は帝王切開が必要であると決定した．硬膜外鎮痛はよく効いており，手術に備えて局所麻酔薬が追加投与されている．彼女は今，手術室にいる．

麻酔科医：どんな感じがするかをお話しました．本来効くべき範囲まで麻酔が効いていることを今から確認します．麻酔がきちんと効いているのを確認してから，帝王切開手術を始めます．最初に，触られている感じがしますよ．

麻酔科医は患者の腹部に手を当てる．

ソフィー：お腹を触られているのを感じます．
麻酔科医：そうです，触られているのは感じますよ．押される感覚もわかりますね．

麻酔科医は腹部を強く圧迫する．

ソフィー：はい．
麻酔科医：押したり，引っ張られたりする感覚はわかります．

麻酔科医は手を上下左右に動かしながら，腹部の圧迫を続ける．

麻酔科医：大丈夫ですか？
ソフィー：感じます．
麻酔科医：結構です，触られている感覚があって安心しました．

麻酔科医は，「感じます」という言葉を繰り返し使い，ソフィーの返事に耳を傾け，彼女自身の言葉を用いて麻酔が十分に効いていると安心させている．麻酔範囲の確認は，通常の方法で行われる．

> 覆布がかかり，麻酔は第 3 胸髄レベルまで効いている（冷覚消失）と評価された．

ソフィー：私にできるとは思えません！
麻酔科医：大丈夫ですよ．麻酔の効き具合を確認しましたが，手術中に気持ちよく，安全でいられるのに十分な効果が得られています．自分自身のために，あ

なたにできることがあります。できることの1つは、初めて赤ちゃんと対面する様子を想像することです。どのくらい髪の毛があるか、小さな指や爪、赤ちゃんの手のひら、目はどんな感じでしょうか？まだわからなくても、想像はできますね。

「わかるでしょう」は、妊婦が帝王切開手術を乗り越えられると潜在意識ではわかっていて、自分自身のためにできることがあるという、一般化の暗示である。

> 麻酔科医（児が生まれるときに）：赤ちゃんが出てきやすいように、お腹の上が押されるのを感じるかもしれません。押したり引っ張ったりする感じがするのは、自分ではなくなったように感じているかもしれないお腹の筋肉がまだ強い、ということです。

麻酔範囲がぎりぎりだが、妊婦が全身麻酔を強く拒否する場合のコミュニケーション
多くの麻酔科医は、麻酔が不完全に思える状況で、手術を始めさせることはないだろう。しかし妊婦の大半は、出産に際して意識があることを強く望み、手術中ある程度の不快感や痛みには十分耐えられるかもしれない。麻酔が不十分な妊婦を管理する上で重要な鍵となるのは、妊婦とともに「確認する」ことである。

> 麻酔科医1：麻酔は十分よく、ここまで（第6胸髄レベル）効いていると思いますが、ここまで（第4胸髄レベル）効いていたほうが望ましいです。あなたにとって、赤ちゃんが生まれるところを見ることがとても大切なようですが、どう思いますか？
> 妊婦：それは、痛みを感じるかもしれない、ということですか？
> 麻酔科医1：はい。痛みを感じるかもしれませんが、我慢できないようなら、全身麻酔に変更できます。

別の言い方は─

> 麻酔科医2：必ずしもそうとはかぎりません。もし必要なら局所麻酔薬を追加したり、赤ちゃんが生まれた後は、点滴から他の薬を投与したりして、あなたが快適でいられるようにできます。全身麻酔に変更して欲しくなったら、いつでも麻酔の薬を投与する準備は整っています。始めてもいいですか？私はここにいますから。

麻酔科医1は、妊婦が痛みを感じるかもしれないと認め、唯一の解決策として全身麻酔を提示することで、彼女は手術に耐えられないかもしれないという、否定的な暗示をかけている。

麻酔科医2は、患者に麻酔の他の選択肢を示すと同時に、妊婦の自主性を尊重している。また、「痛み」のような否定的な暗示は避けている。

パートナーとのコミュニケーションは有用で、できれば妊婦と一緒に意思決定をするのが望ましい。必要なら局所浸潤麻酔を行うよう依頼することになるかもしれないので、産科医にも麻酔範囲がぎりぎりであることを知らせる必要がある（第17章を参照）。皮膚の麻酔が十分であれば、産科医は手術を始められる。皮膚切開をしたら、快適かどうか妊婦に尋ねる。術中は、定期的に妊婦の状態をチェックする。妊婦が痛みを訴えた場合、3つの可能性がある。1つは、痛みがあるにも関わらず、他の鎮痛薬を欲しない可能性。2つ目は、追加の鎮痛薬を求める可能性。3つ目は全身麻酔を欲する可能性である。いかなる場合も最優先されるべきは母体の安全と自主性であり、麻酔科医の訴訟への恐れではない！児が生まれて赤ん坊を母親に見せた後は、児が妊婦の傍にいて手術がもうすぐ終わると安心させるかぎり、全身麻酔が必要になったり要求されたりすることは稀である。必要なら、麻酔科医は産科医に、今は研修医を教える時間ではない、と伝える。

父親やパートナーとのコミュニケーション

時にはパートナーが出産の立ち会いを望まないことがあり、この選択は尊重されるべきである。しかし、赤ん坊の父親が出産に立ち会うほうが、はるかに一般的である。これは父と子の感情的な絆を強めるが、麻酔科医は妊婦とパートナーとのコミュニケーションに気を配らなければならない。状況に容易に順応して、すぐに自分の役割を気軽に演じられる父親もいるが、居心地が悪く、どのように妊婦を助ければよいのか、よくわからない人もいる。残念ながら、自信の欠如は動揺や攻撃性という形で表れることがある。父親は大きなプレッシャーとストレスを感じており、しばしば疲れていて空腹で、人によっては感情的になり得る！

麻酔科医は自己紹介の際、パートナーが積極的に出産に関わることを勧め、情報を提供し手術について説明して同意を得ることは有用である。その際、「母親と赤ちゃんの安全のため、より広いスペースと人員が必要な場合」のように、パートナーは手術室から退出してもらう場合があることを話しておく。

ヒントとコツ

妊婦が手術中にさまざまな不安を感じるのは稀ではない。これらの不安に対して、

励ますような肯定的な方法で，当然，否定的暗示を避けながら，対応することが重要である．妊婦は薬物療法よりも，単に安心と説明を求めているに過ぎない場合が多い．

例1：嘔気対策
悪い例
　妊婦：少し気持ち悪いです．
　麻酔科医：どうぞ，この皿に吐いていいですよ．
よい例
　妊婦：少し気持ち悪いです．
　麻酔科医：血圧が少し低いためです．今，血圧を上げる薬を投与したので，楽になりますよ．

例2：帝王切開術中の呼吸困難
　妊婦：息ができません．（または）呼吸がしにくいです．
　麻酔科医：大丈夫です．麻酔が本当によく効いていると，息をしていても，呼吸している胸の感覚が失われます．手掌を胸の上において，深呼吸してくれますか？　そして呼吸に合わせて胸が上下するのを感じてください．すぐに呼吸がもっと楽に感じられるようになりますよ．

　呼吸困難が全脊椎麻酔の初期症状でないことを確かめるのは大切だが，妊婦が発声できているなら可能性は低い．

例3：くも膜下あるいは硬膜外オピオイドによる瘙痒
　妊婦：すごく体が痒いです．
　麻酔科医：それは素晴らしい．痛み止めが非常によく効いているためで，それがわかれば気にならなくなりますよ．我慢できないほどですか？
　麻酔科医：いいえ．
　麻酔科医：この痒みに関して他に何かしてもらいたいことはありますか？

全身麻酔下の緊急帝王切開術に対する"GREAT"の使用

全身麻酔下の緊急帝王切開術は，麻酔科医にとってストレスが多く，技術的にも難しいため，コミュニケーションを良好に保つことは忘れがちになる．しかし，このような状況での，妊婦とパートナー，産科医，手術室スタッフとのコミュニケーショ

ンは，質の高いケアの重要な要素である。

> 臍帯脱出に対する超緊急の帝王切開を知らせる電話が手術室にかかってきた。30秒後には，手術室入口のドアが開き，「いきまないで」という叫びの中，ストレッチャーに乗った妊婦が手術台に向かって急いで運ばれてくる。助産師は片手を膣に入れながら，胎児心拍モニターを要求する。

挨拶，目標
麻酔科医：こんにちは，麻酔科医のゴンザレスです。素早く行動する必要があります。私達はあなたと赤ちゃんを守るためにいます。私が麻酔を担当します。点滴を始めて看護師がモニターをつけます。どうお呼びすればいいですか？
患者：スージーです…赤ちゃんは大丈夫ですか？

信頼関係（ラポール）
麻酔科医：スージー，ここにいる全員は，あなたと赤ちゃんのために最善を尽くしています。
スージー：私，怖い。
麻酔科医：怖がってもいいですよ。

麻酔科医は彼女の不安を受け止め，彼女の話に耳を傾け理解していることを知らせている。

評価，予想，診察，説明
麻酔科医：手早くいくつか質問をします。これまで麻酔で何か問題はありましたか？ …歯は大丈夫ですか？ …内服している薬はありますか？ …アレルギーはありませんか？ …口を開けてください…もう少ししたら，酸素を投与し，薬で眠くなります…

質疑応答，懸念の承認（確認）と言及
麻酔科医：いいですね。麻酔を始める前にお聞きになりたいことがありますか？
スージー：麻酔は赤ちゃんに影響しますか？
麻酔科医（酸素化しながら）：時には，麻酔によって赤ちゃんも少し眠くなることもありますが，多くの場合，赤ちゃんは麻酔薬が到達する前に生まれます。生まれた赤ちゃんの世話をする小児科医もここにいます。

暗黙の合意，感謝，終結

麻酔科医（酸素化しながら）：麻酔を受ける準備ができたら教えてください…

> **Key Point**
> 1. 麻酔科医は，患者の自主性と自己コントロールを推奨するような形でコミュニケーションを図ることができる。
> 2. 陣痛のために取り乱しているように見える妊婦であっても，処置について的を絞った短い説明を聞くことは通常可能である。
> 3. 患者の希望を確かめるために，麻酔科医は定期的に妊婦を訪問すべきである。
> 4. 分娩中の女性は，本人が思っている以上に多くのことができ，しばしば「暗示」にかかりやすい。
> 5. 麻酔科医が自信に満ちた態度で穏やかに行う，言語的および非言語的なコミュニケーションは，難しい状況を急速に鎮めることができる。
> 6. 妊婦が自分をコントロールできていると感じ，麻酔に協力するのを助けるような形でコミュニケーションすることは，産科麻酔科医の到達目標である。

（松田 祐典）

参考文献

1. Burnard P (1998). Effective communication: sharpening your skills. Pract Midwife, 1(3), 12-3.
2. Johanson R, Newburn M, MacFarlane A (2002). Has the medicalisation of childbirth gone too far? BMJ, 324, 892-5.
3. Alexander B, Turnbull D, Cyna A (2009). The effect of pregnancy on hypnotizability. Am J Clin Hypn, 52(1), 13-22.
4. Varelmann D, Pancaro C, Cappiello E, Camann W (2010). Nocebo-induced hyperalgesia during local anesthetic injection. Anesth Analg, 110(3), 868-70.

第 10 章

小児

David Sainsbury, Allan M Cyna

「私には子育てについて6つの持論があった。
今，私には6人の子供がいて，持論は1つもなくなった」
ジョン・ウィルモット

このちっちゃなちっちゃな
テープを剥がして，
素敵なハリネズミ用クリームを
すぐにごしごしすれば，
ちっちゃなちっちゃな針を，
君のお手々に刺しても痛くないよ…

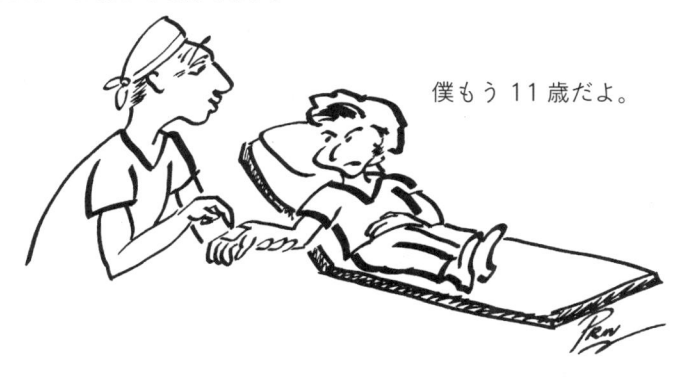

僕もう11歳だよ。

子供とどのようにコミュニケーションするか！

麻酔科医は通常，長年の試行錯誤を繰り返しながら，経験を通して自分なりのコミュニケーション技能を身に付けていく。麻酔管理を行う上で患者との関係を容易にする，いくつかの簡単な技術を学ぶことで，多くの不安を払拭することができる。麻酔科医にとって，新生児から思春期に及ぶ小児の診療は，麻酔管理を向上するためにコミュニケーションを活用する独特の機会である。

患児の親にとって，自分の子供の管理と保護を麻酔科医に託すことは，常に困難で，感情の変動を伴い，多大なストレスになり得る。これは手術の大小とは無関係である。子供が手術目的で入院するために，しばしば家族は，口にはしないものの，自分達の予定を細かく調整している。このような調整も，手術に関する他のストレスに加わってくる。麻酔科医がこのことに気付いていれば，予定通りの入院ですら家族によっては困難であることを踏まえたコミュニケーションが容易になる。

近年，日帰り手術が増えたことで，多くの親は自分の子供を担当する麻酔科医と，手術の直前に初めて会うことになる。しかし，ごく短い時間しかなくても，患児や親との信頼関係を深めるために多くのことが実行できる。柔軟な対応が最も大切である。コミュニケーションの"LAURS"（第2章で概略を述べている）を如何に活用して，患児との信頼関係を築き，信用を得て，麻酔管理への関わりを促進するかは，患児の年齢によって決定される。

子供と大人：同じ―同じ，でも違う！

子供とのコミュニケーションは，成人とのそれと，似てはいるが，異なるものである[1]。子供は，遊びと空想の潜在意識世界に生きている。彼らは暗示に反応しやすく，多くの医師が精通している成人との論理的なコミュニケーション以上に，潜在意識下の言葉や非言語的な合図が有効である。そのため，しばしば子供は他人の話に注意を払っていないように見える一方，自発的，潜在意識的に，あるいは求められていることと正反対の振る舞いをする。成人でもストレスが加わると，しばしば同様の反応を示す。成人の場合と同様，子供との効果的な意志疎通を図る目的は，自主性と自己コントロールの感覚を促すことである。

コミュニケーションの状況から見る社会的発達

子供にとって手術や麻酔を受けることは，必然的に見ず知らずの大人と関わり，保護者から引き離されることになる。この過程において，それぞれの年代の子供がど

のような反応を示しやすいか，基本的な理解が役に立つ．これにより，麻酔科医は麻酔管理を最適なものにするべく，柔軟な対応ができる．

発達段階は，個々の患児によりさまざまである．8歳の子供が12歳の子供より，社会的な発達が進んでいることもある（後述の症例1を参照）．このようなばらつきは，家族構成，知的レベル，文化，性，既往と現在の疾患，といった多くの要因を反映する．

言葉を話さない年齢
言語習得前の段階の子供とその親は，引き離されることにうまく対処できないが，6ヶ月未満の乳児は通常，親よりもうまく対応する．言葉を話さない2歳未満の子供は，一般に心地よく，優しく繰り返される音に反応する．理解力は，言語で表す能力に先行する．そのため，この段階の子供は，最新のヒップホップのメロディーではなく，優しい子守唄を歌って聴かせると最も反応しやすい．

2～4歳
2～4歳の子供はまだ保護者に強く依存しており，親から引き離され，見知らぬ人々と一緒にいることに耐えられない．静脈麻酔薬による導入であれ，吸入麻酔薬による導入であれ，通常，親の膝の上に抱かれた状態のほうが比較的容易に導入することができる．

5～10歳
5歳以上の年齢になると，学校に通い始め，他人の輪に入る社交性を身に付けて，自信をもって手術室に入ることができる．意志疎通をしっかりと図るには，言葉の選択が非常に重要である．

具体的な思考と論理的な思考
10歳未満の子供は，論理的な言葉よりも具体的な言葉で考える傾向がある．子供は手術に際して「眠りにつく」ことを，家で「眠る」こととして解釈する（後述の症例4を参照）．例えば，大人は「眠りにつく」を，「手術」，「夜」，「安楽死」を意味するものと考えるが，子供はこの表現に，異なる論理的意味を帰属させるような経験をしていないことが多い．眠りにつくように言われた場合，早くベッドに入らなくてはいけない，と具体的に考える子供もいる．子供の多くは，手術のために「眠りにつく」と言われているので，麻酔の説明にこの表現が用いられる，と予期する傾向がある．この考え方を受け入れ，手術中は麻酔科医が子供の世話をし，しっかり目が覚めたら，できるだけ早く親元に帰れることを伝えて，患児と親を安心させるこ

とは有用である。

思春期

思春期の子供と意志疎通を図るため,「行き当たりばったり」の方法で若者言葉を使うのが「イケてる」こともある。これは「超」強力な「持ち球」になり得る。「格好いい」という言葉はちょっと「ウソくさい」が,通常は信頼関係の構築を促進する「ハンパない」言い回しとなる。そのような言語は「イケてる」が,思春期のコミュニケーションは,季節,流行,文化,そして時には月の満ち欠けによって変わる,ということは医師の生涯教育上,重要なことである。

子供の旅と"GREAT"の使用

術前に患児を訪問して手術への準備を行うことは,前投薬の選択よりもはるかに重要である[2]。麻酔科医はこの機会を利用して,予定術式に関して内科的,麻酔科的に必要な事項を評価するだけでなく,患児や家族とのコミュニケーションの方針を考え,可能な麻酔導入の方法や,気になることについての説明ができる。親の不安を減らすことは,子供の不安軽減につながる[3]。

挨拶,目標

麻酔科医が患児に接することで,かなりの情報が得られる。赤ん坊や乳児はベビーカーの中にいるか,それとも母親の胸にしがみついているか? もう少し年長の子供ならば,親にべったりくっついているのか,あるいは遊び仲間や看護師と紙に星を貼り付けて遊んでいるか? 胸部X線写真の読影と同様,系統的なアプローチが役に立つ。姉,叔母,祖母,あるいは親しい友人や後見人を,誤って「親御さん」や「お母さん」と呼ばないように,患児の面倒をみている人の立場を確認することが大切である!

最初に親の姿勢に注目する。「開いて」いるか,それとも「閉じて」いるか,すなわち,足を組んだり,腕組みをしていたりするか? 周囲を神経質に見回したり,所在なさげに雑誌をめくったりしていないか?

このドラマが展開する中で,患児,兄弟,保護者,友人といった,さまざまな役割の人物の相互関係に注意を向ける。例えば,子供が母親の膝に顔を埋めているような,より密着した状態は強い不安を示している。最後に,麻酔科医のアプローチや行動に対する反応を観察する。つまり,患児や家族に歓迎されているか,あるいは侵入者と思われているのか,ということである。

子供に近付く時は,麻酔科医は自己紹介をすること。たとえ言葉を話す前の子供

であっても，まず子供に話しかけることが有効である場合が多い。「こんにちは。僕はデーブ，君を眠らせるお医者さんだよ」といった感じである。乳児や新生児に対しては，アイコンタクトや「やあ，調子はどう？」等といった，呼びかけによるあらゆる方法でのコミュニケーションが最初のステップとして有用である。この最初の触れ合いが，患児，親，麻酔科医の相互関係の中で互いの信頼を確立し，信頼関係（ラポール）の構築を容易にする。麻酔科医は，子供と接する際，見下ろすことは避けるべきである。小さな子供が座っていても立っていても，麻酔科医が床に膝をつくことで，子供との対話が容易になる。子供が今やっていることや着ている服について，例えば，「かわいいピンクの靴だね！」のように，肯定的に話すことは最初の会話として有効である。患児に「お名前を教えてくれる？」，「お歳はいくつ？」のような簡単で直接的な質問をして，面談を「簡潔で要を得た」ものにする。それから「今日はどうして病院に来たか知っている？」と続ける。このように，まず子供と信頼関係を築き，間接的に親との信頼関係を形成する。患児と親が手術をどれほど理解しているか，といった重要な情報もここで得られる。

信頼関係（ラポール）

「先生は君のママとパパと少しお話してから君とお話するね，それでいい？」と，話すことで子供の自主性を尊重することができる。これにより，いくつかの段階での関わりが容易になり，重要な基礎知識が確立され始める。患児の年齢がいくつであっても，何かに夢中になっているようにみえても，子供は麻酔科医と親が自分について話していることを必ず聞いていて，全て理解している。

　面白い帽子やコアラが付いた聴診器は，子供の気を逸らしたり，関心を向けさせたりするのに役立つ場合がある。麻酔科医がカジュアルな服装でいると気楽に感じる親もいれば，きちんとした身なりの医師をみて，信頼感の高まる親もいるかもしれない。麻酔着は有用である。これは十分に目新しいものなので，何回も手術室に来ている子供でなければ，麻酔着に対して悪い印象をもつ可能性は低い。麻酔科医が手術室でどのような格好でいるのか，子供に教えるのにも役立つ。名札や聴診器を着けるだけで，親に対しては権威の象徴になり得る。患児の安全と快適さをはっきりとあるいは暗に示し，自信をもって接することで，信頼関係を深めることができる。

　立っている子供の横で椅子に座ると，同じ高さの目線になり，信頼関係の形成を容易にする。麻酔以外の質問に対する子供の反応は，信頼感を増す貴重な情報を提供し，後で活用することができる。例えば，「世の中で，一番やりたいことは何？」あるいは「好きな色/食べ物/飲み物は何？」，年長の子供には「好きな趣味やスポーツはある？」，思春期の子供に対しては「買い物は好きかい？」等である。

評価，検査，予想

評価

年長の子供の能力や自主性をきちんと認めるには，「何かお薬や吸入器を使っている？」，「アレルギーとかの理由で飲めないお薬はある？」といった，自分で簡単に答えられる質問をして，診察に彼らを含めることが有用である。これにより，会話が予期せぬ，しかし有益な方向に進むこともあり，次に進むべき方向について役に立つ手がかりが得られる（後述の症例3を参照）。子供が何らかの重圧を感じているように思われるなら，親に向けて質問するのが望ましいかもしれない（上記を参照）。

検査

麻酔科医は，身体診察に対する子供の反応から，聴診器が教える心臓の状態以上のことを得られるものである。

　この時点で，すでに麻酔科医は多くの情報を得ているだろう。最初の接触で子供が逃避する反応をみせた場合，よく考えて方針を変える。子供から直接，あるいは親を通して，信用を得る必要がある。本人の許可なく胸に聴診器を当てたり，他の診察を行ったりしてはいけない。警告なしに何かをされることはない，と麻酔科医は何度も子供に示す必要がある。多くの子供，特に以前に診察を受けている子は，簡単にTシャツや服を持ち上げて聴診させてくれるだろう。それ以外の子供には，より繊細なアプローチが必要である。

　直接的な接し方は，言葉を話す前の子供を，不必要に苦しめてしまうことが多い。直接的な方法が失敗した時は，ゆっくり注意深く，間接的に接すると必ずうまくいくだろう。例えば，胸部の診察は，聴診器のベルを母親や保護者の手に当てることから始める。この非言語的なコミュニケーションは，聴診は痛くないもので，麻酔科医がすることに保護者が同意していることを，間接的に示している。また子供にとっても，聴診は大丈夫という，間接的，非言語的なメッセージになる。それから，聴診器をまだ母親の手に当てたまま，母親に手を子供の膝に置くように頼む。少しずつ，聴診器を太腿，手，前腕，腹部，そして最後に胸部へ近付けていく。診察の各段階を受け入れるごとに，「よくできた！」，「いいよ！」，「上手だよ！」と安心させ褒めることで，子供は強く励まされる。麻酔科医の要求通りに息を吸えない場合，子供は誕生日ケーキの蝋燭を吹き消すことには慣れているので，息を吹くように言えばよい。他には，子供に聴診器を渡して遊ばせ，ママや自分の胸の音を聴かせて，それから麻酔科医も聴いてもよいか尋ねる方法もある。どのような方法であれ──実際，麻酔科医の数だけ方法はあるが，親しみやすい楽しい方法で子供と接するかぎり，関係の構築は成功するだろう。

予想

術前訪問は，子供と親に，これから行われる手術や術後の回復に関する前向きな期待を植え付ける絶好の場である。患児や親の立場から手術の理由を理解することで，彼らの反応をよい方向に利用できる。例えば，感染を繰り返しているためにアデノイド/扁桃摘出術を受けると子供が言ったとすれば，もうすぐ喉がずっと快適になって素晴らしいと感じるだろう，と麻酔科医は強調できる。間接的な暗示は有用で，例えば「たいていの子は，この手術の後すぐによくなって，お腹が空いたらすぐに食べたり飲んだりできるようになるよ」と伝える。

子供にTピースやマスクを見せ，それに触れて遊ばせ，分解したり組み立てたりさせることで，自分の物だ，という意識が芽生える。好きなおもちゃがあれば，手術室に持って来られると，安心させることもできる。

麻酔導入のための種蒔きは，後ほど注意を引く対象として役立つことの質問から始める。「何色が好き？」，「何の香りが好き？」等である。その答えは，手術室での子供との会話の出発点になる。麻酔科医の受け応えによって，患児の返答が正しく聞き取られたことが確認され，麻酔科医が自分の話に耳を傾け理解してくれたことを子供はわかる。

例えば，好きな色を尋ねられた時の反応として，

患児：ピンク。
麻酔科医：君の好きな色はピンクだね？
（子供はうなずく）

麻酔科医は，2つの似たような選択肢を与えて注意を向けさせることで，子供が自分で選んだように感じさせることもできる（第4章，「2つの選択肢」を参照）。例えば，「ピンク色の魔法のガスを，吸い込むのと吹き飛ばすのと，どっちがいい？」という質問に対して，どちらかを選んだなら，おそらく子供が吸入麻酔薬による導入に協力するだろうと麻酔科医は「知らされた」ことになる。年長や，より協力的な子供には，もっと認知的な選択を提供することもできる。例えば，「眠くなる方法には，2つの選択肢がある。"眠くなる風"か，手の甲に"プラスチックのストロー"を入れる方法だよ」である。子供がその場で決められなければ，麻酔科医は「痺れるクリーム」について説明し，クリームを塗る場所を看護師に示すために子供の手の甲に笑顔（スマイリー）を描いて，「手術室に来てから決めればいいよ」と言えばよい。

質疑応答，懸念の承認と言及

親や子供が表す不安に耳を傾け，観察し，受け入れることは，信頼関係を形成する

上で，極めて重要な要素である。そうすれば，不安に感じていることについての質問や対処が容易になるが，たとえ彼らの不安が馬鹿げたものに思われても，退けないよう気を付ける必要がある。例えば，もし9歳の子供が，何か感じるのか，と尋ねたなら，麻酔科医は「いいや！」とも「そうだよ！」とも答えられる。しかしその代わりに，子供自身の言葉を使って，何か**感じる**かもしれない，あるいは，何か**感じた**としてもおそらく「大丈夫」，「できるかぎり快適に**感じる**」と認めることもできる（第2章～第4章，第20章を参照）。

静脈麻酔による導入を計画しているなら，「プラスチックのストローや"点滴"が入る時に何かを**感じる**と言う子もいるよ」と話す。あるいは吸入麻酔による導入であれば，「吹き飛ばしているうちに口や鼻に魔法の風を**感じる**子もいるけど，たいていの子はそれに気付く前にもう手術は始まっていて，回復室や目覚めるための部屋で気が付いた時には，思っていたよりもっと簡単に終わったことにびっくりすると思うよ」と話す。

一部の子供には「勇気」という言葉を使わないほうがよい。一般に子供は，何か悪いことが起きる前や後に勇気があると言われるからである。とはいえ，「病院で一番勇気があるんだ」と誇らしげに主張して，点滴や採血に際して落ち着いて腕を差し出す子供もいる。

薬物による前投薬は，自閉症（第13章を参照）のように，信頼関係の形成の試みに反応しない子供には有効な場合がある。以前に前投薬を受けたことがあり，親や患児がまた，同じようにして欲しいと頼むかもしれない。前投薬が最良の選択とはならない医学的理由があれば「もうお子さんは大きくなっているので，前もって薬を投与しなくても，はるかにスムーズに事は進みますよ」と示唆することができる。研究によれば，不安に対処し質問に答えれば，麻酔科医の術前訪問は前投薬と同等の効果がある[4,5]。

親や子供との会話の中で，できるかぎり否定的な暗示を避けることの重要性は，強調し過ぎることはない。親からの質問に引き続いて麻酔の詳細を話す場合，小さな耳も聴いていることに留意する。子供を遊びに行かせたほうがよい場合もある。さもないと，子供に「のどのチューブは嫌だよ」と宣言されることになるかもしれない。

麻酔科医：君は眠くなるよ。何もわからないからね。
患児：僕，眠りたくないよ…（涙）

年長の子供が直接質問したり，不安の陰に隠れていたりする心配事としてよくあるのは，麻酔の最中に目が覚めてしまうかもしれないということ，あるいは手術が

終わっても目が覚めないかもしれないということの2つである。これに対して，麻酔科医は，親に対して何気なく，そして子供に聞こえるように「息子さんが安全に眠っていて，手術が終わったら安全に目が覚めるように，私はずっと彼のそばにいますよ」と話す。

暗黙の合意，感謝，終結
一部の親にとっては，身体的な接触が有用である。父親と固い握手を交わしたり，軽く肩を叩いたり，あるいは不安気な母親の腕に触れたりするのは，親を安心させる効果があるが，麻酔科医が気分よく行える場合のみ行うべきである。一部の国々では麻酔前訪問は，双方向の情報交換と医療行為の契約であることの確認として，象徴的に書面に署名する形，すなわち，「インフォームドコンセント」で終結する（第7章を参照）。

手術室への旅
麻酔科医が手術室への移送に直接関与することはあまりないかもしれないが，この暗喩的な「旅」の始まりの時点で，不可欠な存在である（第5章を参照）。この道中のコミュニケーションは，より構造化したものである。患児が手術前室に到着した，あるいは手術室に入る時，患者確認，アレルギーの有無，絶食時間等の確認が繰り返される。この反復作業で安心する親もいれば，苛々する親もいる。手術室への旅の物理的環境を，子供の注意を引き，関わらせて，「肯定セット」を形成することに活用する（第4章を参照）。手術室まで歩いたり，自転車に乗ったりするよう，子供を促す。麻酔科医は，手術室に向かう道すがら「自分でベッドに登りたい？ それともママに抱っこして上げてもらいたい？」と尋ねることによって（第4章，「2つの選択肢」を参照），手術室に着いたら何が起こるのか予測を「植え付ける」ことができる。また，手術室に着くまで子供の好奇心を利用することもできる。「MRI潜水艦に向かって，泳いでいるお魚が見えるかな？」，「僕達は5番の部屋に入るよ。入口の標識を見て，先生に道を教えてくれるかな？」，「君の準備ができたら，部屋の扉を開ける魔法のボタンを押してごらん」等である。このような会話は，子供の関与を高めて，手術室に到着した時の協力を容易にする。最も重点をおくべきは子供であるが，ユーモアは不安を抱えた親に対しても有用である。

麻酔導入
導入というストレスの多い時間に，親や子供に自分でコントロールしているという感覚をできるかぎり与えることで，主要な関心事である快適さと安全性を得ることができる。導入の仕方は，親，子供，麻酔科医，麻酔看護師[訳注]の数ほど，いろい

ろな可能性がある．話しかける人数を最小限にすることは有用である．子供の注意が分散されないように，導入に立ち会う親を1人に限るのがよい．患児，親1名，麻酔科医1名，麻酔看護師1名が，患児を注意の焦点とするチームのメンバーである．麻酔導入の過程で何が起きても，麻酔科医は患児や親との関わりにおいて，柔軟に対応することが必須である．可能なかぎり，注意が分散しないようにする．

　患児が手術室に来たら，術前訪問の段階で形成した子供との関係を再構築する．子供を手術室のスタッフに紹介する．例えば，「リズ，こちらは，ジョン君だよ，セントメアリー校に通っているんだ」とか「リズ，こちらは，ジョン君だよ，イチゴの香りのマスクをお願いしているよ」等である．これはまた，親に対して自分の助手を紹介するとともに，子供の話をきちんと聴いていたことや，麻酔を患児に合わせる努力を払っている，と示すことにもなる．他の作戦がうまく行かない場合，時にはわざと好きな色を間違えて，子供による訂正を麻酔科医が受け入れることで，注意の焦点を作り直すこともできる．麻酔科医は，導入を進める各ステップで，このような確認を進めていく．

　以下は，各年齢層における，導入中に実践可能なコミュニケーション対策である．これらの方法は，その年齢層以外の子供にも応用できる場合もある．どのような状況においても，常に柔軟な対応が大いに助けとなる．

依存性の強い2～4歳の導入

この年齢の子供は，親にくっついて頭を埋めている等，注意の焦点は非常に身体的なものである．このような場合は，椅子に腰かけた親の腰に子供の足を絡め，向き合う形で座らせることで対応可能である．手術台に背を向けた親の膝の上に横向きに子供を座らせ，麻酔導入後に親が子供を抱き上げて手術台に寝かせる方法もある．どちらの姿勢でも子供は親と直接目を合わせるか，胸に寄り添う形になる．必要なら，親は空いている手で子供の手を握ってもよい．マスクによる導入では麻酔科医は子供の後ろに立つか膝をつくかして，子供の座り方により，親と向かい合うか，背後に立つ．この位置で子供の頭の後ろからマスクを当てる．もし子供が親のほうに身を乗り出せば，マスクに顔を埋めることになる．子供が頭を反り返したら，麻酔科医は頭を支えてマスクを当てる．この方法は，ポジティブであれ，ネガティブであれ，全ての反応を活用できるものとして受け入れる非言語的なコミュニケーションである．

　静脈麻酔薬による導入では，子供の片方の手を親の肩越しか，腕の下におく．麻

訳注：英国で麻酔科医の介助を専門的に行う看護師．米国のCRNAとは異なり，看護師が麻酔を担当することはない．

酔科医は，親の後ろにまわって，静脈を確保する部位が子供に見えないようにする。この方法では，言葉を発するのは1人だけ（通常は麻酔科医）であることが重要である。状況に応じて，親，麻酔助手，麻酔科医が，子供の身体に触れたり，目を合わせたり，優しい言葉をかけたりして，コミュニケーションをとる主要人物になる。麻酔科医は自ら言葉を発するが，導入中に注意が分散しないように，親や子供に対して返答は求めないほうがよい。

　コミュニケーションは，麻酔科医の位置を知らせて有用な反応を引き出す。静かで単調な声，簡単な歌やお話は，親と子供を落ち着かせるのに役立ち，静脈カニューレを挿入すると何かを感じるかもしれない，という追加情報も与えることができる。

好奇心の強い3～5歳

　この年齢の子供は，片手に玩具を持ち，もう片方の手で親と手をつないで手術室に歩いてくるかもしれない。親の膝に座るのがいい子もいれば，親がそばにいれば，手術台に横になれる子もいる。「こんにちは」と話しかけたがる「親切」な手術室スタッフに囲まれて，子供が圧倒されてしまう恐れがある。麻酔導入室は，外部の気を散らすものを最小限にする上で，極めて有益である。導入を常に手術室で行う場合は，できれば患児の入室前に，背後のスタッフは静かに仕事をするよう，丁寧に説明するのが望ましい（第16章，'below ten'を参照）。

　子供に自分でマスクやTピースを顔に当てさせたり，指にパルスオキシメータを着けさせたりすることで，自主性や自分がコントロールしている感覚を促すことができる。子供が選んだ匂いをリップグロスでマスクの内側に塗るよう勧める麻酔科医もいる。マスクを麻酔科医自身の顔に当てて息を吸う真似をしたり，「お母さん，やってみましょう」と親にマスクを渡したりする方法もある。残念ながら，しかめ面をしてしまい，マスクには嫌な匂いが付いている，と子供に無意識に思わせる親もいる。別の方法は，麻酔科医，子供，親のうち誰がマスクを持つかを選ばせることである。ほとんどの子供は親がマスクを持つことを選ぶ。これは，導入に協力する意思を示したことになる。

　多くの麻酔科医は，吸入麻酔による導入では風船を膨らます方法—「マスクに向かって息を吐くと，風船がどんどんどんどん大きくなるよ」と説明する。これはマスクを閉塞し，バッグを膨らませて実演できる。「さあ，君もできるかやってみよう！」と話すと，どうすればマスクがぴったりフィットするか少し教えてあげるだけで，子供の多くは喜んで自らマスクを顔に当てる。マスクを当てて，「上手にできたね，とてもいい息の仕方だね，今までで一番大きく風船を膨らませられたよ」と励ましながら，麻酔科医は風船の膨らませ方を強化していく。呼吸から注意を反らして，"closet singer"の麻酔科医がお気に入りの童謡を歌ってみせる方法もある。

数えることに注意を向けさせる

 麻酔薬の匂いに言及せずにうまくいく方法は，次のように子供に説明して関心を引くことである。「君が風船を膨らませていく間，先生が20まで数えるよ。20まで数えると2つのことが起きるよ。1つは風船が君の好きな色に変わる。もう1つは，手術は終わっていて回復室で目が覚める。そして，すぐママのところに戻れるよ」。
 この暗示によって，子供の注意は20まで数えることに向く。したがって，注意の焦点が失われないよう，子供の意識がなくなる前に「20」まで数えないことが重要である。何らかの理由で16の時点でまだ子供の意識があれば，よりゆっくり数えるか，あるいは16と1/4，16と1/2のように分数にして数える。集中するために提示された，しかし数えられることのない実際の数は，患児の知覚の最終的な象徴に過ぎないので，重要ではない。実際の導入では，数え始める前に亜酸化窒素と酸素の混合ガスを使って30秒程度の息を吹く練習をさせ，1呼吸ごとに吸入麻酔薬の目盛を1つずつ上げて，およそ8回目の呼吸で最大にする。
 前述のように，子供は眠りなさいと言われるのが嫌いで，コントロールを失うことを恐れているので，「眠くなってくるよ」と言うよりは「もし少し眠くなってきたら，枕の上で，楽にしていればいいよ」と言うほうがよい。直接的な暗示は，ともすれば不快と感じられる未知の感覚を違った形で解釈できるようにすることもある。例えば，「この眠り薬はミルクみたいに見えるけど，雪のように冷たく感じることもあるんだ。もしそう感じたら，お薬がよく効いていることなんだよ」と言う。「眠る」という単語を全く使わず，ママやパパのところに必ず帰れる，と子供を安心させるのもよい。
 子供に麻酔がかかったら，親を安心させることを忘れてはならない。「お子さんに，さよならのキスをしますか？」と，間接的に死を連想させるような言い回しを避けることが大切である[6〜8]。この時点では例えば「お手伝いありがとうございます。お子さんにキスしますか？ これから私達は，お子さんのお世話をさせていただき，目が覚めたらすぐにお返しします」と伝える。これは，子供の目が覚め，すぐに親のもとに戻ってくることを暗示する。子供の血色がよく，呼吸がうまくできていれば，全て順調である証拠として，呼吸バッグの動きや皮膚の色を親に見せることは有効である。
 静脈麻酔薬が好ましいなら，おとぎ話や童謡といった，注意を集中させる方法を使う。お絵描きをしているふりをするよう促すような，「想像の世界に住む」手法を使うことができる。何色のクレヨンを使っているのか，動物のどの部分に色を塗っているのか等を子供に尋ねる。子供が実際に描いているかのように応えるなら，気付かれずに点滴のカニューレを挿入できるだろう。それでも，何かを感じるかもしれないし，感じないかもしれない，と子供に伝えておくことは重要である。それで

子供が気にするようなら，何を感じるかは暗示せず，深呼吸をさせる。

行儀の悪い子供

物事がうまくいっていないと思われる時は，今起きていることを中断して，状況は一時的なものに過ぎない，と考えるのがよい。そして異なる方法を考えることができる。たとえ子供が泣き続けていても，説明し，さらに励ますことで，たいていは容易に協力が得られる。以前に麻酔を受けた経験がある子供は，自分でマスクを持ち，心の準備ができたら麻酔科医に伝える，ということを認めることで，自分をコントロールできる。準備とは，静脈カニューレを挿入される準備ではなく，挿入が完了しているという準備である。

子供が「難しい子」や「やんちゃな子」と言われていて，マスクや静脈麻酔による導入を受け入れない場合は，特に麻酔科医の先入観が柔軟性の妨げになることがある。常に他の選択ややり方があることを認識していれば，通常は意思の衝突や権威の行使は避けられる。

吸入麻酔による導入を始める前に子供が泣いてマスクを嫌がっていたら，より苦痛の少ない選択肢として，静脈麻酔による導入を提案する。同様に，一見冷静な若者が，針を刺されることを想像して涙していれば，吸入麻酔による導入を申し出てもよい。しかし，将来の注射や麻酔をいっそうストレスの多いものにする可能性がある回避行動を強めるよりは，痛みなく静脈確保される，というよい経験が，回復力を身に付ける機会になることを麻酔科医は知るべきである（第14章を参照）。

麻酔科医が導入を続けることを子供が拒否するようなら，熟慮して柔軟に対応する必要がある。麻酔科医が手術室を出て，親と子供に状況を話し合う場を与えることが困難を解決する場合もある。経口あるいは経鼻的な薬物投与も提案可能である。時には手術の延期や中止が適切な場合もある（後述の症例1を参照）。

年齢に関わらず子供と直接話すことの重要性は，強調し過ぎることはない。子供との効果的なコミュニケーションが如何に医療を改善するか，いくつかの臨床例を以下に示す。

ケーススタディ

症例1　手術を拒否している子供 ─ 能力，自主性，自制についての教訓

アデノイド/扁桃摘出術を予定された8歳の女児。彼女は協力的に見え，全ての質問に的確に答えており，特に説得する必要もなく聴診をさせてくれた。彼女の父親は旧ユーゴス

ラビア出身で，娘と気のおけない関係のように見えた。麻酔導入室に到着した時，彼女は静脈カニューレを挿入させてくれた。麻酔科医がプロポフォールのシリンジを持った時，この子は手術を受けたくないと言い張った。麻酔科医が「どうして嫌なの？」と尋ねると，彼女は「この3ヶ月間炎症を起こしてないから，手術はしなくていいと思う」と答えた。父親は，麻酔科医にそのまま続行するよう強く主張した。すると子供は父親に「パパは何も聴いていないでしょ，私を見て。手術は必要ないの！」と言った。外科医と相談の上，手術を行わないことに決め，6週後の外来診察で，もはや手術適応はないと判断された。このケースは，自らの治療に関して論理的，自主的な決定を下す能力がある子供の話に耳を傾けることの重要性を示している。しかし，この患児のように，きちんと表現できる子供は非常に稀である。

症例2　注射もマスクも嫌だと言っている知的障害のある子供

Apert症候群の10歳の女児が，MRIスキャンの前に麻酔前外来を訪れた。彼女の母親は，麻酔科医に「マスクや針を持ってこの子に近付かないでください」と話した。麻酔科医は，患児に何をするのが好きか，そして好きな色を尋ねた。彼女は「スポンジボブ・スクエアパンツ（米国のテレビアニメ）を見るのが好き」と答え，好きな色は「緑」と答えた。麻酔科医はこの子に，自分は魔法の風船を持っていて，その風船を彼女が膨らませていくのを数えると，彼女の好きな緑色に変わる，と話した。MRI室に着いた時，子供はとても不安そうで，最初は部屋に入ることを拒んでいた。その時，麻酔科医がスポンジボブや，その友達に彼女の好きなキャラクターはいるのかを尋ねた。彼女に「2つの選択肢」（第4章を参照）を提示し，MRIの台までママに抱き上げてもらいたいか，あるいはもう大きい子だから自分で上がりたいか尋ねた。子供は自分で上ったが，両手を伸ばしてマスクを押しのけようとした。麻酔科医は，彼女の想像と関わるために，スポンジボブは何をしているの，と尋ねた。

　患児：ハンバーガーを作っているわ。
　麻酔科医：ハンバーガーを作る間に，何かソースも出来上がるの？
　患児：トマトソースよ。
　麻酔科医：最初にボンボンの上に，お休みするのはどっちの手かな？　こっちかな？　それともこっちかな？

　左手の力が抜けてくると，麻酔科医は「そうだよ，上手だね。その調子，いいね，自然にお腹の上に楽に手を置いて…ハンバーガーを作っている間，スポンジボブが手をお腹の上に置いたり，体の脇にだらんとするように，次のお手てもお友達について来たらどうかな？」と話して，手の動きを促した。
　マスクを少しずつ顔に近付けながら，セボフルランを吸気ガスの中に混ぜていった。マ

スクを近付けながら，麻酔科医は子供が風船を膨らませるにつれてどのくらい「上手にハンバーガーができているかな」と繰り返した。

導入は円滑に行われ，導入中に子供と母親に対して如何に彼女が協力的であるかを強調した。「スポンジボブが風船を膨らませるのを手伝ってくれたから，回復室で目を覚ましたら，風船の色が変わっているよ」と話した。

このケースでは，当初子供の好きなテレビキャラクターと関わり合いをもたせることで，注意の焦点を活用した。スポンジボブが何をしているのか尋ねることで子供を「想像の世界に住む」方向に誘導している（第20章を参照）。子供の反応は「ハンバーガーを作っている」であった。これは，彼女がこの想像の世界に浸っていることを示している。それから麻酔科医は子供の手がマスクを払いのけず新たな方向に向かうよう，間接的な暗示を用いて手を腹部の上に動かしている。マスクは，息を吹き込むことで風船を好きな色に変えられる物，として再構成されている（第2章，第4章，第20章を参照）。

症例3　口の中に嫌な味が残る子供

体重39 kg，10歳女児の放射線療法施行前に，卵巣の位置をずらすため，全身麻酔下に開腹手術と中心静脈カテーテル挿入を行うことになった。以前の麻酔で何か問題があったか尋ねると，いつも目が覚める時，口の中にとても嫌な味がするので麻酔は嫌いと答えた。麻酔科医は彼女に，好物は何か，気分がいい時に何を食べたいかと質問した。

患児：イチゴ。

麻酔科医：面白いことに，イチゴの好きな子が手術の前にイチゴを食べる真似をすると，目が覚めた時，お口の中にとっても美味しい味がしていることが多いんだよ。

これは，イチゴ好きな他の子供達が，口の中にいい味がしたまま目覚めることができるなら，彼女もできる，という間接的な暗示である（第4章を参照）。

麻酔科医：手術室で会ったら，お口の中のいい味を楽しみにして，手術の後でそう感じたら，すぐに食べたり飲んだりしたいと感じることをお見せするね。

この発言は前向きな期待をもたらし，肯定的な暗示として機能するよう，今後のコミュニケーションの種を植え付けている。

1時間後手術室で…

静脈カニューレを挿入し，モニターを着けながら，子供にイチゴとアイスクリームを食べるところを想像してみてくれるよう伝えた。子供が「うん」と答えたので，30秒経ってから，イチゴは全部食べたのか，それとも一口だけか，と尋ねた。

患児：一口だけよ。

麻酔科医：アイスクリームもある？　それともイチゴだけ？

「アイスクリームを想像しているかい？」ではなく，「アイスクリームもあるのかい？」と現在時制を使うことで，麻酔科医は子供に「想像の世界に住む」ことを促している．

患児：両方よ．
麻酔科医：お皿にイチゴはいくつ残っているの？
患児：10個よ．
麻酔科医：君は手術中もイチゴを食べ続けていいし，すぐに食べたり飲んだりすることを楽しみにしながら，回復室で目が覚めるよ．

麻酔科医は，手術の後で食べたり飲んだりできる，と示唆することで吐き気を止める肯定的な暗示を与えている．麻酔科医が「気持ち悪くなったり，嫌な味がしたりしないよ」とは言っていないことに注意されたい．そのような言い方は「気持が悪い」とか「嫌な味がする」という暗示になるからである．

子供は回復室で目覚め，問題なく回復した．術後の病棟診察で，親も子供も以前の麻酔とは異なり，術後に不快な味はせず，順調に回復したことに驚きの声をあげた．

症例4　「具体的」思考の利用

Marion Andrew 医師が下記の症例を提供してくれた．
　手術台の上で，7歳の子供が，麻酔導入前に麻酔科医と話した内容である．

麻酔科医：どうやって眠っていくか知っている？
患児：目を閉じて，おしゃべりを止めるの．

これは，親から事前に伝えられた，「具体的な」解釈である．

麻酔科医：お利口だね！　他の眠くなる方法を知りたいかい？

これは，前述の表現を利用し，眠ることは技術であると受け入れている．家で眠ることは，手術室で眠ることとは違うものと区別することにもなる．

患児：うん，知りたい．

この子供は，お利口だね，と褒められて喜んだように見え，この後，問題なく吸入麻酔による導入が行われた．

> **Key Point**
> 1. 子供の手術室への旅を容易にする，小児を扱う麻酔科医の助けとなる簡単な方法が数多くある。
> 2. 問題となる行動は，通常は一過性のもので，子供と関わるために使える他のコミュニケーション方法が必ずある。
> 3. 柔軟な対応が，最も重要である。
> 4. 子供のコミュニケーションは，効果的な意思疎通の方法を麻酔科医に示す。
> 5. 子供，親，麻酔科医が思っている以上に，子供には能力があると信じることで，麻酔管理を容易にするような，驚くべき有用な反応がしばしば生み出される。
> 6. 子供の自主性と自制の必要性を尊重する形のコミュニケーションは，通常，子供の協力を容易にし，努力を払う価値がある。

(久米村 正輝，谷口 由枝)

参考文献

1. Wood I (1997). Communicating with children in A & E: what skills does the nurse need? Accid Emerg Nurs, 5(3), 137-41.
2. Cote CJ (1999). Preoperative preparation and premedication. Br J Anaesth, 83(1), 16-28.
3. Yip P, Middleton P, Cyna AM, Carlyle AV (2009). Non-pharmacological interventions for assisting the induction of anaesthesia in children. Cochrane Database Syst Rev 3: CD006447.
4. Calipel S, Lucas-Polomeni MM, Wodey E, Ecoffey C (2005). Premedication in children: hypnosis versus midazolam. Paediatr Anaesth, 15, 275-81.
5. Egbert AM, Battit GE, Welch CE, Bartlett MK (1964). Reduction of postoperative pain by encouragement and instruction of patients. N Engl J Med, 270, 825-7.
6. Carlyle AV, Ching PC, Cyna AM (2008). Communication during induction of paediatric anaesthesia: an observational study. Anaesth Intensive Care, 36(2), 180-4.
7. Bjenke CJ (1996). Painful medical procedures. In: Barber J (ed.) Hypnosis and suggestion in the treatment of pain: a clinical guide. pp. 209-61. London: WW Norton.
8. Cyna AM, Andrew MI, Tan SGM (2009). Communication skills for the anaesthetist. Anaesthesia, 64(6), 658-65.

第11章

集中治療
Daniel Nethercott, Marie Shelly

> 「今日の世界における問題は，コミュニケーション，
> それが過剰なことである！」
> ホーマー・シンプソン

医療スタッフの不適切なコミュニケーションは，集中治療室 intensive care unit (ICU) の患者にとって，有害であることはよく知られている[1]。本章では，ある患者の物語を通して，ICU における日常診療のさまざまな分野で有用なコミュニケーション技法に焦点を当てる。

コミュニケーションは患者背景や状況に合わせる必要がある。例えば，意思表示の難しい患者における代理の意思決定の方法は，文化や居住地域さえも加味するべきである。利用可能な各種の因子，例えばコミュニケーションのために割くことができる時間も，状況によって大きく変わる。患者や家族に情報を提供し，治療や指導をしていく具体的な方法について，何らかの助言を示すことは本章の範疇を越えている。ここでは，情報伝達をより効果的に行うために有用な方法に注目する。

危機的状況

午前3時，ある市中の総合病院の救急部。けたたましいアラームで，オンコールの集中治療医は呼び出され，交通外傷で救急搬送されたステファンという35歳の患者を診察するために初療室へ向かった。患者は，意識はあるものの重症感があり，両下肢と胸部に有意な損傷を負っていた。そこで，医師に加えて患者を搬送してきた救命士，救急部看護師，医療助手等からの，いわゆる「外傷チーム」が召集された。

時間が重要な因子である場合，チーム内のコミュニケーションは困難を極める。チームのメンバーは，それぞれ互いを知らず，相手の能力もわからないので，どの

ように協同するべきかもわからない。臨床上の問題点も不明確で，専門分野の違いによって視点が異なる。そのため，人により行為の動機や目標は異なり，時には衝突することもある。そして臨床的な優先順位は時間とともに変化する。このような状況下で，麻酔科医はリーダーシップを発揮してチームをまとめなければならない。ストレスのかかる状況下では，誰かが手綱を握ることによって，メンバーそれぞれが適切に行動できることが多い。指示は理解されているか，与えた役割をこなすだけの能力があるか，仕事の負荷が過剰ではないかを，麻酔科医は常に確認する。

クローズド・ループ型のコミュニケーションは，効果的な意思伝達の方法として知られている。「誰かチューブをくれ！」では，誤解されたり無視されてしまうことが多い。

一方「サラ，サイズ8の挿管チューブをトレーから取って，カフのテストをして欲しいんだ。やり方はわかるかい？」という発言は明確である。つまり，個人を特定し，依頼事項に対する理解と遂行能力を確認しているのである。

そして「ありがとう，サイズ8のチューブを受け取ったよ」という返答で，コミュニケーションのループがつながったことになる。

ある外傷チームでは，チーム内の役割が明記されたジャケットを着用することになっているが，これも決して万能ではない。しかし，蘇生の最中であっても常に名札が見えるよう，メンバーに言う手間を省くにはいい方法かもしれない。

このように，コミュニケーションは個人を特定した後に行われるのが基本だが，時には，チーム全体に語りかけることが必要となる。声の高さや大きさ，明瞭な話し方等によってリーダーシップを表現する必要がある。

また，麻酔科医は，差し迫った危機に，チーム内の誰よりも早く気付くことが多いであろう。変化があれば，改めてチームに注意を向けさせることが重要である。例えば，英国のDifficult Airway Societyのガイドラインでは，通常の喉頭鏡による挿管を3回ないし4回試みても失敗した場合は「挿管困難！」と宣言することが推奨されている[2]。それにより，気道確保の戦略が変わったことをチーム全体が認識できるようになる。別の例として，蘇生の場面での「患者の心臓が止まりそうだ，心肺蘇生の準備！」という宣言も同様である。このようにして，個人の現状に対する認識がチーム全体に広がる。

チームを統率しようとする時，コミュニケーションの方法は，臨床状況に合わせて変更すべきである。物事が予期した通りに進んでいる間は，静かに，落ち着いて，励ますようにコミュニケーションを続けると，危機に直面した時に，大きな声で差し迫った言い方が際立って有用である。このような緊急事態用の話し方を常に行っていると，それらは容易に背景の雑音と化し，効果がなくなる。また，リーダーが随時説明していくことで，チームは目標や優先事項に向かって，まとまって行動で

きるようになるが，あまりくどくなり過ぎないようにする．コミュニケーションの仕方がチームをまとめ，他のメンバーの自己主張を抑えることができるのである．

危機的事態が起こった後，報告を受けることが重要である．残念なことに，患者に副作用が起こるか転帰が悪かった場合でないと報告されないことが多いのだが，本来は常になされるべきである．このような報告を受ける際には，偉ぶった態度ではなく，緊急の状況に見合う程度に，寛大かつ温和な態度で，直接的・具体的な方法で行うのがよい．実際，ほとんどの報告が，形式張らない形で行われている．メンバーの振る舞いに重大な懸案事項がない場合は，そのような話しやすい場での報告のほうが効果的である．自覚していない失敗を見つけるように促すよりも，行動を評価し，悪い結果が起きた場合でも，個人の失敗によるものではない，と伝えることで，メンバーに自信を与えるほうが一般的である．

優先順位をつけたコミュニケーション

緊急の状況では，効率的に優先順位を決めて行動しなければならず，これにはコミュニケーションも含まれる．意味のないコミュニケーションなどないが，より重要な業務に支障を生じ，有害な感情的対応を招く場合がある．このようなコミュニケーションは，一度自覚したなら中断して軌道修正が可能である．

外科レジデントが尿道カテーテル挿入の準備を看護師に依頼したが，麻酔科医は挿管の準備をしており，カテーテル挿入は後でいいと考えている場面を挙げる．

麻酔科医：カテーテルの挿入は，気道確保が終わるまで待てないかい？
外科レジデント：しかし，尿量を評価する必要がありますから．
麻酔科医：それも重要だが，麻酔をかけて気道を確保してからでもいいだろう？
外科レジデント：でも，どれくらい蘇生が奏効したかを知りたいので，今すぐカテーテルを挿入したいのです．
麻酔科医：挿管した後にしてくれ．
外科レジデント：それほど時間はかかりませんから…
麻酔科医：挿管した後にしてくれ．
外科レジデント：今すぐ，物品が準備できれば…
麻酔科医：挿管した後にしてくれ．

これは"broken record"と呼ばれる手法である．壊れたレコードのように，全く同じ単語を用いて，全く同じ調子で，全く同じ言い回しをいつまでも反復するというものである．たとえ，穏やかで中立的な態度であっても，実際はレンガの壁で覆

われたように，積極的にコミュニケーションを閉ざすことを意味している。つまり「もう，話し合う気はない」ということである。また，コミュニケーションの相手は，迷い込んでしまった袋小路から抜け出そうと，自身の言わんとすることを繰り返したり，交渉の主題を変えたりするだろう。"broken record"は，完遂するためのある程度の強引さと，適切な判断を必要とするテクニックである。使用場面を誤ると，状況を悪化させることになる。

より穏やかな方法として，相手の主張によって自分の中に生じつつある感情的効果を強調し，代替案を提案することで，迷惑であることを示す方法がある。例えば「今，カテーテルについて君と話し合っていると，麻酔薬の準備に集中できず心配なんだ。準備が終わる，数分後にしてくれないか？」という言い方である。

さらに，代わりの手法としては"LAURS"（第2章を参照）という概念がある。以下に示す。

麻酔科医：カテーテルの挿入は，気道確保が終わるまで待てないかい？
外科レジデント：しかし，尿量を評価する必要がありますから。
麻酔科医：それも重要だが，麻酔をかけて気道を確保してからでもいいだろう？
外科レジデント：でも，どれくらい蘇生が奏効したかを知りたいので，今すぐカテーテルを挿入したいのです。
麻酔科医：わかった。では，手を洗いに行って，手袋をしたらどうだい？ その間に，私は気道確保をしておくよ。
外科レジデント：わかりました。

外科医がやろうとすることに賛成できなくても，麻酔科医がそれを**聴く**ことによって，「彼の現実」を**受け入れる**ことができる。さらに，外科医に何かすべきことを**与える**ことで，カテーテル挿入という目標に近づくことができる。このように外科医の現実を**利用**するのである。麻酔科医は，その間に外科医に邪魔されずに気道確保ができる。

申し送り

> 救急室でステファンの容体は安定した。両側の胸腔ドレーンを挿入され，気管挿管後，人工呼吸管理が開始された。CTスキャンで，肺挫傷，脾臓損傷の診断が得られた。患者はすぐに手術室に運ばれ，脾臓摘出と，大腿骨骨折と脛骨複雑骨折に対し観血的整復固定術が行われた。大量の輸血が必要だった。術後はICUに入室，人工呼吸管理が継続された。

> 手術チームから ICU チームに申し送りが行われた。

　申し送りは，患者にとってリスクをはらんだ行為である。申し送りの回数が増えるほど，患者の情報が変わってしまったり，伝え忘れが起こる頻度が高くなる。情報の変質によって深刻な事態が生じ，患者に直接の害が及ぶことも珍しいことではない[1]。
　英国の病院では，F1 レースのピットという重圧のかかる環境でマシンの整備にあたる専門チームの行動分析を参考にし，申し送り方法を変更した[3]。すなわち，申し送りの誤りを最小限にするため，第 1 に看護師と看護師，麻酔科医と麻酔科医，外科医と外科医というように，コミュニケーションの相手を同職種に一致させた。第 2 に，例えば，気道，呼吸，循環，感染症等，系統別に情報をカテゴリー化して伝達するようにした。情報を受けた側が復唱して確認することで，正確に伝わっているかをチェックするようにした。
　このように，申し送りは重要ではあるが，危うい行為であると認識すべきである。中断したり集中を欠いたりしてはならず，急ぐあまり，省略すべきではない。時に，チーム全体の申し送りでは焦点がずれたり，会議報告や物語口調のようになったりする。確かに報告は重要な役割を担っているが，患者ケアの継続に必要な情報を伝える場である申し送りを，台無しにしてはならない。

家族との面談

> ステファンの家族は，オンコールの医師と話すために，ICU の家族控え室で待機していた。そこには父親，母親，妹，さらに 3 人の友人がおり，そのうちの一人はステファンとともに事故に遭っていたが，比較的軽症だった。

　意思決定能力のない患者の家族に，彼らが知りたいであろう医学的な詳細について，どの程度伝えればいいかについて，専門機関による推奨事項はほとんどない。英国の General Medical Council が提唱している，患者家族への臨床情報提供に関する指針では「配慮と感性」という言葉が使われているのみである[4]。これは，「ほとんどの重症患者は，自分のおかれた状況について，近親者に伝えて欲しいと願うはずだ」，「話し合いの際は，近親者は患者の利益となるように行動するはずだ」，という妥当な仮定の上に成り立っているが，必ずしも常に正しいとはかぎらない。
　家族に対するケアが，医療者の義務かどうかという議論は，本章の範疇を超える。

しかし興味深いことに，夫から受けた心的外傷後ストレス障害（PTSD）であっても，病院側の医療情報提供が不適切だったことが発症の一因である，と主張した民事訴訟が過去にあった。なお，そのケースは告訴取り下げとなっている[5]。

　守秘義務の原理の観点から，患者それぞれに応じた判断がなされるべきである。デリケートで秘密の維持を要する可能性が高い情報に関しては，特別な配慮が必要である。客観的には取るに足らない，と思えることが，患者もしくは家族にとっては重要なこともあるので留意すべきである。患者の状態の深刻さと家族との親密さを考慮すれば，どの程度まで話すべきか自然に決まる場合が多いが，状況によりさまざまであり，患者と家族の文化的背景に合わせなければならない。

　この面談に，純然たる構造的アプローチを行うことは，展開するコミュニケーションに自在かつ本能的に対応しなければならない臨床医には骨の折れることである。この面談は，段階を経ながら自然な成り行きで進むことが多い。

"GREAT"を使って相互関係を築く

挨拶，目標
誰に話をしているのかを明確にすること。家族それぞれに自己紹介をしてもらうことは，単なる礼儀上の問題だけでなく，家族のそれぞれが抱いている感情や家族内の力関係を知るきっかけになる。

信頼関係（ラポール）
医師と患者家族の信頼関係は，医師が彼らと親密になろう，あるいは気に入られようと努力することで得られるものと思われがちである。しかし，そのような関係は必ずしも望ましいものではなく，どのような状況においてもふさわしいわけでもない。信頼関係とは，お互いの対話が進んでいく中で，相互に納得できる話し方，雰囲気を構築することをいう。医師が家族との信頼関係を構築しようとする時，"LAURS"の原則を使って，家族の口調に合わせたり，反応によって声の調子を随時変えるとうまくいく。

評価，予想，説明
どの程度まで話すかについては，面談を始める前に決めておくこと。特に初めての面談では，多くを話し過ぎないように気をつけるべきである。家族がよく理解できていないようであれば，より簡単な言葉で同じメッセージを繰り返す必要がある。いずれにせよ，情報過多は家族を混乱させるだけであり，避けなければならない。

質疑応答,懸念の承認(確認)と言及
本章の「何か質問はありますか?」を参照。

暗黙の合意,感謝,終結
面談の最後に,話した内容の本質を1つ~2つ文章にまとめることで,家族は少なくとも最も重要なことだけは心に留めることができる。しばしば,人は話されたことの5%しか覚えていない,と言われる。その5%が伝えるべき最も重要な要素になるようにすること。

　多人数の家族と話す場合,互いの関係が希薄な者や,患者と親しくない者がいることはよくあることで,ICUを訪問する全ての家族の正確な関係を把握することは難しい。同席者が大勢であった場合,患者情報の秘密保持を優先し,基本的な情報以外は非開示の姿勢をとるほうが賢明であろう。医師は,ある程度は威厳のある態度をとり,必要なら話し合いに参加する人数を制限してもらう。代表者を決めてもらうのもよい方法である。親密な家族であれば,親類縁者にどの程度まで話を伝えるのがよいか,自分達で判断できる。

"SPIKES"を使って相互関係を築く

このような場面において,別の有用な方法として"SPIKES"(準備 Setting,認識 Perception,提案 Invitation,知識 Knowledge,感情 Emotions,まとめと方針 Summary and plan)という手法もある。これは,悪い知らせを切り出す時によく用いる手法[6]だが(第12章を参照),一般的な面談にも使え,家族とのコミュニケーションに応用できる。

準備
まず,話し合いのための物理的な環境を整え,邪魔が入らないような段取りをし,それぞれ自己紹介をして,信頼関係を構築するための準備をする。特に自己紹介は,家族内の力関係を,すぐに把握できる手がかりとなる。それぞれが自分自身を名乗ることのほうが多いが,ある一人が他者を紹介する場合もある。これは,その人が家族のリーダー(「議長役」)と見なされていることを意味し,認識しておくと後に有用である。

認識
これは「今までの話で,どんなことがわかりましたか?」という質問に答えてもらう段階である。この質問に最初に答える人は,家族全体に情報を伝える役割を果た

す(情報伝達役)。他の人では子細に話し過ぎ，内容がすり替わってしまうかもしれない。これは信頼関係の構築とグループ内の役割を決める上で非常に重要なステップである。

提案
この段階では「どのくらいまで知りたいですか？」に対する答えが提示される。家族間で，それぞれ答えは異なる。この質問によって，話し合いのスタート地点が明確になる。また，次の段階に進む前にこの答えを聞くことで，どの程度まで話すべきかを調節できる。この段階で「情報受け取り役」は誰なのかがはっきりする。

知識
ここは，情報を供給する段階である。「情報受け取り役」に情報を伝えるが，その一方で，参加者の全員が，どの程度理解しているかを確認することも重要である。そして，とりわけ重要なことは，その「情報伝達役」が，本当に理解しているかどうかを確認することである。その人が他の人に情報を広めることが多いからである。

感情
面談とは，単に情報を与えるだけに留まらず，それによって生じた感情的な反応に対して理解や共感を示すことである。「このことについて，どう感じていらっしゃいますか？」という言葉は，感情を引き出す直接的な質問である。「突然のことでお察しいたします」のように，もう少しオブラートに包んだ別の呼びかけもあるが，果たす役割は同じである（後述の「沈黙と共感」の項を参照）。情報伝達役や情報受け取り役とは別に，もう一人重要な家族のメンバーがここで出現することがある。「感情の代弁役」がそれで，家族全体の感情を代表する。他のメンバーは，その人物に同調したり，慰めたり，否定したりする。その人物の感情をコントロールできなければ，次の段階に進むのは難しい，と家族の皆が思っていることが多い。

まとめと方針
これまでの話をまとめ，次の方針を説明する段階である。「情報受け取り役」はもちろんのこと，家族全員の参加が望ましい。面談の最後の段階は，会話の終了である。すなわち，会話の構造を維持するために，ここでは再び「議長役」を巻き込むのがよい。

　家族内の力関係は，大きく変化し得る。つまり，ある時には一人が全ての役割をこなしていても，また，ある時には役割が分かれて別の人物が担うこともある。家族内の力関係に注目すると，医師は各段階において，最も影響のある人物と信頼関

係を構築でき，コミュニケーションがより適切なものになる。多人数の家族へ一度に話すことは気の重いことであるが，そこで各役割を演じる人物それぞれと順番に話し合うことで，家族全体のニーズがみえてくる。このようなやり方なら，医師が，話し合いを聴衆への演説のように感じることはほとんどなくなるだろう。

記録と継続

よい診療録は，継続した患者ケアのために必須であると同時に，よいコミュニケーションを続けていく上でも不可欠である。コミュニケーションの完全同時記録の医事法制上の重要性は，先ほど述べたPTSDの例によく表れている。すなわち，訴訟においては，会話についての記載の質が，弁護側にとって生命線なのである。家族と重大な問題について話し合う時，より時間をかけて，また，家族同士が話し合う時間も確保できれば，最も効果的である[7]。全てを文字にして残すことは，臨床の現場では不可能であるが，鍵となる情報は必ず記録しておくべきである。家族の理解の程度を評価し，記録する。一語一句話した内容をそのまま引用してもよい。

内容の一貫性も重要である。これは，話された内容について，慎重で漏れのない申し送りによって達成される。一部のICUでは，テーマや伝達項目ごとに分けられた患者とのコミュニケーションを記録する用紙を設け，臓器系統別に評価・記載する日常診療録と同様にカルテに残す。そのような書式を使うことで，誰に話したか，家族の理解度は主観的にはどうか等，後になると忘れてしまいそうな情報も漏れなく記録できる。また，スタッフが変わり，言われる内容も変わると，家族にとってもストレスとなる[8]。図11.1はその書式の例であり，患者や家族に話す際，継続的に一貫性のある情報を伝える助けとなる。また，専門用語を簡単な言葉に言い換えた時には，そのメモを残しておくと全てのスタッフが同一の表現を用いる上で役立つ。

スタッフと家族間のコミュニケーションがうまくいかない場合，例えば，重要な臨床転帰に関わる治療計画に関して意見が一致しない時は，話し合いを主導する医師を設定するのがよい。そうすると，「彼らは何をしているのか，全くわかっていない」といった認識の原因となる，医師同士の意見の不一致を減らすことができる。

重症患者は病態がすぐに変化するので，家族に伝わる情報が刻々と変わるのはよくあることで，スタッフ間の意見の相違から起こるものではないとあらかじめ伝えておくのも，家族の混乱を避ける有用な方法である。

```
ICU コミュニケーションシート

日付：11/4/09          時間：08：30

患者指名：ステファン・スミス    患者ID：234567

出席者：M. スミス（母親），D. スミス（父親），F. スミス（姉妹），
 J. クレメンツ（友人，同乗者），他の友人 2 名（名前不詳），
 R. パンディット（看護師，ICU）。
 エヴァンス医師（指導医），フセイン医師（研修医）

提供情報：
肺穿通，脾損傷，脚の骨折，長時間の複数部位の手術。現在鎮静されていて，
肺，酸素化の状態に応じて，後ほど覚醒を試みる。

理解度：
損傷と手術内容についてはよく理解している。
損傷の範囲と回復のスピードについては，過小評価している可能性が高い。
友人も面談に参加，動揺の度合いが強い。

まとめ・コメント・問題：
必要に応じて情報提供を続ける，特に問題はない。

署名：R. エヴァンス，11/4/9
```

図 11.1　ICU コミュニケーションシート

沈黙と共感

沈黙は，対話の主導権をとる立場からすれば好ましくないだろう。しかし，家族には現実を受け止める時間が必要である。命を脅かす疾患は，予定されたものでも，歓迎すべきことでもない。彼らが耳にしている内容は，生命に関わる極めて重大な出来事であり，ショッキングで痛ましく，決して忘れることなどできない。一方で，医師にとっては日々の業務の一部に過ぎない。多くの医師は，他の家族に比べて明らかに感情的になり，取り乱す家族がいるのを知ることになるが，家族と医師の間にはいつも「感情の溝」が存在するものである。

　家族に共感を示すことが重要であるが，深く感情移入するのは避け，プロとしての態度を崩してはならない。人生を変えかねない深刻な話をした後に明瞭な沈黙をおくのは，「不誠実だ」という印象を与えることなく共感を表すよい方法である。これは，家族にたった今言われたことの重大さを認識させ，彼らからの発言を引き出す効果的なやり方である。また，感情が高ぶっている状態では，時間経過の感覚

も変わる，すなわち，医師にとっては長い沈黙と感じても，家族にとっては短く感じることを覚えておくとよい（第4章を参照）。

多くの医師は，自ら共感を示す際に，軽薄だと思われることを恐れ，非常に冷静な態度をとってしまうかもしれない。もちろん，自らに正直なことは重要で，無理にあるいは感傷的に話をするとぎこちないだろうし，悪くすれば侮辱していると思われるだろう。

うまくバランスをとる方法として，共感を表す言葉を間接的な文脈で使う，というものがある。「ステファンさんの身に起こったことは気の毒に思います」は直接的な共感表現であり，むしろ「今回起こった事実に関して冷静に申し上げなければならず，申し訳ないのですが」と言えば，「気の毒である」という意味を含みつつも，少し遠回しな言い方になる。

「何か質問はありますか？」

以下に引用した会話例について考えてみて欲しい。

> 「こんにちは，私は医師のエヴァンスです…。情報，情報，情報，確率，情報，比率，情報，情報，不確実性，情報，傾向，未知の用語，わかりづらい比喩，情報，情報…。何か質問はありますか？」

この質問の答えは，例外なく「特にありません」である。なぜなら，たった今言われた言葉があまりにも難しい言い回しだからである。そのため，聞き手にとっては音声テストのようにしか聞こえない。それに対する答えが「はい，質問があります」である時には，メッセージそのものがよく伝わっていないか，正確に聞き取れなかったことを責めていると考えてよく，どちらも褒められたものではない。「何か質問はありますか？」という発言は話の結論のようにも聞こえ，話し合いを終わりにすることをほのめかすものである。

何らかの方法で，聞き手が何を聴いたかを明らかにし，その理解度を確認し，もし何か誤解があれば修正することが重要である。そのためには，聞き手自身に聞いた内容を，自ら話してもらうことが有用である。「何か質問はありますか？」と試すように尋ねるのではなく，与えた情報に対する感情を引き出したり，情報自体が複雑なことを認めたりすることにより，聞き手は自身の考えをはっきり表現するために，受け止める素地をもてるようになる。例えば，以下のような例を挙げる。

> 「とてもショッキングなことと，お察しします」

「混乱されていることと思います」
「たくさん情報を聞かされて，大変ですよね」
「私が話した内容は，あなたの期待するような内容ではないでしょうね」
「何か別のことを期待されていましたか？」

「何か質問はありますか？」は，会話の結論や要約の一部となるが，聞き手の感情が表に出る前に使うのは，必ずしも効果的ではない。

気管切開された ICU 患者

> ステファンの ICU 在室期間は，11 日となった。彼は，最初の手術およびその時の輸血の影響で，急性肺傷害が進行していた。人工呼吸器からの離脱も進まず，経口挿管チューブは彼にとって耐え難い状況で，回復を妨げていた。そのため，気管切開を行い，それによって鎮静薬を中止し，意識を完全に回復させることができた。

　集中治療が必要な患者における気管切開の利点の 1 つは，鎮静薬を減らすことができ，意思疎通が図りやすくなることである。しかし，気管切開自体が発語を妨げてしまい，コミュニケーションの障害になる。声の出ない人に対しては，無意識的に話しかけなくなる傾向があると言われている。おそらく，コミュニケーションが難しいとわかった時点で，それを避けようとするためだろう。声を出せないことは非常に苛立たしいことであり，書いたり，コミュニケーションボードや電子機器を使ったりすることは，声を出して話すことの代わりにはならない。悲しいことに，読唇術を試みても何度も間違ってしまい，結局コミュニケーションを患者が諦めてしまう状況がよくみられる。このような場合は，自由回答形式の質問よりも，「はい・いいえ」で答えられる閉鎖型の質問 closed question にすることで，よりスムーズな意思の疎通がとれることが多い。「どんな痛みですか」という質問よりも，「寝返りした時に，痛みがひどくなりますか？」という質問に対しては，うなずきや母指を挙げるサインで答えられる。

　気管切開によってコミュニケーションが制限されると，患者にとって極めて大きな負担になる。気管切開のチューブは，可能なかぎり早く抜去したいと思っていること，および患者の回復に重要な役割を果たしていることを強調し，理解してもらうことが重要である。患者がやる気を失ったり，意思の疎通を拒むという悪い流れに陥るリスクは常にある。できるかぎり早く会話可能な気管切開チューブに交換すべきである。その間，彼らの欲求不満を理解し，非言語的な方法を補助的に使い，「話

せないことは聞こえないことと同じ」という誤った偏見をなくし，通常行う単純な経過の説明を努めて定期的に行う．

延命治療の中止

> ステファンがICUに入室して26日が経過した．人工呼吸器からの離脱が困難で，相当に痩せた．肺炎は進行し，抗菌薬を投与しているが，重篤な敗血症に至ってしまった．まもなく大量の昇圧薬にも反応しなくなってしまうだろう．乏尿性腎不全と血小板減少も進行している．翌日，瞳孔固定と瞳孔散大を認めた．CTスキャンでは，中脳に出血を認めた．チームカンファレンスでは，これ以上の積極的な治療は控え，終末期ケアに切り替える方針で意見の一致をみた．

　積極的な治療の中止を伝えることは，単にICUでの重要な検討事項であるというだけでなく，非常に難しいメッセージであり，ここで扱うべきよい例である．ここで語られる原則は，他のテーマの話し合いにも転換できる．これは，悪い知らせを伝える形となることが多いが，場合によっては必ずしも悪い知らせととられないことを知っておくべきである．積極的な治療が控えられ，緩和を第一に考える時が来たと知って，安堵する家族もいるだろう．終末期である，というメッセージへの反応は実にさまざまであり，そのためコミュニケーションにおける「理解度の確認」や「評価」の段階は重要となる．死が避けられない状況であることを家族が理解しなければ，それは確実にコミュニケーションの障害を意味する．避けられない人生の最期に対し，積極的な治療はせずに苦痛を和らげる適切なケアを続けていくという意図が，まるで生か死かを選ぶことのように誤解されてしまうことがよくある．

　もちろん，治療制限は，患者が自分の意思を決定できない状態で，かつ確実に死が不可避であり，それが患者の利益のためになると考えられた時にのみ行うものである．家族に対し，今後どうなるかという見込みの確かさを伝えるべきである．あらゆる手段が検討され，意見が出尽くしたことをはっきりと伝える．英国における意思決定モデルでは一般的だが，治療中止を医師が決定した場合は，その旨もしっかり話すべきである．家族が，医師だけでこの問題に対する代理の決定を行った，と信じないようにしなければならない．

　ICU患者の家族が，最初の面談の時点では，重要な問題に対しての理解が不十分であることはよくあるので[9]，医師は言葉で，背後にある伝えたいメッセージを明確に伝える努力をしなくてはならない．例えば「治療にも関わらず，彼は瀕死の状態である」というメッセージを伝えたい場合，紛らわしくない言葉を使用すべき

である。ある救急部門の医長が，院外心停止で搬送された男性の友人に「一線を越えた passed away」と伝えたところ，すぐに「先生は，彼には何らかの希望がある，とお考えなのですね」と尋ねられたという。

「死」，「死ぬ」，「瀕死」等の言葉は明確で，すぐに理解できる。そのため，一度理解されれば多くの医師は「亡くなる passed away」，「世を去る passed on」等，より柔らかい優しい言い方で代用するようである。

厳しい状況でもポジティブであること

一部の医師は，治療中止を家族に説明する時，心肺蘇生（CPR）を差し控えることの詳細を明確にすることが重要である，と考えている。しかし，これは家族にとっては何の助けにもならないどころか，混乱させてしまうことすらあるため，細心の注意が必要である。

集中治療部門のある中堅医師が「ご主人の心臓が止まった場合，上に乗って胸を押したり，電気ショックを与えたりすることは，適切とは思いません」と患者の妻に言ったが，彼女はそれが蘇生行為を意味していると理解できずに混乱している場面に遭遇したことがある。そもそも，目的を説明せずに蘇生行為という突飛な行為の詳細を話し，それを夫には行わないと伝えるのはおかしなことである。

治療の可能性については説明するものの，ほとんど無益であることを家族に伝えると，話し合いの場はとても荒んだ景色のように，重苦しい雰囲気になる。しかし，医学的な治療は無益と判断したり，積極的な治療が妥当ではないことを説明する場合には，**これからどういうことが行われるかについて話す準備を必ず**行うべきである。治療の中止について話す時は，流れに引っ張られてネガティブな口調になることが多いが，死について話している時でさえ，ポジティブなテーマを前面に出す話し方は可能である。

人工呼吸，血液濾過，昇圧薬などでの，臓器機能をサポートする目的で行われる治療は，一度「終末期」と考えられれば，意味がなく，その継続や新たな薬物投与の必然性はなく，光のない絶望の光景しか見えてこない。ほとんどの家族は，それらの治療が何に影響を与え，何を達成するためのものかを理解できない。もちろん，家族の中には，特殊な治療に対して特定の疑問をもつ者もおり，それはきちんと対応すべきである。しかし，ICUでの専門的治療は重要で，臨床医の関心を引くものであっても，家族は全く関心がないのが通常である。

医師が自分を守ろうとして，治療のあらゆる選択肢を家族に説明したとしても，それがそのまま「家族が正しく情報を受け取った」ということにはならないので注意が必要である。現実には，その反対のケースのほうが多い。医師は，治療の選択

肢とそれらがなぜ無効であるかを提示し，それを治療中止決定の根拠として説明することがある．これでは，家族は混乱したままで，医師だけが納得しているという状況になってしまう．

　死が全く避けられない状況では，楽観や願望をもつのは難しいと思われがちであるが，それでも前向きな言葉と希望のある内容をもって家族と接することができる．困難な状況において希望を失わないことは，人間の根源的な本質である．危機的状況で家族の希望を完全に潰してしまうことは，医師に対しての信頼と信用を脅かすことになる．生存する確率が極めて小さい場合は，その事実を正直かつ明確に伝えることが大切であるが，それでも希望が失われずに他のものに向く可能性がある．一方，奇跡的な回復を期待する願望は現実を直視していないものであり，差し迫った死に対しての家族の心の準備を遅らせるだけである．

　達成可能な目標に希望の目を向けさせることができたなら，その希望を維持していかなければならない．質の高い緩和ケアは集中治療領域ではあまり一般的ではないが，達成可能な目標である．いくつかの診療部門では「Do Not Resuscitate（蘇生をしない）」というネガティブな指示を「Allow Natural Death（自然な死を認める）」という，より中立的な表現に置き換えているところもある．

　決して見捨てたわけではないと家族に伝えることも極めて重要であり，治療の中止や差し控えを行っても，ケアをやめたわけではないことを伝えるべきである．これによって，治療の中止についての話し合いであっても，話し合いがポジティブな方向に転換され，面談の締めとしてうまく機能する．

> ICU 指導医から，ステファンの延命治療の継続を中止する方針が次のように家族に伝えられた．

「確かにこれは重大な決定です．しかし，今ステファンさんを治療している全員が，これ以上彼の状態は好転しないと考えています．できるかぎり安らかで，尊厳のある死を迎えられるようにケアを続けていくことに重きをおくことになるでしょう．彼がきっとそばにいてもらいたいだろうと思う方がいらしたら，是非そばにいてあげてください」

　再びここで，**なされるべきこと**（安楽と尊厳）が強調され，できないことや，しないことを強調しているのではない．この挿話から，ケアを継続し，それをとても重視していること，その場の全員がそれに同意していること，家族への配慮も欠かさないこと，等が了解されるであろう．重要な事柄に集中し，意味のないあるいは結果に影響しない治療に惑わされないようにするという決断を明らかにする．決定

それ自体が重要なのである。そもそもこの決断は患者の利益のために行ったものであり，それによって，よい結果が生まれるだろう。

最期が迫っている時，家族は患者が見捨てられることに対する恐怖を口にすることが多い。家族の考え方に関わらず，見捨てることは決してないことを，さまざまなやり方で伝えるべきである。家族との面談記録を解析したデータによれば，医師は見捨てていないことを表現するのに，3つの形式を使っていることが示された[10]。「私達は，あなたの最愛の人を見捨てたりしません」という直接的な表現は滅多に使われない。痛みや興奮を適切に治療することで，患者の安楽を維持することを説明すれば，ケアが今後も適切に行われるだろう，と安心する。綿密なケアを続ける約束を伝える簡単なやり方として，次の例を挙げる。「私達は24時間ここにおります。ベッドサイドには常に看護師がいますし，医師もICU専属なので，すぐ近くにいます」。この言葉によって，患者は決して忘れられていない，と家族は感じるものである。家族が希望すれば，患者が急変したり，亡くなりつつある時には必ず患者のそばにいることができるよう，「あなた方の連絡先に変更はありませんか。何か変化があった時にはご連絡を差し上げます」と確認しておくことは，家族のことを尊重しており，患者と同様，家族も見捨てていないことを伝えるメッセージとなる。

治癒や生命維持を目的とする治療を中止し，緩和ケアに移行した患者を，ICUから病棟に帰すことがあるが，多くは臨床的もしくは病院組織上の理由からである。患者の行き先がどちらになっても，行き先とその理由を前向きに伝えなければならない。

「ICUは，彼にとって適した場所と思います。専任の看護師もおりますし，いつも医者がすぐ近くにいて，必要な治療を施していますから」
「病棟にもベッドを用意できました。ご家族の皆さんにとっても，今より静かで，雑音も少なく，プライバシーももう少し確保できると思います。病棟の医師に，どのようにして彼の苦痛を取り除いてきたかを伝えておきます」

これは，相反する2つの方針を受け入れてもらうための「政治的な駆け引き」のように見えるかもしれないが，どちらの考えも正しい。誠意をもって伝えるべきである。見捨てていないというメッセージを直接的に表現したわけではないが，ICUから退室しても変わらないことは伝わるはずである。

個人に応じたコミュニケーション

患者がコミュニケーションの最も重要な位置を占めることを忘れてはならない。患者を，名前や家族との関係（例えば「あなたの息子さん」等）で呼ぶとよい。ICUは医療資源に対する需要に満ちた多忙な場所とされているので，家族がベッド運用の問題に気付きやすい場合もある。ベッドの不足や医療資源の効率化が治療中止の理由である，もしくはその決定が，その後の臓器提供に何らかの影響を受けてなされたかのような誤解は，すぐに確実に解くべきである。治療の中止や効率的な医療資源管理等の問題と，臓器提供を考慮することは全く別次元の問題であり，これらを明確に区別するのはきわめて**重要**である。

死に瀕した最愛の人について家族が語れるように，積極的な傾聴を利用するべきである。医師は，患者の状態と治療に関する専門家であり，家族は，患う前の患者について最もよく知る専門家である。患者が以前から抱いている集中治療に対しての考えや，病前の運動耐容能等の詳しい情報を聞き出すだけでなく，自由回答形式の質問も効果的である。

「今回のことが起こる前，彼はどのような人物でしたか？」という質問によって，患者のユーモアのセンス，優しさ，信念や自立心等，心のこもったたくさんの患者の思い出が明らかになるだろう。そして「きっと，これは彼の望んでいたものではない」という結論に自ずと至ることが多い。患者の人生についてわずかでも振り返ってみると，医師には共感の感情が芽生えてくる。共感を示すボディランゲージは，信頼関係を構築する一般的な手段である。自分達の話をよく聞いてくれると実感すると，家族は，医師の判断の正しさをより強く信頼してくれるようになる。そのような話を引き出して，よく耳を傾けることには，時間をかけるだけの価値が十二分にある。

死別後の面談

患者が退院するか，亡くなった時に，家族との対話は終了する。死別時の面談も，通常のコミュニケーションの過程の一部と考えるべきである。

個人的な経験では，多くの家族が死別後の面談の申し出を受けるわけではないが，もし受けてくれれば，短い時間で根本的な誤解を解くことができる。その際，死亡診断書のように詳細に説明するべきである。また，他の治療を行っていれば生きていたのではないか，苦痛の中で死んでいったのではないか，という後悔に苛まれていないかを明らかにすることが可能である。家族は，彼らの愛した者へなされたケアについて，よいフィードバックをしてくれ，それがスタッフの士気につながる。また，将来への改善を促すこともある。

通訳

通訳を介したコミュニケーションは，誤りが生じるリスクをはらんでいる。家族の誰かが通訳の役割を果たすことは推奨されないが，緊急の状況ではそれも避けられないだろう。また，たとえ日中であっても，病院職員ではない外部の通訳者，専門的な通訳を必ずしも手配できるわけではない。家族の誰かや友人が通訳すると，誤った解釈が増え，思わぬ家族内対立の原因になってしまうかもしれない。また，通訳も無意識に誤解や誤訳してしまうこともある。通訳の個人的な動機のために，積極的にメッセージが薄められたり，曲げられたりする可能性が常に存在する。その動機には，悪意のないもの（苦悩から情報の受信者を守ること）と，悪意があるかもしれないもの（情報を隠す力があること）がある。家族，看護師，ソーシャルワーカーに通訳を依頼すると，専門の通訳に比べて誤りを犯しやすく，臨床的にも重大な過誤に繋がりやすい[11]。

通訳は，完璧ではない。本来の意図とは正反対に解釈されてしまった極端な例を以下に示す。

> ある2人の外交官が，二国間の貿易について議論する会合が開かれた。一方が，両国の意見が一致したので，今後も協力していきたいという旨を伝えようと以下のように述べた。「我々政府は，両国ともに並んで歩んでいければと思います（think along parallel lines）」。これを通訳は「両国の政策は平行線で，決して交わることはないでしょう（will never meet each other）」と訳したのである。

よい通訳は，メッセージの内容を伝えるだけでなく，その本来の意味やニュアンスも伝えるものである。自主性と医師の父権主義との対立や，死や緩和治療の受容と積極的治療との対立等，集中治療でしばしば見られる問題に対する反応は，文化間で異なる。単語の意味をうまく汲み取ることはもちろん，通訳はある程度，異文化間の緩衝剤となっているともいえる。

専門の通訳に依頼する際，話す内容とそれによって伝えたい真の意図を理解してもらうため，実際の通訳作業の前に簡単な打ち合わせを行う。客観的事実は確実に伝えなければならないが，同様に重要なのは，客観的事実でない事柄，例えば状況の重篤さや深刻さ，診断や予後の不確実さである。

悪い知らせを伝える場合，あらかじめ準備してよく練られた方法で伝えることができれば通訳にはやりやすい。医療専門の通訳に対する調査で，忠実な逐語訳や文化面での仲介ができるようになるための教育ばかりでなく，翻訳前に打ち合わせを行うことが推奨されている[12]。翻訳がうまくいったかについての通訳の認識を知り，深刻な話に対しての家族の感情的な反応への応対についての考えを確認するために，

翻訳後の報告を行うことを考慮してもよい．また，通訳には時間の制限があるため，多過ぎる臨床情報は簡略化しておくべきである．通訳を介する場合，医師の家族に対する感情的なサポートは少なくなるようである[13]．

プロの通訳を利用しても，誤訳は日常的に起こり得る．専門の通訳を介した ICU 患者の家族との，10件の話し合いを調べた研究において，翻訳の過程で内容が変化してしまったのは，会話の流れの55％に及んだと報告されている．また，その変化のうち77％は，話し合いの最終目標に対して有意に影響を及ぼし，そのほとんどがネガティブなものであった[14]．

通訳前の打ち合わせができない場合，ゆっくり話し，1つ1つを短い文章にすることによって，通訳するための時間的猶予を与える．長い会話を一気に通訳しようとすると，臨床上の重要なことが抜け落ちる可能性がある．また，伝えた情報に対する反応が通常と異なる場合，例えば家族の感情が明らかに場違いであれば，情報が正しく伝わっているかどうかを十分に確認しなければならない．同様に，相手の質問やコメントが明らかに通常と異なる場合，それは彼らの本心ではなく，むしろ翻訳が間違っているかもしれない．

意図しないコミュニケーション

医師は，患者や家族にメッセージがうまく伝わらないことを懸念することが多いが，実際はメッセージは確かに伝わっているものの，自分の意図と異なる伝わり方をしている場合がはるかに多い．意識はあるが興奮している軽度の低酸素血症患者に対し，ある医師が中心静脈カテーテルを挿入中で，別の医師がそれを観察している，とう場面を見てみよう．

医師1（観察している）：…今週はスタッフがたくさん病欠してますね…
医師2（ラインを挿入している）：知っていますよ．昨日，血管アクセスが必要な患者リストを作っていたのですが，研修医がいなくてトレーニングできなくてね…残念なことだ．
患者：おまえは，血管確保のトレーニングをしたことないのか！ 何をしようとしているか，わかっているのか？

この会話には，明らかに誤解があり，医師らの会話の内容はこの患者に直接の関連はない．急性の精神的苦痛によって，患者は感覚が過敏になり，環境からの脅威に対する注意が高まり，過覚醒の状態になっている．この状況から，いわゆるパラノイアになり得るが，被害妄想的なものではなく，この世のあらゆることが自分に

関与していると確信してしまうタイプの妄想である。自分を治療している医師が自分のことを話していると考えるのは当然であるが，重篤な病態を合併していると，その認識がさらに歪められ，話されていることを，異常な受け取り方をしてしまう。

この現象は，家族にも影響を与える。家族に重症患者をもつストレスは相当なもので，必ずしも時間とともに減っていくわけではない。しつこく鳴り続けるアラーム音をスタッフが呑気に無視している横で，ベッドサイドの家族が敏感に反応する様子を観察してみよう。不安は，認識の偏り，例えば中立の情報を悲観的に解釈したり，脅迫的でネガティブなことにより注目したりすることと関連する。このような認識の偏りは，感情に訴えるような重要な合図を受け取った，と自動的に評価する機構を通して無意識に起こる。極度の不安状態では，警戒心は指数関数的に上昇する[15]。

スタッフや医療従事者は，このことを常に念頭におくべきである。意識のある患者やその家族は，しばしば情報の不足に苦しんでおり，手に入るものは断片でも欲しいと考えている。客観的に見れば中立的あるいは重要でないメッセージも，重要かつネガティブなものと受け取られてしまう。患者のベッドの足側に立った時には，ボディランゲージと声の調子が特に重要である。コミュニケーションは割り切れるように単純明快にはできず，ベッドサイドにいる時，常にコミュニケーションをとっているのだ，と考えているスタッフにこそ身に付くものである。

患者に聞こえる範囲で，他の患者の話をしたり，同僚をけなしたり，若手を叱ったりすると，医師への信頼や尊敬は損なわれる。心遣いを示すことや日々の努力とケアをする姿勢は，間接的だが好ましいコミュニケーションの形であり，プロ意識の基本的な構成要素となる。俳優は，自分が舞台の中央で台詞を語っていなくても，舞台袖の陰にいても，観客の誰かが自分を見ていると教えられている。

> ### Key Point
> 1. 緊急事態では，効率的に行うべきことの優先順位を決めなければならず，これにはコミュニケーションも含まれる。
> 2. 申し送りはリスクのある行為であり，回数が増えるほど，患者の情報が変容し，忘れられる頻度が高くなる。申し送り中は，中断したり集中を欠いたりしてはならず，都合によって省略してはならない。
> 3. 多くを話し過ぎないように気を付けること。より簡単な用語で同じメッセージを繰り返す必要がある。家族を混乱させることになるので，過度の情報提供は避けること。

Key Point (つづき)

4. いつも異なるスタッフから，異なるメッセージを聞くことは，家族にとってストレスが増える．コミュニケーションの記録のための特別な書式を使うことで，誰に話したか，家族の理解度は主観的にはどうか等，後になると忘れてしまいそうな情報をすぐに記録するのに役立つ．
5. 深刻な話の後，よく観察しながら沈黙をおくのは，「不誠実だ」という印象を与えることなく，共感を表すよい方法である．たった今言われたことの重大さを認識させ，効果的に対話に引き込む効果がある．
6. ベッドサイドでは，常にコミュニケーションを取っている，と考えておくべきである．声が届く範囲で，他の患者の話をしたり，同僚をけなしたり，若手を叱ったりすると，患者や家族からの信頼や尊敬は損なわれる．

(小林 秀嗣，讃井 將満)

参考文献

1. Reader T W, Flin R, Cuthbertson BH(2007). Communication skills and error in the intensive care unit. Curr Opin Crit Care, 13, 732-6.
2. Henderson JJ, Popat MT, Latto IP, Pearce AC(2004). Difficult Airway Society guidelines for management of the unanticipated difficult intubation. Anaesthesia, 59(7), 675-94.
3. Anon(2008). Improving safety of handovers. Clin Serv J, 7(10), 52-4.
4. GMC(2006). Good medical practice. London: General Medical Council.
5. Bodenham AR, Bell D(2008). Communication with next-of-kin: a trigger for PTSD, a cause for compensation? J Intensive Care Soc, 9(3), 255-8.
6. Baile WF, Buckman R, Lenzi R, Glober G, Beale EA, Kudelka AP(2000). SPIKES-a six-step protocol for delivering bad news: application to the patient with cancer. Oncologist, 5(4), 302-11.
7. Curtis JR, White DB(2008). Practical guidance for evidence-based ICU family conferences. Chest, 134, 835-43.
8. Pochard F, Azoulay E, Chevret S, Lemaire F, Hubert P, Canoui P et al(2001). Symptoms of anxiety and depression in family members of intensive care unit patients: ethical hypothesis regarding decision making capacity Crit Care Med, 29(10), 1893-7.
9. Azoulay E, Chevret S, Leleu G, Pochard F, Barboteu M, Adrie C et al(2000). Half the families of intensive care unit patients experience inadequate communication with physicians. Crit Care Med, 28(8), 3044-9.
10. West HF, Engelberg RA, Wenrich MD, Curtis JR(2005). Expressions of nonabandonment during the intensive care unit family conference. J Palliat Med, 8(4), 797-807.
11. Flores G, Laws MB, Mayo SJ, Zuckerman B, Abreu M, Medina L et al(2003). Errors in medical interpretation and their potential clinical consequences. Pediatrics, 111(1), 6-15.
12. Norris WM, Wenrich MD, Nielsen EL, Treece PD, Jackson JC, Curtis JR(2005). Communication about end of life care between language-discordant patients and clinicians: insights from medical interpreters. J Palliat Med, 8(5), 1016-24.
13. Thornton JD, Pham K, Engelberg RA, Jackson JC, Curtis JR(2009). Families with limited English proficiency receive less information and support in interpreted intensive care unit family conferences. Crit Care Med, 37(1), 89-95.

14. Pham K(2008). Alterations during medical interpretation of ICU Family Conferences that interfere with or enhance communication. Chest, 134(1), 109-18.
15. Mathews A(1997). Cognitive biases in anxiety and attention to threat. Trends Cogn Sci, 1(9), 340-5.

第 12 章
不幸な事故が起こった時

「正直かもしれないけれど，悪い報せを持ってくるのは，
いいことではないからね」
ウィリアム・シェークスピア
Antony and Cleopatra, Act II, sc.5 からの引用
（小津二郎訳．アントニーとクレオパトラ　筑摩世界文學体系 17
シェイクスピア II 1975．筑摩書房）

　不幸な事故が起こった時は，正しいコミュニケーションスキルと正直さがとりわけ重要である．患者やその家族，あるいはスタッフに不幸な事故が起こったことを告知することは簡単ではない．麻酔科医にとって，そのような状況に立たされることが最も多い場面は，集中治療室で働いている場合である．そのような場面に遭遇することは，麻酔業務に携わっている時には比較的少ない．

　術前から具合がよくなかったり，高齢であったり，または，術前から衰弱していたりする状況では，患者やその家族は，その後の経過が，通常の経過と比べて，思わしくない方向へ向かう可能性について，事前に警告されている場合もある．そのため，最悪の事態が起こったとしても，彼らにはある程度の心の準備ができている．

　麻酔に関連した有害なインシデントが起こった時には，正直にそのことを患者と家族に伝える熟練したスキルが求められる．このようなインシデントは，硬膜穿刺のような治療可能なものから，機能障害や死亡につながる非常に重篤な合併症を引き起こすような手術室内での予期せぬ大きな災難といった不測の事態まで，さまざまである．

　効果的なコミュニケーションは，悲惨な結果を招くような重大な有害事象の時だけでなく，問題がより小さな合併症や副作用の場合にも重要である．麻酔中に致命的な事故が起こると，麻酔科医は悪い結果を伝えなければならないので，非常にストレスの多い，困難な状況に立たされる．なぜある麻酔科医が法廷に立つ一方で，ある麻酔科医は患者から晩餐に招待されるような，正反対の状況におかれるのだろ

う。幸い，悪い知らせをうまく告知する方法は，学んだり，教えたりすることができる。

　はじめに，深刻な有害事象につながった一連の出来事を患者やその家族に告知するための面談が行われると，その後はより徹底的に経過の開示が求められる。事故を引き起こした要因の調査とともに（根本原因解析 root cause analysis），事故に関与したスタッフの支援体制の確立も必要となる（クリティカル・インシデント・サポート）。

　麻酔科の部署や医局は，重大な有害事象が発生した際，担当者を一人任命することを検討しなければならない。その担当者は他の臨床業務と併行して行うことになり，さらに上司のサポートが必要になることもある。一人は臨床業務を継続し，もう一人は事故後の処理をすることになる。

　不都合な，また思いもよらぬ結果が起こった時，患者やその家族は（文化的背景にもよるが），次のようなことを知りたいと思うだろう。
- 真実（どちらかといえば，何が悪かったのか）
- なぜ起こったのか。理由を理解することで，患者と家族は，この状況において平静を取り戻し，出来事の意味を把握できるようになる
- 診断は何か
- 患者は死ぬのか
- 何らかの痛みや障害は残るのか
- 診断や治療の転帰や社会的影響はどうなるのか（例えば，人工肛門や人工呼吸管理の継続）
- 他の人にも再び起こる可能性はあるのか

不幸な事故を告知する際の原則（"SPIKES"）

告知後に続く手順は，その概要を覚えやすいように，頭文字を並べて"SPIKES"と提唱されている[1,2]。すなわち，環境設定 Setting，患者の認識 Patient Perception，情報共有の奨励 Invite patient to share Information，知識の伝達 Knowledge transmission，感情と共感 Emotions and Empathy，まとめとその後の方針 Summarize and Strategize である（第11章も参照）。

環境設定

深刻な有害事象が発生した場合，麻酔科医とその事故の鍵となるスタッフ（例えば，外科医）は可及的すみやかに話し合いの上，患者とその家族に事情を説明するため

の段取りを決めなければいけない。はじめに考慮すべきは，誰が説明を行うかである。次に，どのような有害事象が，いつ，どこで，どのように，なぜ起こったのかについて，患者側に一貫した説明ができるよう，チーム内で詳細について統一見解を得ておく必要がある。

　告知のタイミングは相談して決定するが，なるべくその出来事が生じた直後がよい。スタッフ全てが事故についての統一された情報をもっていることが重要である。面談は，プライバシーが守られる場所で行うほうがよい。その麻酔科医がたとえ告知に慣れていたとしても，これから患者に話す内容については，事前に熟考しておくべきである。面談に参加する人は，必ずポケットベルや携帯電話の電源がオフになっていることを確認する。面談に参加する人数は2～5人と幅があるが，たいていは患者かその家族とその付き添い，医師とその付き添いの少なくとも4人であることが多い。事故の当事者である麻酔科医は，事故直後は気が動転していて，患者や家族に会って話をするのが難しいことがある。そのような場合であっても，ある段階で患者や家族と対面するのが賢明と思われる。これにより，患者と家族にとっては事故の当事者と直接話をすることとなり，最も正確で事実に基づいた情報を得ることができる。また，患者やその家族は，開かれた形で情報が伝えられている，と感じることができる。

　チーム全員の参加は患者側に，威圧感や「全員が共謀している」という印象を与えかねない，とBacon[3]は述べている。面接の計画を立てる際には，個々の状況をよく考えた上で，最も適した人材を選出すべきである。指導医は，適切な助言や専門的見解を与えるだけでなく，若手医師が事故に巻き込まれた時には，彼らを支援しなければならない。

　患者が亡くなったり，集中治療室に入ったりしている場合には，その家族が告知を受けることになる。患者の診療に携わった他の医療従事者と協議して家族との面談を調整する。家族が，サポートしてくれる人(例えば，家庭医，ソーシャルワーカー，宗教家)の同席を希望する場合があるので，「同席してもらいたい方は，どなたかいらっしゃいますか」と尋ねるのが望ましい。

　面談のはじめに，挨拶をし，スタッフの簡単な紹介をすることで，医師と患者側の信頼関係を発展させることができる。次に，誰と話すべきか，患者あるいは家族の照会が行われる。患者のベッドサイドにいる人を勝手に配偶者，親，息子，娘であると決め付けてはならない。

認識
患者やその家族が，すでにどれだけのことを知っているのかを確認しておくこと。事故後すぐに面談が予定されると，告知前に相手がどれだけの情報をもっているの

かわからないことが多い。看護師や事故の発見者からすでに話を聞いているかもしれない。あるいは全く知らないか，知っていてもわずかで，不正確な情報かもしれない。誰かが言ったことを誤って解釈している場合もある。

患者側の心理状態に関する重要な情報が，この段階でわかることもある。中断せずに話を聞くことが重要である（第2章を参照）。

患者に情報の共有を求める

その人がすでに知っていることや考えていることを確認しておくと，状況把握が容易になり，信頼関係がより深り，どの程度知りたいのか推測しやすくなる。詳細まで全て知りたがっている人もいれば，概要だけでいい人，あまり知りたくない人もいる。

この場合は，次のように尋ねる。

「ご存じのことを教えていただけますか」
「何が起こったかについて，どのように理解されていますか」
「何か重大なことが起こっているのではないか，と感じていましたか」

情報の伝達

悪い知らせを患者やその家族に伝える際には，細心の注意を払い，協調的で心のこもった態度が肝要である[1]。面談中に，話を聞かされるほうは，何かよくないことを言われるのではないかとハラハラして，感情が高ぶっている。想像するのと，実際に耳で聞くのとは全く異なる！ 実際に告知をする前に，これから何かよくないことを知らされるのではないかと予感させるシグナルを，どのように発するかを考えておくとよい。この戦略は「警告射撃」と呼ばれ，以下のようなものがある。

「非常に申し訳ありませんが，よくない知らせがあります」
「申し上げにくいのですが，Xさんはとてもよくない状態です」
「残念ながら，事故が起こったことをお伝えに参りました」
「非常に申し上げにくいのですが，手術室で予想できなかった事態が起こりました」
「本当に心苦しいのですが，よくないお知らせをいくつか申し上げなければなりません」

情報を伝え，確認する。ここで誤った情報が正されることも珍しくはない。情報は噛み砕いて，専門用語を使わず，わかりやすいように伝え，すでに患者や家族が

もっている知識の上に積み重ねていくようにする．理解度を確認しながら伝えることが必須である．なぜなら，処理できる情報量や言われたことを理解する能力は人によって異なるからである．

面談で，伝えた事実がその時点でわかっている全てであることを強調すること，そして議論の内容は事態について現時点でわかっていることに限定し，原因の憶測や，病院や同僚を直接非難することを避けることが重要である．

有害事象につながる重大なインシデントが起こった場合，自然死や有害な転帰が起こった場合と異なり，しばしば患者や家族は，同じ過ちを繰り返さないために，医療側の方針や業務の改善が行われるかどうかを知りたいと思うものである．これが一番の関心事であることもある．「なぜ起こったのか」がわかっていない場合には，いま病院が事故原因を調査していて（根本原因解析の概略を伝える），「どんなご質問でも，回答がわかり次第お伝えします」と患者に説明する．

「二度と同じようなことが起こらないように，改善できる点があるかどうか，私達の手順を見直します」

初回の面談時に，答えが全て揃っていることはまずない．調査が進み，根本原因解析の過程を通して，さらに詳しい情報が得られる旨を伝える．

不幸な知らせを聞かされると，そのストレスのために，人間の情報処理能力は大きく低下する．よく理解できるようになるまで，時間をとることも必要である．多くのケースで，患者側にとっては，今まで聞いたこともない最悪の知らせになるだろう．そのような状況では，新しい重大な情報を消化するには時間を要するので，一度に多くの情報を与えることは避けるべきである（第11章を参照）．

「私の話は理解出来ましたか？ それとももう一度繰り返しましょうか？」

1つ1つの知らせに対する感情を整理するのには時間がかかる．上の例分のように，時間をかけてゆっくり感情を整理させ，質問を考える時間を与えることが大切である．

心理状態と共感
相手に共感的な態度で接することが，悪い知らせを伝える際は重要である．

「このような悲しい知らせをお伝えしなければならないのは，非常に残念です」
「この状況では，気が動転してしまうのもわかります」

「あなたにとって，本当に辛い知らせだということは，よくわかります」

悪い知らせを聞かされた時の悲嘆の表出はさまざまで，否認，怒り，悲しみ，寂しさ，嘆き，諦め等がある。事前に予測されていたことであれば，諦めの状態になることもある。

「この事故について，あなたが本当にお怒りなのはわかります」
「気が動転するのは当然です」

以下の事項をよく認識しておくと，告知の際に役立つ。
1. このような状況下では，怒りは患者や家族の当然の反応であり，対処が最も難しい。重要なのは，怒りを認め，肯定し，評価することである。
2. 有害事象が起こった時，負わせた不利益に対しては謝罪すべきである。ただし，特定の人物を非難することがないように注意する。そして，再発防止のための調査が現在確実に進行中である，ということを改めて相手に伝えなければならない。そうすることで，相手の怒りを和らげることができる。
3. 患者側から敵対的な態度を示されると，麻酔科医はつい落胆したり腹を立てたり，防衛心を抱きがちである。また，事故が起こったのは他人のせいだと非難してしまいたくなる。人間は誰でもこのような傾向になりやすい，ということをよく理解しておけば，自分の内に起こる救いがたい感情や振る舞いをコントロールしやすくなる。
4. 目の前の相手が話している時，その内容を聴くよりも，ついつい次に何を話そうかを考えてしまいがちになる。その衝動はなるべく避けるべきである（理想的には，事前にいくつか台詞を考えておくとよい）。患者や家族は，自分達は真剣に対応されているのか，話を聞いてもらえているのか，自分達の関心事が伝わっているのか，理解され，行動に移されるのかどうか等を，態度から感じ取っている。
5. 話し合いを有効に進めるための最も効果的な戦略は，注意深く話の腰を折らずに聞くことである。ひと呼吸，「間」をとることも有用である。
6. 相手の感情が高ぶってきたとしても，すぐに病院の警備員を呼ぶのは避けることが望ましい。しかし，自分の身の安全は確保すること。
7. 一度静まった怒りがいつ再燃するともかぎらない。その時は，再び注意深く，話の腰を折ることなく相手の話を聞くこと。そして，共感を示し相手の感情を改めて受け止めること。

「あなたのお怒りもごもっともです」

共感を示し，感情を受け止めつつ，悪い知らせを伝えた後に，何か他にご心配なことはありませんか，と尋ねる段階まで話が進むかもしれない。質問の時間を十分とり，面談を急かさないことは特に重要である。早く面談を終わらせたい，という態度があからさまだと，冷淡だ，という印象を相手に与えかねない。

面談中に新しい関心事が生じるかもしれないので，気になることがないかどうかこまめに尋ねるのが望ましい。例えば，以下に示すように伝える。

「今，何か特に気になることはありませんか」
「何か心配なことや思っていることがおありなら，おっしゃってください」
「何か他に困ったことはありませんか」
「私の説明で何か足りないことはありませんか」

まとめとその後の方針

その後のフォローアップの段取りも含めて，聞かされたことについて，患者やその家族がきちんと理解できているかどうかを確認しなければならない。衝撃な知らせを聞いて，頭の中が一時的に真白になってしまうことがある。したがって，繰り返し説明する必要がある。

必要に応じて，精神科医や聖職者の立ち会いを提案してもよい。

「あなたが今の辛い状況を乗り越えられるよう，手助けができそうな人を御紹介しましょうか」
「ソーシャルワーカーか誰かと話してみますか？」

支援を継続することで，患者やその家族からの評価が高まり，本当の関心事や心配事がみえるようになる。

「あなたの疑問を解消するために，もう一度会って話をしましょう」
「この先，何か私と話したいことがあったら，いつでも，この番号に連絡してください」
「互いに都合がよい時にまた，予定を合わせましょう」

記録

面談で，どのような内容が話されたか，誰が出席したかについて，面談終了後すぐに記録として残すようにする。それができるよう，面談中，一人はその場でメモをとり，終了したらすぐに，その内容を文章化して記録する。**事実のみを記録するこ**

とが重要である．個人的な意見や感想，そして感情に捉われないようにし，因果関係への言及，関係者の誰かの非難，個人のとった行動の評価をしてはならない．

重要な詳細は，患者記録に記録する．その文書は将来，法廷や医師や歯科医を法律的に支援する組織 Medical Defense Organization (MDO) に提出を求められる可能性がある．したがって，書類のコピーを，自分用と必要であれば MDO 用に残しておく．

緊急の場合は，その場で記録をとるのが困難なため，状況が落ち着いた後で，何が起きたのかを患者記録に記入することがしばしばある．そのような場合には，やむなく後から記録した旨を明記し，その後も，追加でコメントを記載する場合は，署名の上，追記した日時を記録に残しておく．

告知をうまく成功させなければならない理由
患者側の見方
コミュニケーションがうまくいかない状況下では，医療従事者は不快に感じ苛々して，当惑しがちになり，早く全てが片付けばいいのに，と思ってしまう．このような感情は行動に反映され，不親切で配慮のない行動と患者側が捉えることもある．このように認識されることは不信感につながるため，絶対に避けなければならない．不信感は，不必要な悩みの種を生み，よい関係構築の障害となり，長期的にも問題が悪い方向へ発展する可能性が増す．このような不快な感情を認識し，受容し，容認することで，より信頼される行動をとることができるようになる．

ストレス/燃え尽き
麻酔業務は，その性質上，告知をする機会はめったにない分野である．したがって，どんなに経験を積んだ麻酔科医でも，告知の際には多少なりともストレスを感じる．告知の際に必要なスキルに関する知識，訓練，実践そして経験を共有することで，医師のストレスは軽減され，「燃え尽き」への進展を最小限にとどめることができる．

患者側は，自分達の関心事が医療者側にうまく伝わっていなかった時や，感情をうまく汲み取ってもらえないと感じた時に，長期にわたる悲しみに苦しむ．特に情報量がその場に合わず多過ぎたり，少な過ぎたりするときに，それを強く感じる．感情を受け止め，消化するには時間がかかるのである．

訴訟
患者や家族は，次のように感じた時，訴訟を起こしやすい．
・悪い知らせを伝える面談が失敗に終わった時や，医師の態度が不親切で配慮が足りない時

- 十分な情報が得られなかった時
- 適切な時機に，真実を伝えられなかった時
- 自分達の関心事を聞いてもらえず，対応してもらえなかった時

重大なインシデントと情報開示
重大なインシデントとは何か
- 患者や医療スタッフにとって，結果として有害事象となったようなインシデント（事故）。あるいは，有害事象になる寸前で避けられたインシデント，いわゆるニアミスのこと。
- そのインシデントによって，患者やスタッフに苦痛が生じたもの。

有害事象とはどのようなものがあるか
- 死亡
  - エホバの証人の若い男性が，輸血を拒否したために，自動車事故後に死亡した。
- 対麻痺
  - 若い女性が無痛分娩のために行った硬膜外麻酔の後，硬膜外膿瘍で対麻痺になった。
- 四肢の喪失
  - ある高齢男性が，誤って左脚を切断された。
- 外傷や麻酔事故による脳死
  - 「絶対に全身麻酔を受けないように」と言われていた患者が，挿管の失敗による低酸素で脳死になった。
- スタッフの自殺や薬物濫用
  - 手術室のトイレで，呼吸が停止しチアノーゼで発見されたスタッフ。腕には注射痕が認められた。

事故が起こった後にはどのような対応が必要か
- **患者やその家族に告知を行う**（上記を参照）。
- **重大なインシデント後のサポート**の対象には，当事者である麻酔科医やその他のスタッフが含まれる。事故に直接関わった人々，いわゆる「第2の被害者」に対するサポートが必要である。例えば，手術台の上で患者が死亡した時には，まだ若い麻酔担当医と，その周囲にいたスタッフが対象である。
- **根本原因解析 root cause analysis**。これは，事故の原因として可能性のある因子，またはそれに関連する因子を調査し解析することである。事故の調査が，もうすでに始まっているとういうことを患者や家族に知らせることは重要で，どのような施設であれ，有害事象が発生した後には，リスクマネジメントを始めなければならない。根本原因解析とは，事故の要因として可能性がある因子（根本原因）

を全て検証し，分析することであり，その最重要課題は，同じ環境下で，どのようにすれば，今後過失を防げる，あるいは減らせるのかに焦点をあて，その報告を行うことである。そして，この分析から得られた推奨事項を実施することによって，結果的に診療の過程の改善につなげる。
● **開示**とは，意図せず不利益を患者に与えてしまった事故について，医療を受けている患者側と医療者側で率直な意見交換を行うこと，と定義される。その内容には，事故の調査結果や，その後の業務改善に関する推奨事項も含まれる。開示の定義は，国によってやや異なるが，患者やその家族と事故後に開かれた率直な話し合いをするという点は最も重要である[4,5]。事故の直後に行われる，1回目の悪い知らせを伝える面談が，開示の過程の始まりである。

クリティカル・インシデント・サポート：第2の被害者

ここで言う第2の被害者とは，事故に関与した麻酔科医や，その他のスタッフを指す。医師の多くは，患者を巻き込んだ事故が発生するとすぐに自分の責任だと感じてしまう。たとえ，それが自分の過失のせいではないとしても，である。多くの場合，チーム全体の責任だったり，システムエラーが明らかになる。急激な転帰をたどった事故に関わった医師の自責の念は，たとえその医師に落ち度がなかったとしても，大きなストレスとなる。これはうつ病や適応障害，心的外傷後ストレス障害posttraumatic stress disorder（PTSD）のような精神疾患の原因となることがある。最悪の場合，自殺という悲劇的な結末に至ることもある。したがって，事故に関与した人物を，仕事の面と精神的な面の双方からサポートすることが非常に重要となる。

　自責の念は，次のような場合に強くなる。
・避けられる事故であった場合
・患者が若かった場合
・麻酔科医の経験が浅かった場合
・もっと慎重にやるべきだった，と感じる場合
・緊急の症例だった場合
・若い麻酔科医が上級医の監督なしで行った場合
・同僚からのサポートがなかった場合
・麻酔科医がいつもと異なるチーム内や慣れていない環境で業務にあたっていた場合（例えば，誰かの代理で麻酔をしていた）
・同じチームのメンバーが患者であった場合

「第 2 の被害者」が事故後に経験する悲嘆は，死別や精神的外傷を負わせるような出来事と同じように，否認，孤独，怒り，葛藤，交渉，抑うつ，そして最後に受容の段階をふむ[6]。

事故後に訴訟が起こると，苦悩はますます大きくなり，それが何年にも及ぶようになる。医療訴訟の過程はどうしても長くなり，結果として当事者が自殺を図る可能性が高くなる[7~10]。

事故後，早い段階でクリティカル・インシデント・サポートの責任者（上述のように，たいていの場合は，上級医が割り当てられる）は，「第 2 の被害者」と連絡をとり，サポートを申し出て，日常の業務から解放しなければならない[11]。内々で話し合える場を設けることも提案すべきである。例えば，次のように話す。

「ちょうど今，事故のことを聞いたよ。この件について，私と話をしないか。君の仕事の代わりは手配している。もし，仕事から離れるのに時間がかかりそうなら，調整しよう」

なるべく，当事者がその時の出来事を思い出し，話しやすいように手助けし，非難するような表現は避ける。最後に，その医師が事実を書き留める準備ができたら，上級医は文書にする手助けを申し出る。

「私も数年前，同じような経験をした。解決するまで非常に骨が折れた。その時は……にずいぶん助けられた」というように，個人的な経験を例に挙げて，その事故を振り返ると，当事者に共感を示すことができる。

第 2 の被害者に対して，施設内では根本原因解析が始まっていることを伝える施設もある。そして，通常はこの分析でいかなるインシデントも複数の要因が関係しており，多くの場合はシステムエラーが明らかになることを強調することが大切である。システムエラーが原因の可能性があるとわかると，事故の事実を受け入れやすくなる。また，専門家（例えば，精神科医，カウンセラー，宗教家）に相談してみてはどうか，と提案することも推奨される。

「誰か相談したい人はいないかい。例えば，一緒に話したいと思う人はいるかい」
「このことを，君のパートナーや家族に知らせたほうがいいかい」

さらに，サポートの継続を申し出る。

「これから，もっと話したいことや知りたいことが出てきたら，いつでも訪ねておいで」

研修医が事故に関与している場合，他の病院や部門へローテートすることになって，新しい環境に移っても担当の上級医とその事故に関して相談できるように，サポートが継続されることを保証しなくてはならない。

外部の助けを全く必要とせずに有害事象と向き合うことができる人もいるが，それは事故の性質や個人の性格による。その医師がサポートを拒絶したり，「大丈夫，ひとりでやれます」と言ったとしても，サポートする側は，毎日その人の行動観察を継続する必要がある。事故後の調査期間や訴訟が長引くこともしばしばあり，当事者の医師の苦痛の原因となり続けるため，特に気を付けなければならない。

「第2の被害者」は何をすべきか

「第2の被害者」は，サポートを受けるべきである。もし誰からもサポートの申し出がない場合は，自ら麻酔科のその日の責任者，あるいは自分のメンター（第18章，「指導のためのコミュニケーション」も参照）にサポートの要請をしなければならない。若い医師にとって，外部に助けを求めることは，「精神的な問題」という「汚名」であるとの認識が強いので，その必要性について説得するのは難しい場合が多い。中には家族や友人の助けだけで解決できる人もいる[11]が，自分の感情をうまくコントロールできるかどうかはインシデントの重大さや性質による。

はじめのうちは，精神科医やその状況にふさわしい外部の人物の助けが必要であると感じることはあまりないかもしれない。しかし指導医は，これらの専門家の公平で協調的な意見は非常に有用であることを強調すべきである。

訴訟が起こると，それにより医師は何年も苦悩を感じ続けることになり，上述したようにうつ病，PTSD，適応障害，最悪の場合，自殺という結果を招くリスクが高まる。

ケーススタディ[筆者注]

次に示すケーススタディは，この章で話し合われたような重大なインシデント後に起こるコミュニケーションが，臨床現場で実際にどのように行われているかを示している。

筆者注：これらの事例は，プライバシー保護のため名前は変えてあるが，実際にあった事例から取り上げている。

症例 1

X医師は，外国出身の医師である。彼は単身赴任中であり，妻子は故郷の国で暮らしている。3ヶ月前，ある患者を担当するチームの一員として彼はインシデントに巻き込まれた。分娩後の硬膜外膿瘍の診断が遅れたため，患者が対麻痺を起こしたのだった。それ以降，彼の仕事能力は低下し，何日か欠勤し，連絡をすると出勤を嫌がった。また，医籍登録委員会から除名されるのではないかと心配していた。この重大なインシデントの後，彼の上司や部門の責任者が彼と話をし，連絡を継続するよう求めたが，その際に彼の抱える精神的な問題について話し合われることはなかった。

後のインタビューの際，X医師は涙を流し，事件についてこう語った。「生涯で，これほど辛いことはなかった」。一人で家にいる時には，自殺も考えた。他にもいくつも問題を抱えていたことを打ち明けた。経済的な問題や家庭の問題の他に，ある上級医が公の場で事故に関連して彼を中傷する発言をした，という問題もあった。彼は有給休暇を使って3週間ほど仕事を休み，かかりつけ医を経て，精神科を受診した。その後，継続して面談を繰り返すことで，事故が原因の抑うつ状態も改善し，仕事への復帰の段取りが話し合われるまでになった。

症例 2

患者は中年男性で，局所麻酔下での手術が予定されていた。しかし，フェンタニルと誤って，スキサメトニウム50 mgが投与されてしまった。人工呼吸管理と鎮静を直ちに行い，手術はキャンセルされた。麻酔科医は，患者の意識が再び戻ってから，すぐにそのことを患者に説明した。

その後に，患者とその妻を交えて面談を行ったが，その場には麻酔科医の上級医も同席した。患者は，その麻酔科医は最善を尽くしてくれたと感じていたが，妻は怒っていた。

妻：どうしてこんなことが起こったんですか。手術室には体を麻痺させる薬がいくつも置いてあるっていうんですか。

麻酔科医（間をとり）：そうです。私達は毎日そのような薬を使っています。不幸なことに，そのような薬のうち1つが，ご主人に誤って少量投与されたと考えています。このような不快な思いをさせてしまい，大変申し訳ありません。今後このような事故が二度と起こらないよう，薬の管理方法を検討していきます。

麻酔科医は，熱心に何度も何度も詳しく説明をし，相手の怒りを**傾聴**し，**受容**した。すると彼女の怒りは消えていった。その麻酔科医が，自らの非を認め，患者にとって意識のある状態で体が動かないということがどんなに恐ろしい体験だったかということに共感を示し，謝罪している，ということが，彼女に伝わったのである。

症例3（第15章も参照）

麻酔の術前診察の際に（前回の麻酔の話を聞いたところ），患者が「術中覚醒」を示唆する発言をした場合は，どのように対応すべきか。

患者：私は前回の麻酔の時，**恐ろしい夢を見ました。自分が死ぬ夢です**

対応にはいくつかある。
敵対的態度：あなたの勘違いだと思いますよ
閉ざされた質問：その麻酔をした医師は誰ですか？
開かれた質問：そんな経験をして，どのように感じましたか
共感的態度：それはとても**恐ろしかったことでしょう**

初めの2つの質問は，1つ目は患者を，2つ目は他の麻酔科医を暗に非難している。まず，共感的態度を示すべきであり，続いて相手がその体験について，どのように感じたかを表現しやすいように，開かれた質問を何点かするのが望ましい。

症例4

集中治療室に所属している麻酔科医のケース。スミス夫人は，4日前に広範なくも膜下出血を起こし，人工呼吸管理下にある。脳機能の反応を2回テストしたが，どちらも脳死との判定であった。その医師は以前にも家族に会っている。これから，人工呼吸器をいつまで続けるか，そして臓器提供の可能性について話し合わなければならないところである。

麻酔科医：スミスさん，今お時間よろしいですか。こちらの部屋へどうぞ。息子さんも入っていただけますか。あなたのお母さまを担当している医師のXと看護師のYです。何度も申し上げるのは大変心苦しいのですが，容体は改善していません。何が起きたのかおわかりかと思いますが，頭の中に大量の出血をしました。（質問の間をおく）
以前にもお話しましたように，血液の塊が脳を圧迫しています。（間）不幸なことに，そのために脳の機能がほとんど失われてしまいました。（間）
一昨日と昨日，以前お話した脳機能の検査を行いましたが，どちらの検査でも脳の活動は認められませんでした。脳死と言ってよい状態です。奥さまの心臓はまだ動いていますが，もはやご自分で呼吸はできず，人工呼吸器によって呼吸をしている状態です。

質問や，悲しみの表現をしやすいように，よく間をとることが大切である。このような会話をスミス氏と3～4回ほど重ねた後に，家族に臓器移植の可能性について説明することになる。

> **Key Point**
>
> 悪い知らせを伝え重大なインシデントを管理するには
> 1. 病態の経過，システムエラー，そして避けがたい人為的エラーを通して，「悪いことは起こるものだ」と受け入れる必要がある。
> 2. 麻酔科医は，あらかじめ計画した面談の中で共感と心配りをもって，患者やその家族と接し，彼らの話を区切ることなく，熱心に聞く必要がある。
> 3. 患者とその家族のフォローアップを継続する
> 4. 事故に関与した医師やスタッフのサポートを行う（クリティカル・インシデント・サポート）

(齋藤 慎二郎, 瀧浪 將典)

参考文献

1. Buckman R(1992). How to break bad news: a guide for health professionals. Baltimore, MD: The Johns Hopkins University Press.
2. Baile WF, Buckman R, Lenzi R, Glober G, Beale EA, Kudelka AP(2000). SPIKES — a six-step protocol for delivering bad news: application to the patient with cancer. Oncologist, 5, 302-11.
3. Bacon AK(1989). Death on the table. Anaesthesia, 44, 245-8.
4. Allan A, Munro B(2008). Open disclosure: a review of the literature. Western Australia: Edith Cowan University, Joondalup, Available at: http://www.psychology.ecu.edu.au/staff/documents/allanA/86_Allan_OD_Literature_Review.pdf(Accessed 15 March, 2010)
5. Iedema RA, Mallock NA, Sorensen RJ, Manias E, Tuckett AG, Williams AF, et al.(2008). The National Open Disclosure Pilot: evaluation of a policy implementation initiative. Med J Aust, 188 (7), 397-400.
6. Kubler-Ross E(1997). On death and dying. New York, NY: Scribner.
7. MartinCA,WilsonJF,FiebelmanND3rd,GurleyDN,MillerTW(1991).Physicians' psychologic reactions to malpractice litigation. South Med J, 84(11), 1300-4.
8. Charles SC, Wilbert JR, Franke KJ(1985). Sued and non-sued physicians' self-reported reactions to malpractice litigation. Am J Psychiatry, 142, 437-40.
9. Birmingham PK, Ward RJ(1985). A high-risk suicide group: the anesthesiologist involved in litigation. Am J Psychiatry, 142(10), 1225-6.
10. Wilbert JR, Charles SC, Warnecke RB, Lichtenberg R(1987). Coping with the stress of malpractice litigation. Ill Med J, 171(1), 23-7.
11. Raphael B, Meldrum L, McFarlane AC(1995). Does debriefing after psychological trauma work? BMJ, 310, 1479-80.

第13章

特別な介助を必要とする患者
Gillian M Hood, Suyin GM Tan

「人には誰かを上から見下ろしてもいい権利がある。
それは，相手が立ち上がるのを手助けしている時だけである」
ガブリエル・ガルシア・マルケス

コミュニケーションが困難な患者

多くの麻酔科医は，言語に関連する問題のため，コミュニケーションが特に困難な患者集団がいることを認識している。この集団は，例えば，知的障害や聴覚障害のような疾患の過程そのものがコミュニケーションを障害している患者や，また，異なる言語を話す患者，異なる文化的背景をもつ患者等である。

コミュニケーションが困難な患者は，さまざまな理由から，一般社会でみかけるよりも病院に多く存在する。入院患者の多くは老人であり，その多くが認知症，昏迷，鎮静，失語といった問題を抱えている。

コミュニケーションに問題がある患者に起こり得る問題を認識することが重要で，さらにこのような問題を意識することによって，私達はこのコミュニケーション障害という問題を，構造化された方法で解決できるようになる。

コミュニケーションに関する問題点を認識し，明確にする

診察する前に患者記録を読んでおくことは，認知症や聴覚障害等の注意すべき問題を事前に知ることになり，患者の背景に応じたコミュニケーションを可能にする。患者の言語理解能力を，初めて面談した時点で評価するのは困難な場合がある。例えば，質問に対して笑顔で「はい」か「いいえ」しか答えない患者に遭遇することがあり，後になって，患者の理解力が非常に乏しかったことに気付かされることがある。家族や友人，スタッフに患者の様子を聴取しておくことは，ある言語での患者のコミュニケーション能力の一面を把握するのに役立つ。同様に，患者にどのようにするとコミュニケーションがしやすいか尋ねておくことも有用である。

「記録によると，あなたは脳梗塞になってから言葉が出にくいそうですね。あなたが話しやすくなるように，私にできることは何かありますか？」

ひとたび，コミュニケーションの問題が明確に理解されてしまえば，次の段階に進むことは容易である。

心構え
その患者特有のコミュニケーション上の問題点に対する心構えができたら，ともに働くスタッフにも同様の心構えをもってもらうことが重要である。

「ロブ，これからスミスさんに会います。彼は，ここ数日アルコール離脱症状に悩まされ，まだ混乱しています。おそらく，私達のどちらか一人だけが話すほうがいいでしょう。このやり方でいいですか？」

悪い例：
「私が患者と話している間，私の話と食い違うことを言わないで欲しいんだけど」

患者のコミュニケーションの障壁を同定する努力をしたのなら，自らのうちにある，コミュニケーションに対する障壁に敏感である必要がある。例えば，全神経は会話に集中しているのか？ あるいは，午後の難しい症例のことが頭の中でさまよっていないだろうか？ 次第に，苛立ったり，怒ったり，不満を感じたりしていないだろうか，あるいは，ただ単に患者の要求や懸念にうんざりしていないだろうか？
　自分自身の感情の反応を理解しておくことは，患者も同様の感情の起伏を示すことを認識するのに役立ち，また，このような反応を認め許容することが，コミュニケーションの能力を高める重要な鍵となる。例えば，麻酔科医ならば誰でも，疼痛管理の回診に行くと常に怒っていて，皮肉屋で，要求の多い薬物濫用歴のある患者に，次第に悩ませられることもあるだろう。その患者の疼痛管理が不十分で，事故によって負った傷の醜さに悩まされており，適切にコミュニケーションする能力が足りないことを認め，受け止めることは，麻酔科医がその患者を公平に見ること，また，患者からの改善されない些細な欲求不満や，薬物濫用患者に対する偏見を認識するのに役立つ。

相互関係を構築するために "GREAT" を使うこと

挨拶，目標

麻酔科医は，自分が患者が十分に見える範囲，十分に聞こえる範囲にいることを確認すべきである。特に聴覚障害のある患者には，自分の名前や肩書を読めるように，ID付きの名札を患者に見せることは役立つかもしれない。混乱している，あるいは認知能力が低下している患者に対しては，以前にも会ったことがあると思い出させる必要がある場合がある。例えば，こうである。

> 「私は，医師のトンプソンです。先週の火曜日に，あなたの股関節の手術の麻酔を担当しました」

最も重要なことは，どんな相互関係を作り上げたいのか，その核となるところをきちんと心の中に描いておくことである。その際，術前評価をするのか，あるいは，PCA（自己調節鎮痛）からの離脱を患者と検討するのか，等の状況を明確にするとよい。

そうすることで，面談の最終目標を説明できるのである。

> 「明日の手術の麻酔について，お話に来ました」

信頼関係（ラポール）

このような患者との信頼関係を構築するには，ある程度，既成概念に捉われない思考が必要であり，患者の特別な要求に敏感でなくてはならない。周囲の雑音を減らすことが望ましいし，有用である。テレビを消すことは，こちらに意識を集中させ，今からの麻酔科医と患者のやり取りが重要である，という認識を強めるのに役立つ。その他にも，必要に応じて，補聴器がきちんと作動することを確認したり，あるいは通訳に来てもらったり，患者に入れ歯をしてもらったりすることも役立つ。椅子に座って，患者に関心があり，積極的に関わる意思がある，という非言語的な強い合図を患者に送る。腕を組んだり，窓の外を見るようなことはしてはならない！

異なる文化的背景をもつ女性の中には，目の前の近い距離に初対面の男性が存在することに怯える人もいることにも配慮しなければならない。そんな時に，さらなる情報収集をするためには，患者と同じような文化的背景をもっている同僚に相談することが役立つだろう。患者に影響している医学的問題点に注意を払うことも，有効なコミュニケーションを助ける。例えば，直前まで検査のために鎮静されていた患者は，うまくコミュニケーションをとることができないであろう。そんな場合

は，後で再び訪ねるのがよい．
　患者と親しい看護師や家族の存在によって，コミュニケーションが容易になり，患者が受け止めやすい形でメッセージが伝わり，後に彼らがそのメッセージを繰り返してくれることで理解が深まる．もし，話し合うべき内容が複雑で，私的なものである場合や，追加の治療介入を計画している場合には，医学生や研修医等を大勢引き連れた回診という場は適当ではないだろう．確かに，研修医にとって，困難なコミュニケーションの場面の経験は必要ではあるが，その場合，不必要な困惑，混乱を避けるために，グループで行うよりも，1対1の教育の場で行うべきである．

評価，検査，説明
伝えるべき内容は，できるかぎり短く単純であるほうがよい．しかしながら，患者が懸念や質問を伝える適切な時間は設定するべきである．そうすることが，患者の認知能力が非常に低下している場合（例えば，重度の認知障害，あるいは言語障害）には非常に役立つ．術後合併症の専門的な説明よりも，隠喩や類似した話，物語を使って説明することで，患者の理解を助け，覚えやすい言語で，意味を伝えることができる．以下に，例を示す．

　「手術から回復するのは旅行と似ています．短く簡単なこともありますが，曲がりくねった道を時間をかけて進まなければならないこともあります．しかし，最終的には同じ目的地にたどり着きます．また，途中で，何かとぶつかる，例えば，傷が膿んだりすることもあるでしょう」

　記憶障害患者や非英語圏の患者の場合，患者本人もしくは家族が，後で内容を参照できるので，紙に記すのがよいことがある．例えば，薬のリストやその適応について等である．

質疑応答，懸念の承認と言及
患者とその家族が，説明の意味を十分に吸収できるように時間を設け，正しく理解したかを確認するために質問をすること．開放型の質問は，閉鎖型の質問よりも広い範囲の回答が要求されるので，患者が正しく理解したかどうか確認するにはよい方法である．「このPCAボタンの使い方がわかりましたか？」と尋ねるよりも，「どのようにPCAボタンを使うか説明してくださいませんか？」と質問する．
　面談の最終段階では，患者に質問する機会を与える．しばしば，質問の種類や性質が，説明に対する患者の理解度を示す指標となり，特別な懸念を明瞭にする役割を果たす．

暗黙の合意，感謝，終結
説明を終えるに当たり，謝意を表す。この時，次の治療段階に対する明確な，あるいは，言葉には示されない同意が形成されることが多い。

知的障害と行動障害のある患者
この項では，知的障害，あるいは社会的，言語的発達障害により，コミュニケーション能力が障害された成人や小児に応対する際の問題を扱う。特に，Down症候群や自閉症の患者に焦点を当て，複雑な患者にみられる反応や行動を解釈できるようになるためのヒントを提示する。

21トリソミーとその他の発達遅延
Down症候群あるいは21トリソミーは，最も頻度が高い先天性知的障害であり，約800人の出生に1人の割合[1]で発生する。特徴的な顔貌とともに，この症候群では，固有の身体的特徴を有する以外にも，さまざまな病態を合併する[2,3]。この症候群では，継続的なフォローアップが必要である[4]。フォローアップが適切であれば，Down症児は長期に生存するし[5]，そのような場合，かかりつけ医や専門医への受診も頻回になるだろう。

コミュニケーションの問題
過去の度重なる苦い経験によって，協力関係は大きな影響を受ける場合がある。患者および介護者にとって最も望ましいのは，有効なコミュニケーションにより前向きな経験が作られる状態である。Down症候群の約10％に自閉症が合併する可能性があり，異なるコミュニケーションの手法が必要とされる（下記を参照）。大多数のDown症候群の人々の言語を受容する能力の発達は正常か[6]，少し遅いだけである。ほとんど全てのDown症児は言語を表出する能力の発達に障害がある。多くは発語が不明瞭で[7]，また，大多数に構音障害が認められ，言葉を発するための運動野の障害があり，統合運動障害を伴う者もいる[8]。このように，受容と表出に関わる言語機能には，大きな差を認めることが多い。難聴は一般的にみられる。聴覚の処理過程も障害されていることもあり，また，短期記憶障害を認め，これは加齢とともに増悪する。50～59歳では，およそ1/3のDown症候群患者に認知障害の診断が加わる[9]。

術前回診と手術室への移動
麻酔の前に，患者の介護者や保護者と話すことは，どのような場合でも役に立つ。

病歴，コミュニケーションの能力の推移を把握するだけではなく，好き嫌いも聞いておくとよい．患者自身，介護者，あるいは患者の診療録から得られる過去の経験についての情報は，計画の立案と利用に役立てることができる．

　障害があるか，稀な症候群や疾患を有する患者の保護者や介護者は，病棟での様子を非常によく知っているだろう．症候群が稀であればあるほど，保護者あるいは介護者の知識は，その患者を担当する麻酔科チームの知識をしのぐ．「善きにつけ悪しきにつけ，客はいつも正しい」という常套句は，このような状況では，常に当てはまる．「お子さんとどんな風にコミュニケーションをとっているかを教えていただけますか？」という開放型の質問は，「お子さんは話すことができますか？」と聞くよりも，多くの有益な情報を得ることにつながるであろう．

　最も重要なことは，コミュニケーションが難しいからといって，絶対に患者を避けてはならない，ということである．まるでそこに存在しないかのように，患者について保護者等と話し合うべきではない．

　しばしば，彼らは表出する言葉以上にずっとよく理解している．全ての最初の挨拶は，適切な歓迎を表す身振りを示しながら，患者に向かってなすべきである．身振りの例として，よくされている「ハイタッチ」は，幅広い年齢層に対して通用する．言った内容を繰り返したり，質問したりする前に，反応を待つための十分な時間をとるべきである．反応を聴き，観察することが，麻酔導入の計画に関するいいヒントとなる．反応がない，あるいは不適切なものの場合にのみ，コミュニケーションの相手を，患者から介護者に変更する．その場合，「君のお母さんに少し聞いてみてもいいかな？」と，許しを得てから質問するほうが，いきなり親の方を向くよりも患者の自主性を尊重していることになる．

　その後の会話は，第6章や第10章で述べられているものと同様であり，想像力を使ってうまく年齢に応じて調節すればよい．介護者や保護者からの申し出がない場合，子供の精神年齢を実際より低く捉えてしまうかもしれない．よく言われることではあるが，知的障害者を何歳相当と決め付けることは保護者から嫌悪され，特に実年齢との相違が大きい場合は，なおさらである．

　Down症候群の子供は，聴覚障害をもつこともあるが，視覚での学習に長けているので[8]，絵を用いたコミュニケーション道具の使用や手話や身振りが有用かもしれない．

　患者を手術室に移送する際は，何ごとも患者自身のコントロールの範囲にあると感じてもらえるようにしておく．

症例1　最善とは言えない手術室への移送

Down症候群の15歳の少女。全身麻酔下で歯科治療を予定され，日帰り手術施設に来院した。緊張状態ではあったが，彼女は絵を描くことに夢中であり，「お絵かきは娘のお気に入りの行動の1つです」と母親は言っていた。麻酔前の診察では，風船を膨らませる[訳注1]直前まで「絵を描き続けていてもよい」という同意が得られた。彼女は，この計画について母親と予行演習したので，手順を覚えていた。しかし，手術室に来た時，彼女はとても動揺していた。紙とクレヨンを入退院受付に置いてきてしまったのだ。取ってこようか，という提案は患者から拒否されたが，再度の話し合いで，彼女が麻酔科医に上手に風船を膨らませるところを見せるということで納得し，最終的には平和と平穏を取り戻した。簡単な振り返りを行ったところ，手術室から迎えに行った看護師が，彼女に「今から手術室に行くので，クレヨンをもうしまってね」と言ったことがわかった。

この経験から学ぶべき教訓は，麻酔科医と病棟スタッフとの不十分なコミュニケーションが麻酔計画の失敗につながる，ということである。麻酔科医が，よい結果となるように事前に患者を指導する時間を費やしたのに，些細な情報伝達の欠落により，この計画は失敗してしまった。

移送時に「手術室にクレヨンと紙を持って行く？ それとも手術室に行っている間はここに置いておく？」という「2つの選択肢」（第4章を参照）を提示するほうが，より効果的だったかもしれない。患者が楽しんでいることを中断し，患者が自身をコントロールできなくなってしまったために，絵を描くという有効な協力手段をうまく利用できなかった。たとえ，計画がうまくいかなくても，今回風船を膨らませることに注意を向けることで成功したように，修正した新しい計画に移行できるように会話を誘導し，患者が自身をコントロールしているという感覚を取り戻すことは，いつでも可能である。コントロールを取り戻すためには，「2つの選択肢」の提示も有用である。

「こっち側とあっち側のどちらから，ベッドに乗りたい？」

チームメンバーからの簡単な振り返りによって，今後も遭遇するであろう事態への貴重な教訓を得ることができる。

症例2　自主性を尊重し，最大限の協力を得る

13歳の少女。麻酔下での耳の検査のために紹介された。耳鼻科医は，診察室での協力が得られず，彼女を診察できなかった。彼女は，数字が書いてある点と点を結んでいくパズルをしていたので，数量的思考能力があることが想定された。母親との会話から，彼女は家で手伝いをすることが好き，ということがわかった。彼女は「バナナの匂いがする気体

訳注1："blow up balloons"。吸入麻酔で導入する時に，小児にそう呼びかけ導入する。第10章も参照。

(セボフルレン)の吸入による導入を選択した。耳が治ったら何を聞いてみたいのか，また，手術が終わったら何を食べるつもりなのか，という会話で，回復へのポジティブな期待を作り上げた。

手術室へ向かう途中，「どの部屋が3番の手術室だろう？ …ありがとう，君のおかげでわかったよ」等と，彼女の「手伝いが好き」という性格を利用した質問をした。手術室に入ってからは，彼女が横になった際に，手術台の左右どちら側に母親に座ってもらうかと，どちらの指に酸素飽和度モニターのプローブを装着するかを選択させた（「2つの選択肢」と自己コントロール）。マスクが彼女の口に近付く…。

麻酔科医：今からバナナの匂いがしてくるよ，今まで食べた中で一番おいしいバナナじゃないかい？（彼女はうなずいた）これが1%のバナナだよ，次はいくつかな？
患者：2！（これをきっかけとして，麻酔助手は，セボフルレンの濃度を高めた）
麻酔科医：そうだね，2%のバナナだよ，お手伝いしてくれて嬉しいよ。それでは，次はいくつだろう？
患者：3！
麻酔科医：そうだね，3%のバナナだよ，お手伝いしてくれて嬉しいよ。それでは，次はいくつだろう？

これは彼女が就眠するまで繰り返された。

自閉症および関連する広汎性発達障害

自閉症は，発症率が1000人当たり0.2～6人の，多様な症候群である[10]。自閉症と診断がついた小児や成人ばかりでなく，かなりの人数が自閉症や自閉症に類似した行動や症候に関連する別の病態にあるといわれている。これらには，Asperger症候群，特定不能の広汎性発達障害（PDD-NOS），22q13欠損症候群（Phelan-McDermid症候群），小児期崩壊性障害，脆弱X症候群が含まれる。言語的あるいは行動的な特徴は，自閉症に独特なものや診断的なものではなく，発達遅延を伴う他の疾患でも認められる場合もある。

患者の発達は，言語的な発達も含めて，広範囲の側面で種々の程度に影響を受けている。自閉症スペクトラム autistic spectrum[訳注2]の診断を受けている児の50%は，言語の表出が不能である[11]。Asperger症候群の人は，明らかな言語障害がほとんどないか正常ではあるが，慣用表現や皮肉，ユーモアを理解できない。一方，言語能力が最も障害されているのは重症な自閉症児であり，言語を表出する能力の発達が全くないだけでなく，話し言葉もほとんど理解できない。その他の発達遅延や発達障害のある児にとっては，PECS（絵カード交換式コミュニケーションシステム）

訳注2：上記の疾患群の総称。

と手話といったコミュニケーション道具が使える場合がある．特定の1つあるいは複数の分野，例えば，音楽において，特殊な能力を有する人もいる．

彼らのうちで，話すことができる人々は，さまざまな解釈が可能な，聞いている人が惑うような単語の並べ方や言い回しをすることがある．反響言語，すなわち，聞いた直後や過去に聞いたことを繰り返して口にすることもみられる．その他のコミュニケーションの障害（受容と表出の双方）を認めることもあり，人，物，出来事と関わることに困難が伴う．情動的な反応は存在しないか，例えば，悲しい出来事が起きた時に笑うような，その場に相応しくない反応を示す場合もある．

即時型の反響言語 immediate echolalia とは，直前に話された言葉をすぐに繰り返し，返答することである．反響語は2～3歳頃までの小さい子供では普通に見られ，知的障害児ではもう少し長く続くことがある．病的なものとしての反響言語はエコラリア echolalia といい，自閉症では小児期から青年期に入っても遷延する．児が口にする文節は，不適切で意味がないこともある．即座に繰り返す場合は，本人がうまく理解できていない場合がある[12]．例えば「靴を脱いでもらえますか？」と尋ねれば，反応する可能性が高いが，「履物はこちらでお預かりします」は，おうむがえしをされやすい言い回しである．そのため，彼らと面談する際には即座の反響言語を相手の理解の指標とし，自分の言葉を変更，または簡単にするきっかけとすればよい．

遅延型の反響言語 delayed echolalia は，数分から何年も前の過去に聞いた文章を繰り返すことを指す用語として使われており，（ネガティブ，ポジティブ双方の）感情の高ぶりの指標となる[11]．口から発せられた文節は，現在の状況と関連がわずか，あるいは全くないかもしれない．保護者や介護者が関連性を説明できることもある．反響言語に加えて，不適切な行動の増強を伴う時には，患者への感覚入力を減らすべきことを示唆している可能性がある（下記を参照）．

重要なコミュニケーションの方法である共同注意 joint attention[13]が，自閉症の小児や成人では十分に発達していないことがある．この発達の遅れは，その他の知的障害者にもみられる．これは，聴き手の注意を引いたり，何らかの対象物やその他の人物に注意や視線を向けさせる時に必要な，言語の前段階のメカニズムである．したがって，例えば，他の場所に移動する時には，詳しく説明する必要がある．「あの象の絵の隣の引き戸を通り抜けて，手術室に行きます」は，「あの扉を通って手術室に行きます」と言いながら指を指すよりも，より効果的である．

知的発達の遅れた人や自閉症の子供は，形容詞が多いと混乱することもある．「大きい風船か小さい風船のどちらかを膨らませてみない？」と尋ねることは「あの大きな緑色の風船か，あの小さな青い風船をのどちらかを膨らませてみない？」よりも，よく理解してもらえるかもしれない．

自閉症スペクトラムと診断されている人は，狭い範囲にしか興味を示さないことも多く，時に強迫的なレベルに達したり，他の対象を全く排除することもある。彼らは，玩具やその他の物で一風変わった遊び方をするかもしれない。知覚に関する反応もまた，千差万別である。自閉症の人は，音に対して全く反応をしないか，もしくは非常に敏感である。彼らはある種類の色を非常に好んだり，逆にひどく嫌う場合がある。他人との接触に耐えられない場合もある。特定の体の動きや行動様式の繰り返し（「細かい繰り返す動き」，あるいは「常同的」）がみられるかもしれない。自己刺激的な，手を振る，体を揺らす，頭をはたく，頭を激しく揺さぶるといった行動が，ストレスへの不適応を表したり，自分をコントロールしようとしている際にみられることがある。

この疾患群の患者は，いつもと異なる慣れない環境では，変化に対応できないであろう。また，聞き慣れない騒音にも，うまく対処できないこともある。ストレスのかかる出来事にうまく対応できないことが，このような行動を増悪させ，また，それが頂点に達すると気分の溶融（メルトダウン）を起こす（下記を参照）。

術前の準備

保護者あるいは介護者は，コミュニケーションの方法に関して，価値のある洞察を与えてくれる。特に好きなことや嫌なことがわかり，制御の効かない行動のきっかけとなる要因を明確にできる。患者を落ち着かせるのに役立つと考えられる物は何でも持参するよう，保護者に依頼するのがよい。到着したら，過度の刺激に曝されないよう，個室で患者と話をすることが誰にとってもより平穏な方法であろう。どんな時でも，麻酔科医は不適応行動の増加に注意を払うべきで，その徴候を認めたなら，コミュニケーションの方向性を変更したり，調整したりする。例えば，当初は協力的に話を聞いていた人が，耳を塞ぎだすような場合である。これは，話を中断するか，調整あるいは終了すべき合図である。

すでに述べたように，Asperger症候群や高次機能が保たれた自閉症では，表面的には優れた言語能力を示すが，ユーモアや慣用表現が不得意だったりする。例えば「とにかく，その案で進めましょう Let's get the ball rolling」と言うと，彼らは室内でボールを探し出し始めてしまう。同様に「靴を脱いでもらえますか？」と言うと，「ええ？ どうしよう，私はサンダルを履いているんだけど…」となってしまう。このような，言葉が文字通りに解釈された愉快な例が，Schreibman 著の "The Science and Fiction of Autism"[11]の中で述べられている。自閉症の子供と実習中の心理学の学生の話である。その子供は，何度直しても学生のことを "Poster" と呼び続けた。学生は次第に子供にいらついてきて，ついに「私の名前は，Poster ではない (My name is NOT POSTER)」と言い放った。するとそれ以降，子供は学生の

ことを"Not Poster"と呼ぶようになった．したがって，同じことを伝えるのに別の言い方があるかを考えて，それを実際に言う練習をすることは，価値のある訓練法である．

自閉症やその他の障害をもつ人は，役割や場所の変更にしばしば困惑する．実際の麻酔においては，次の段階へ進む前に，十分に時間をとり，許可を得るべきである．自閉症の人は選択をすることも困難で，これが彼らのストレスを高めることになる．このような状況では，他の多くの場面でうまく使える「2つの選択肢」の使用は控えたほうがよいだろう．

> **症例3　患者の能力とやる気を利用すること**
>
> 鎮静下での大腸内視鏡検査のため入院した28歳の男性．ある方面に類い稀な能力のある自閉症（サヴァン症候群）であった．彼の介護者はその能力を「十八番」や「こだわり」と表現した．それは，ある出来事が起こったのが何曜日であるかを計算できる能力であった．つまり，ある人が生まれたのが何曜日であるかがわかる，ということである．また，彼は触られたり，自分の空間に侵入されることを嫌っていた．
>
> 麻酔前の診察中，彼は麻酔科医に「あなたはいつ生まれたのですか？」と何回も尋ねた．すでに介護者から，これが彼の特殊能力である，と聞かされていたので，「それでは，点滴が入ったら，教えてあげよう」と，それを利用することにした．彼は最初のうちは，しぶしぶ同意した．手術室に到着してからも，全ての看護師に同じ質問をしていたが，スタッフはその質問が取引道具であると教わっていたので，麻酔科医と同じ返答を皆が繰り返した．彼は自分の十八番を見せることにやる気をみせ，静脈路を確保したり，必要なモニタリングの装置を着けることを全て了解してくれた．そして，彼が何かを許してくれるたびに，スタッフの誕生日が報酬として教えられた．彼の返答の速さは驚異的であった．取引をすることと，許可を得ることを全ての段階で行ったことで，麻酔前の診察から導入まで，非常に円滑に進めることができた．
>
> 麻酔科医：よし，もう僕が火曜日に生まれたことがわかったんだね，それでは点滴するよ．
> 患者：ああ，いいよ．火曜日先生

不適応行動を減らすこと，また，うまく扱うこと
癇癪は，通常の発達を示している子供にもよくみられ，9ヶ月頃から，場合によっては3〜4歳に至るまで続く．叫ぶ，叩く，投げる，息こらえ，頭を激しく動かす，といった行動がある．たいていの子供は，コミュニケーションや対応する能力の獲得とともに，このような行動はしなくなる．癇癪は，気分の溶融といくつかの点で質的に異なる．癇癪の最中に，子供は自分の行動に対する相手の反応を時々確認し

ており，また，通常自傷行為に至ることはない。癇癪は，子供が自分の欲求が満たされれば，その開始と同様，唐突に収束する。自閉症にみられる気分の溶融は，急に発現し，非常に些細な事柄を契機とすることもあり，未就学児の癇癪の極端なものにみえるかもしれない。気分の溶融は，体を揺らす，手を振る，といった自己刺激の行動が加速していくことによって始まるかもしれない。耳を塞いでいる場合は，感覚入力負荷が超過していることを示していると考えられる。頭をはたくこと，頭を激しく揺さぶること，自分を噛む，といった自傷行為もまた，気分の溶融につながる場合がある。未就学児の癇癪とは対照的に，自閉症スペクトラムでは自分の行動に対する周囲からの反応を，探したり気にしたりしない。気分の溶融が何歳ぐらいになったらみられなくなるのか，といった明確な境界はなく，患者，介護者，その場に居合わせた人，周囲の物に危害が加わる可能性がある。このような極端な行動は，患者の気分が悪かったり，いつもと異なる状態などのストレスが加わったりといった状況で起こりやすい[14]。それ故，病院の環境は，気分の溶融を引き起こすのに完璧な場所といえる！

　気分の溶融を鎮めるには，以下のような方法がある。
・きっかけになるものを事前に同定しておく。
・部屋にいる人の数を減らし，光量を落とし，静かに話すことにより，感覚入力を減らす。
・注意を逸らす。患者がゴム手袋を箱から全部出したがっていれば，より害が少なく，同じように注意を逸らすものがあればよい。冷静に考えること！　介護者や保護者が，患者を落ち着かせる玩具を持っている場合もある。
・全てが失敗して気分の溶融が起こったとしても，危険な場所から患者を遠ざけて切り抜ける。控えめな声で，「落ち着いて」，「一休み」，「秩序ある」等を暗示するような言葉を繰り返す。

　自閉症スペクトラムの児や成人とのコミュニケーションは，疲弊するが，それに見合うものでもある。他の麻酔科領域の診療と同じように，診療技術のレパートリーを増やす，例えば，最初に言ったことが理解されなかったら，簡単な言葉で言い換えるような技術を磨くことが重要である。
　落ち着かせる，あるいは激高させる行動のきっかけを，聴いて，見て，探しておく。慣用句や複雑な構造の文章を避けること。「2つの選択肢」は，選択を迫ることとなり，ストレスを高めるので，効果はあまりない。患者がうまくストレスに対応できるよう，環境からの刺激を可能なかぎり減らすべきである。最後に，時に計画通りにいかないこともあるが，そうなってしまったら事態を受け入れるしかないことを記しておく。Kipling の言葉を借りれば「周囲の人が度を失ったとしても，落

ち着いていこう」[15]ということである。

> **Key Point**
> 1. 知的障害者は，多様な要求をもっており，対応には骨が折れることもある。
> 2. 鍵となる戦略は，聴いて，見て，好き嫌いを見極め，保護者や介護者から助けを求めること，患者の能力を見極め，それを利用することである。
> 3. 受容言語と表出言語の間には大きな隔たりがある可能性を認識しておくこと。コミュニケーションに割く十分な時間を用意することが必要である。

（須賀　芳文，鹿瀬　陽一）

参考文献

1. Irving C, Basu A, Richmond S, Burn J, Wren C(2008). Twenty-year trends in prevalence and survival of Down syndrome. Eur J Hum Genet, 16, 1336-40.
2. Hasle H, Clemmensen IH, Mikkelsen M(2000). Risks of leukaemia and solid tumours in individuals with Down's syndrome. Lancet, 355(9199), 165-9.
3. Zachor DA, Mroczek-Musulman E, Brown P(2000). Prevalence of celiac disease in Down syndrome in the United States. J Pediatr Gastroenterol Nutr, 31(3), 275-9.
4. American Academy of Pediatrics Committee on Genetics(2001). Health supervision for children with Down syndrome. Pediatrics, 107(2), 442-49. http://aappolicy.aappublications.org/cgi/content/full/pediatrics;107/2/442(Accessed 15 March 2010)
5. Glasson EJ, Sullivan SG, Hussain R, Petterson BA, Montgomery PD, Bittles AH(2002). The changing survival of people with Down's syndrome: implications for genetic counselling. Clin. Genet, 62, 390-3.
6. Bowen C(1998). Speech and language development in infants and young children. http://www.speech-language-therapy.com/devel1.htm/(Accessed 15 March 2010)
7. Bray M. Speech production in people with Down syndrome. http://www.down-syndrome.org/reviews/2075/reviews-2075.pdf(Accessed 15 March 2010)
8. Buckley SJ(1999). Improving the speech and language skills of children and teenagers with Down syndrome. Down Syndrome News and Update, 1(3), 111-12.
9. Coppus A, Evenhuis H, Verberne GJ, Visser F, van Gool P, Eikelenboom P, van Duijin C(2006). Dementia and mortality in persons with Down's syndrome. J Intell Dis Res, 50(10), 768-77.
10. Wing L, Potter D(2002). The epidemiology of autistic spectrum disorder: is the prevalence rising？ Ment Retard Dev Disabil Res Rev, 8(3), 151-61.
11. Schreibman L(2005). The science and fiction of autism. Harvard, MA: Harvard University Press.
12. Prizant BM, Duchan JF(1981). The functions of immediate echolalia in autistic children. J Speech Hear Disord, 46, 241-9.
13. Charman T(2003). Why is joint attention a pivotal skill in autism? Philos Trans R Soc B, 358(1430), 315-24.
14. Groden J, Cautela J, Prince S, Berryman J(1994). The impact of stress and anxiety on individuals with autism and developmental disabilities. In: Schopler E, Mesibov GB(eds) Behavioural issues in autism. pp. 178-85. New York: Plenum Press.
15. Kipling, Rudyard,(1896). If... http://www.kipling.org.uk/poems_if.htm(Accessed 19 July 2010)

第14章

針恐怖症
Allan M Cyna, Marion I Andrew

「あらゆる難題，そこにはあなたへの贈り物がある」
リチャード・バック

場面設定

針恐怖症 needle phobia とは，注射されることに先行して恐怖を抱くことを表現する言葉であり[1]，広く知られた臨床上の概念で，特に麻酔科医に関係が深い[2,3]。針恐怖症は，人口の10%にみられ，その多くは若年者であり[4]，恐怖のため，予防接種や必要な血液検査，病院で行われるあらゆる行為を避けるために，医療機関を受診しないようになる[5]。信頼感をもつこと，自身をコントロールしているという認識をもつこと，針恐怖症に関する意識的-無意識的側面を理解することが，患者にとって有用である[6]。さらに，もしこの不快な針恐怖症という問題を効果的にコントロールしたいと思えば，忍耐，時間，評価の定まったコミュニケーション技法が必要なことが多い[7]。

針恐怖症は，学習により獲得された反応である。痛みそのものよりも，信頼，制御，知覚が針恐怖症における重要な関連因子である。とはいうものの，鎮痛のためのさまざまな方法，例えばEMLA[訳注]〔局所麻酔（プリロカイン/リドカイン）クリーム〕，冷却[8]，デクスメデトミジンの前投与[9]，不快感を減らす医療機器[10,11]，催眠療法等の役割が完全に失われたわけではない[12~14]。

麻酔科医は，伝統的に不安を軽減させる言葉をかけたり，EMLAを使用したり，吸入麻酔を投与したりして，覚醒患者に針を刺さないようにする。しかし，この方法によって，麻酔科医，患者双方の，針恐怖症からの回避行動がかえって増悪する

訳注：EMLA: eutectic mixture of local anaesthetics。英国で広く普及しているクリーム状の局所麻酔薬。静脈確保部位に，穿刺の1時間ほど前に塗布することが多い。

ことが多い．その上，採血や点滴等の必要な行為を受けるのは思っているより簡単である，と患者に教育できる絶好の機会を逃すことになる．すると，例えば帝王切開で，麻酔導入前に静脈路を確保しないようなケースでは，合併症のリスクが高くなる[5, 15]．

針恐怖症の意識的‐無意識的側面を理解する

針恐怖症の患者は，通常の患者と同じである！ あるレベルでは，意識的，論理的に行動し，理性に従う．しかし，病院で採血や点滴のような行為が行われる時には，無意識的な反応が前面に出てしまう．その行為が愚かで馬鹿げていると知りながら，自分ではどうすることもできない．そのような状況を，自分自身で「2つの心がある」，「自分の横にもう一人の自分がいる」と表現することもある．このような精神状態からわかるのは，針恐怖症にはおそらく他の何よりも，明確に意識‐無意識という観点からの理解が必要だ，ということである．

　針恐怖症に苦しむ患者と付き合うには，針を怖がる態度は**無意識的**な反応であり，採血や点滴を受けたいと思う願望は，最適な医療を受けようとする理にかなった**意識的**な反応であると考えたほうがよい．頭では必要とわかっていながら医療行為が受け入れられないのは，無意識のうちに恐怖を増大させているためである．強い不安を感じている時の典型的症状として，発汗，じっとり冷たい手，震え，きりきりする胃の痛み，過呼吸，頻脈，稀に血管迷走神経反射のエピソード，がある．

　患者は針のことを，運動感覚的または視覚的な用語を用いて情緒的に表現する．例えば，「馬用の針」，「真っ赤に焼けた火かき棒のような縫い針で皮膚を突き刺される」，「熔鉄の剣」等の表現である．時に，このような気持ちに共感することは難しく，その患者が舌や乳首にピアスをしているような場合にはなおさらだろう．しかし，恐怖は現実にあるのである．身体に平然とピアスを開けられる人であっても，採血に対し強い不安感をもつように，目の前の状況は厳然たる事実である．患者の「現実」は，通常，注射という行為によって生じる感覚と関連がなく，知覚，意味付け，状況，知覚に伴う心象イメージ等と関連する．針恐怖症は，しばしば暗示が極めて有効である（第3章，第4章，第20章を参照）．もしそうでなければ，そもそも針恐怖症でないだろう．

問題の根本を理解する

一部の医療者は，生じる問題の原因を知り，それに対処することが必要であると信じているが，現実に臨床を行う上では，必ずしも必要ない．多くの患者は針恐怖症

という問題の原因に気付いていない。発症する契機となった最初の出来事は，自分もしくは他者が経験した感情的な反応を引き起こす，針に恐怖を覚えるような何らかの出来事だったかもしれないが，おそらく針とは全く関係なく，徐々に無意識下で針と関連付けられるようになったのだろう。この感情的な反応は，しばしば病院での不快な体験や拒否を繰り返すことにより助長される。問題の根本原因に関わらず，針恐怖症をありありとした現実体験として受け入れる必要があり，その後に始めてコントロールできる可能性が生じる。「こんな小さな針なんかで大騒ぎして」とか「赤ん坊みたい！」といった，否定したり見下したりする態度は，目の前の問題をエスカレートさせるだけである。

"LAURS"を理解し，暗喩を使うと，針恐怖症にうまく対応できるようになる（第2章を参照）

- **傾聴**：患者が自らの症状を描写してくれることは，後々利用できるので，傾聴に値する（第2章を参照）
- **受容**：どんなに奇妙なものであっても，患者の行動と知覚を冷静に受け入れると，信用と信頼関係（ラポール）の構築が進む
- **利用**：麻酔科医は患者の言葉を「利用して」，患者が「自分はコントロールできている」と暗黙のうちにまたは明瞭に認識してもらえるよう会話する。治療過程のどの段階に入る場合も，そのことを伝え，その都度，患者の許可を得ることによって，信頼関係を深め，患者の自信を醸成する
- **再構成**：通常は暗示がはるかに有用であるが，これも時に使われる
- **暗示**：肯定的な予想は，肯定的な暗示から生まれる

信頼関係を築くために暗喩を使う

患者との信用と信頼関係（ラポール）は，患者の現実を受け入れ，それが現実であると自分が理解している，と患者に伝えることで築かれる。暗喩は苦しみを受け入れ，理解していることを伝えるために有用な方法であり，それによって患者との信頼関係がさらに強くなる。

暗喩として，「木の板」の話がある。患者に，床に置いた幅1 m，長さ6 mの板を渡れますか，と尋ねてみた場合，通常「渡れます」と答えるだろう。

続いて，次のように尋ねてみる。

「同じ板が，高さ300 mの崖の間に渡してあったら渡れますか？ 他は床に置いた時と全く同じです。いかがでしょう？」

このように聞くと，患者はしばしば「怖い」とか「不安だ」と答える。それに対し，麻酔科医は次のように返答できるだろう。

「そうですね。このような危険な状況で，今おっしゃったような反応をしないなら，ご自分の命と幸せを，曝さなくてもよい危険に曝すことになりますからね。この状況で，板を渡ることへの不安感は，有用なだけでなく命を守る，というものでもあるのです」

意識の上で，木の板は床の上にあることを知っているのに，まるで断崖にある板を歩いているかのように，針を経験していくにつれて，患者の針に対する恐怖反応が常態化する。

「不幸にも針恐怖症の方は，ある部分で自分を守る必要があるという精神状態になっているのです…。意識的には，木の板は床の上にあるとわかっているのに，まるで300mの断崖にあるかのように思ってしまうのです」

このような暗喩を使うことで，しばしば患者との信頼関係を早く，そして容易に築くことができる。なぜなら，事実を深刻に受け止め，それが他愛もないことだと切り捨てない，という態度が明確になるからである。患者の現実は，中立的な態度で受け取り，断定的な判断を加えるべきではない。そうすれば，患者は自然と笑顔になり，自分が相手に理解されている，と認識する。このような方法が有効でなければ，暗示を利用した他の例え話をしてみるとよい。

繰り返し使うことで，しばしばこのメッセージが十分に理解され，強く心に留まる。

「2つの心があるというのは，よく見られることです。心のある部分では，床の上の板を歩くのと同じだ，と理解していますが，別な部分では，何かの理由から身を守ろうとしている，ということなのです」

有用な暗示

1. 「幸運にも，あなたが考えているよりも簡単に採血や点滴を受けるための，学習可能な方法がたくさん知られていますよ…」，「解決策はいくつもあります」，「人は学ぶことができます…」は，患者に有用な解決策がいくつかあることを知らせる。

2. 「私達は，しばしば針恐怖症の人に，どのようにすれば，ご自分でコントロールできていると感じられるか，ご自分が考えていたよりも，快適に感じられるかを示しています」という言葉は，その患者もそのような体験ができる，ということをほのめかしている。
3. 「針恐怖症の方は，通常視線の先にある天井のシミに焦点を合わせることによって，状況をコントロールしている感覚を得ることができます。深呼吸をするたびに，強くなった感じがして，より状況をコントロールできると感じ，息を吐くたびに，ご自身がリラックスしていることにも気付くはずです。リラックスすると腕もリラックスして伸ばされます。これで，これまで考えていたよりも点滴が快適にできます」。これはリラックス，コントロール，「腕の麻酔法」を間接的に暗示している。

状況をコントロールできている感覚を強くする極めて効果的な方法の1つは，手技のどの段階においても，その度に患者の同意を得ることであり，それによって患者自身に自分が運転席に座っていることを知らせることである，と覚えておくべきである。

針恐怖症に "GREAT" を使う

挨拶，目標

最初の挨拶に続いて，患者の来院目的である治療が，できるかぎり安全，快適に行われることを目標にする。患者の不安が特に大きい場合は，患者の脅威になる得ることが最小限になるようなレベルから始めて，コミュニケーションを取りつつ，徐々に段階を進めるような形でゆっくり行えば，点滴を入れるという目標に近づくことが可能になる。

「こんにちは。医師のシャープです。タイソンと呼んでもらいたいと伺っています。血管確保ができるかぎり快適に終わるようにしますね」

信頼関係（ラポール）

「点滴や注射に神経質になっている方はたくさんいますが，そんな方がご自分で考えていたよりも，簡単に点滴や注射を終えるために使える方法があるんですよ」
「どうすれば，落ち着いて快適でいられるかお示ししたいと思いますが，その方法についてお話してもよろしいですか？」

この間，上述した "LAURS" や暗喩は，麻酔科医にとって極めて有用な道具となる。

評価，予想，説明

評価は通常数秒で行い，その後に，問題解決のために必要な戦略の種類と進行速度を決める。手技を進めるために，患者の準備が整っているかどうかを見極めておく。より不安が強い患者には，信用を得て，状況をコントロールしている感覚を身に付けさせるために，より多くの時間が必要である。軽度の針恐怖症の場合，単純に患者の問題点を受け止め，手技の間，自信をもって平穏でいられ，乗り越える能力が十分にあることを暗示するだけで，十分な場合もある。

　非常に不安が強い患者は，まずドアの前で待ってもらい，そこで挨拶をして，信頼関係の構築を始め，患者の準備ができれば，許しを得て次の段階に進む。

「そばに行って，お話しさせていただいてもよろしいですか？」

　患者に，次の段階に進む準備ができたら伝えて欲しい，と念を押しておく。

「普段から私は患者さんに，お許しをいただかなければ何もしない，と言っています。よろしいですか？」

質疑応答，懸念の承認と言及

ここでは，まだ知らされていない心配事をどのように表出させ解決するかがテーマである。

　患者：(EMLA)クリームを塗ったところだけにしてください　　（または）黙って針を刺さないで！
　麻酔科医：最も痛みが少ないと思われるところだけを狙います。もちろん，あなたの準備が整うまでは行いません。よろしいですか？

暗黙の合意，感謝，終結

　麻酔科医：点滴を入れてしまう心の準備ができたら，教えてくださいね

　カテーテルを留置した後には

　麻酔科医：ありがとうございます。次はもっと楽に点滴が入る，ということをお見せできてよかったです

考慮すべき戦略

それぞれの段階に進む時には，患者に一連の質問をすることで，確認手続きを行う。例えば，「そばに行ってもよろしいですか？」，「ベッドのそばに立ってもよろしいですか？」，「腕を見せていただけますか？」，「手の甲を見せていただけますか？」，「駆血帯を巻いてもいいですか」，「ことが快適に済むように，手の甲を叩いてもいいですか？」，「消毒してもいいですか？ 少し冷たいかもしれません」。

依頼が受け入れられるまで待たなければならないことは稀ではない。大事なことは，受け入れるための時間を与えることである。例えば，こんな暗示が役に立つ。

「間もなく，何も考えずに，自然に腕がリラックスしているように，腕が伸びますよ」

針を刺す直前に，患者にその旨を伝えることは重要である。だが，ネガティブな暗示はしないほうがいい。

「何か嫌な感じがしたら，咳をしたり，足の指を動かしたり，深呼吸したりすれば，最大限快適で，安全に終われますよ」

上記はよい例だが，以下は悪い例である。

「尖った針で刺しますよ。ハチに刺されたように痛いかもしれません」

非常に不安の強い患者の場合，非言語的なコミュニケーションが有用である。この方法は，カニューレを留置する時，最終的に同意を得るために利用できる。例えば「心の準備ができたら，うなずいてください」等と伝える。

この段階で極度な恐怖に怯えている人は，過度に集中していて，押し黙っているか，あるいは不安そうに見えるか，震えているか，泣いていることも少なくない。

患者が震えていたら，このように言うとよい。「今すぐ，心配や不安をふるって払い落としてしまいましょう。すぐに，厄介な感触や考えが振り落とされて，落ち着くことができ，より快適に感じるようになるでしょう」。

「…してみましょう」，「…してはいけません」という言葉を，治療に役立つようにうまく使えるし，「2つの選択肢」も役に立つ。

「よろしければ，リラックスしないようにしてみてください。そうすれば，何も考えていない時には，リラックスしている，ということがわかると思います」

「2つの選択肢」を作り，成功することに焦点を当てながら手技をうまく完遂できる。この時，成功とは手技を開始するというよりは，カニューレの挿入が終わる，ということである。

「終了するための準備ができたら，うなずくか，すぐに OK と言ってください」

成功の強化

手技の最後にとても重要なことは，達成できたという成功体験を無駄にしないことである。うまく終了した段階では，成功したことを強調し，また，「採血や点滴が必要になった時にどうすればいいかあなた自身が今わかったので，次からはより簡単に行うことができる」と患者に暗示することができる。

「全てにいえることですが，例えば，車の運転のように，新しい技術を学べば物事がより簡単に行うことができ，より状況をコントロールしていると感じられるでしょう」
「以前は何らかの理由で自分を悩ませていたことが，もはや心配するようなことはなく，今やその理由さえ知る必要もないことを知って驚くことがありますね。将来，医師から採血や点滴が必要だと言われたらいつでも，今日一回できたことなので，多くの方にとって考えているよりも，もっと簡単にできると思います。将来，同じようなことがあっても，その時はより簡単なはずですよ」

この状況では，肯定的な暗示，強化，反復を組み合わせながら使っている。

緊急の処置

35歳の女性。緊急手術が始まろうとしているが，患者が麻酔科医に叫んでいる。麻酔科医は，この後の迅速導入のために，静脈ラインとして18Gのカニューレを挿入しようとしていた。

　患者：そんな針をもって近づいてきたら，死んじゃう！
　麻酔科医：わかりました。しばらくの間，腕を死なせてみましょう。

　すぐに彼女の左腕の力が抜け，リラックスし，局所麻酔薬なしに18Gのカニューレを挿入できた。一息ついて，彼女は点滴が留置されている，という現実を受け入れた。全く不快感なく，あっという間に終わったことに驚いた様子だった。

このケースでは，以下のように LAURS を利用した。

傾聴：麻酔科医は患者の使った「死んじゃう！」という言葉に耳を傾けた。
受容：患者の現実を受け入れること，それは「わかりました」という言葉で彼女の信念を受け入れたことである。これは患者と関わりをもち，迅速に信頼関係を築くために必要なことである。患者の考えに道理がなくても，否定してはならない。例えば，「まさか，死ぬなんてことありませんよ，こんなちっちゃな針なんですよ」と言わないこと。
利用：患者の言葉を利用したことで，腕が「死ぬ」ことと，たった少しの「間」である，という無意識の反応を引き出すことが容易になる。
再構成：「死ぬ」のは「腕」で，ほんの少しの「間」であるという新しい文脈に再構成された。
暗示：「しばらくの間，腕を死なせてみましょう」という，間接的ではなく直接的に暗示する表現が使われた。それが示すことは，全身ではなく「腕」だけが死ぬ，ということである。彼女は極めて不安な状態で，窮地の彼女を助け出すよい方法を拒否するようなことはしなかっただろう。「あなたの腕」という言葉ではなく「腕」と言うことにより，身体の他の部分から，腕だけを分離することができた。

Key Point

1. 針恐怖症の問題には，特定の意識的な側面と無意識的な側面があることを認識する必要がある。
2. "LAURS" は信頼関係と信用を築くための有効な方法である。
3. 患者の苦境に共感を示すために，暗喩は役に立つ。
4. 明瞭な成功する見込みをもち，自信をもって穏やかに対処することで，肯定的な期待が作られる。
5. 各段階で許可を得ることは重要である。同様に，状況をコントロールしているという患者の自信と信頼関係も不可欠である。
6. どのような成功でも，それを強化することが重要である。

（福島 東浩，讃井 將満）

参考文献

1. Thurgate C, Heppell S (2005). Needle phobia — changing venepuncture practice in ambulatory care. Paediatr Nurs, 17(9), 15-8.

2. Rice LJ(1993). Needle phobia: an anesthesiologist's perspective. J Pediatr, 122(5Pt 2), S9-13.
3. Bamgbade OA(2007). Severe needle phobia in the perianesthesia setting. J Perianesth Nurs, 22(5), 322-9.
4. Veerkamp JS, Majstorovic M(2006). [Dental anxiety and needle phobia in children. A relationship?] Ned Tijdschr Tandheelkd, 113(6), 226-9.
5. Simon GR, Wilkins CJ, Smith I(2002). Sevoflurane induction for emergency Caesarean section: two case reports in women with needle phobia. Int J Obstet Anesth 11(4), 296-300.
6. Searing K, Baukus M, Stark MA, Morin KH, Rudell B(2006). Needle phobia during pregnancy. J Obstet Gynecol Neonatal Nurs, 35(5), 592-8.
7. Cyna AM, Andrew MI, Tan SG(2009). Communication skills for the anaesthetist. Anaesthesia, 64(6), 658-65.
8. Sarifakioglu N, Sarifakioglu E(2004). Evaluating the effects of ice application on the pain felt during botulinum toxin type-a injections: a prospective, randomized, single-blind controlled trial. Ann Plast Surg, 53(6), 543-6.
9. Nafiu OO, Srinivasan A, Ravanbakht J, Wu B, Lau WC(2008). Dexmedetomidine sedation in a patient with superior vena cava syndrome and extreme needle phobia. J Cardiothorac Vasc Anesth, 22(4), 581-3.
10. Kettwich SC, Sibbitt WL Jr, Brandt JR, Johnson CR, Wong CS, Bankhurst AD(2007). Needle phobia and stress-reducing medical devices in pediatric and adult chemotherapy patients. J Pediatr Oncol Nurs, 24(1), 20-8.
11. Kettwich SC, Sibbett WL, Kettwich LG, Palmer CJ, Draeger HT, Bankhurst AD(2006). Patients with needle phobia? Try stress-reducing medical devices. J Fam Pract, 55(8), 697-700.
12. Morse DR, Cohen BB(1983). Desensitization using meditation-hypnosis to control 'needle' phobia in two dental patients. Anesth Prog, 30(3), 83-5.
13. Dash J(1981). Rapid hypno-behavioral treatment of a needle phobia in a five-year-old cardiac patient. J Pediatr Psychol, 6(1), 37-42.
14. Cyna AM, Tomkins D, Maddock T, Barker D(2007). Brief hypnosis for severe needle phobia using switch-wire imagery in a 5-year old. Paediatr Anaesth, 17(8), 800-4.
15. Sehgal A, Mendonca C, Stacey MR(2001). Needle phobia in a patient for urgent caesarean section. Int J Obst Anesth, 10(4), 333-4.

第15章

術中覚醒

Christel J Bejenke

> 「眠れば夢もみるだろう，そこが厄介だ」
> ウィリアム・シェイクスピア『ハムレット』

術中覚醒は，さまざまで異質な体験から成る，麻酔科医だけでなく，全ての手術室スタッフに関係するテーマである。本章は，術中覚醒による悪影響を軽減，防止する上で，麻酔科医にとって有用と思われるコミュニケーションに焦点を当てる。頻度は高くないものの，術中覚醒は全身麻酔の合併症として多くの記載があり[1~4]，長期に及ぶ深刻な心理的影響をもたらす可能性がある[5~9]。

医学的合併症として術中覚醒が最初に認識されたのは1846年で，1950年代以降，多数の報告[10~21]がある。過去20年間，その理解と予防に向けて多くの研究が行われている[1,22,23]。術中覚醒は近年ますます臨床医，患者，メディアの注目を集め，医療訴訟になって多額の賠償金が支払われたケースもある[24]。

定義

米国麻酔科学会（ASA）の委員会は「術中覚醒は，全身麻酔下で行われる手術中に患者が意識を取り戻し，その後にこれら術中の出来事を思い出すこと」[7]と定義している。この内容には，無力感，体を動かしたり叫んだりして意思疎通を図ることができない，聴覚や触覚刺激，絶望感，急激な恐怖，パニックや痛み，見捨てられ裏切られたという感覚，臨死体験等が含まれる[1,5~13,22,25~27]。

顕在性記憶 explicit awareness（陳述記憶）とは，聴覚，視覚，触覚刺激，麻痺や痛み等，術中の出来事を**意識的に思い出せる**ことである。術中に経験した内容は患者間でかなり似通っているが，それを麻酔科医に伝えているのは少数（35％）に過ぎない[23,25]。顕在性記憶は術中覚醒に関連する調査の大多数で取り扱われており，本章の主要なテーマである。

潜在性記憶 implicit awareness（非陳述記憶）では，何らかの情報は回想されるが，意識的に思い出し取り戻すことはできない[2,23,28]。患者自身の状態に関する事柄はそれが有益な内容であるか否かに関わらず，聴覚情報として処理される，とする確固たる根拠がある[19~21,29,30]。

頻度

術中覚醒の総件数はかなりの幅があるが，全身麻酔の0.1〜0.9％，米国では年間約3万〜4万件と報告されている[1,7~9,31]。しかし，真の頻度は，おそらく少なめに見積もられているだろう。ASA closed claims projectの2010年報告によれば，術中覚醒の頻度は，700例に1例未満である。その多くは，浅麻酔と麻酔薬投与経路の問題に起因する[8]。

危険因子

危険因子は，浅麻酔，心臓手術，重症外傷の手術，循環動態の不安定な患者，緊急帝王切開，ASA分類Ⅳ，術中覚醒の既往，中枢神経抑制薬の慢性的使用，若年者，肥満，麻酔薬の不適切あるいは誤った投与，術中覚醒に対する知識不足，全静脈麻酔（TIVA）である。

術中覚醒の後遺症

何人かの患者が経験した術中覚醒のトラウマは，詳細に記述されており[5,9,21~23,25]，「強烈な情動反応が生じるために，術中に体験した出来事を語ることが妨げられ，記憶は時を経て徐々に明確になる」[21]とされている。Moermanは，患者の70％が，睡眠障害，悪夢，今後の麻酔に対する恐怖，日常の不安を訴えた，と報告している。患者の訴えが，医師や家族に真剣に受け止めてもらえず，「作り話だ」，「いかれている」と言われると，症状が悪化する可能性がある[23]。遅発性の心理学的症状はPTSD（心的外傷後ストレス障害）[5,9,16,25,26,32]発症につながることがあり，これは長期の治療を要する重大な精神的後遺症である。PTSDは，トラウマの再体験，過覚醒，睡眠障害，悪夢，侵害的な記憶の再燃（フラッシュバック），逃避行動が特徴的である。患者はしばしば，病院に足を踏み入れられず，入院中の家族を見舞うことすらできなくなる。重症例は「自分は大丈夫」と言い張り，医療従事者を避け，検査を受けず，外科手術について考えただけでパニックに陥る[1,5,9,22,25~27,32]。しかし，手術中に単純に苦痛を感じた，または声や音を聴いただけでは，遅発性の心理

的症状は起こらない。実際，明らかに術中覚醒していて，かなりの苦痛を感じた患者のほうが，ぼんやりしていた患者よりトラウマ症状を引き起こすことが少ない。おそらくこれは，覚醒時に何が起こっていたのかという疑念がないからだろう[33]。

推奨される予防策

ASA[7,8]や多くの研究者が標準的ケアと考えているBIS (bispectral index) モニタリングは，麻酔深度を正確に把握し，意識の指標として機能し，術中覚醒を確実に予防すると期待された。しかし，最近Avidanは「BIS値が目標範囲内にある時でも，術中覚醒は起こることがあり」，BISは「誤った安心感を麻酔科医に与えてしまう」[34]と報告している。

推奨される臨床的対処方法を以下に示す[6,7,35,36]。
1. 麻酔深度をモニターするさまざまな手段，すなわち，臨床的観察（合目的的あるいは反射的な動き），一般的なモニタリング（心電図，血圧，心拍数，カプノグラフィ）を用いること。
2. 神経筋遮断薬の使用を制限することで，完全な麻痺状態を避ける。完全麻痺状態では，合目的的あるいは反射的な動きや痛み刺激に対する反応が消失してしまうからである。
3. TIVAを避ける。

スコポラミンもベンゾジアゼピンも，術中覚醒の頻度を確実に減少させることはできない[4]。

術中覚醒の悪影響を軽減すること

通常，麻酔科医は，コミュニケーション技能を術中覚醒の深刻な結果を制御したり，予防したりする方法の一部とは考えていないが，具体的な対処法を下記に提示する[36]。その目標は，術中覚醒急性期の体験の改善，長期的な続発症の軽減ないし予防，過去に術中覚醒を体験して現在その続発症に苦しんでいる患者の短期的・長期的管理を容易にすること，術中覚醒の既往があってパニックに陥りやすい患者の術前準備（これはしばしば非常に難しいが）を円滑にすることにある。最終的に，有効なコミュニケーションは訴訟を未然に防ぐことにもなる。

考慮すべきコミュニケーションは，下記の側面を含む。
・術前診察
・術中のコミュニケーション
・術中覚醒を体験した直後の患者の管理

・以前に術中覚醒を体験して，PTSD に苦しんでいる患者の管理

術前診察
患者に**情報**を与えることが必須である。それによって患者との間に信頼関係が確立され，麻酔科医の能力と行動に対する信頼につながる。手術室から術後回復室入室までに起こる一連の出来事を話すことは，一般的な麻酔ケアにおいて不可欠である。導入，覚醒，抜管は特に説明すべき部分である。気管挿管，人工呼吸，筋弛緩を行う理由とその利点，意識がないと思われる間に何が行われるか，そして常に患者の安全が最優先されることを説明する[37〜39]。

首尾よく行われた安全な麻酔であれば必ず意識は消失する，という考えは訂正されるべきである。そのかわり，完全な意識消失を常に保証することはできなくても，有効な鎮痛を提供するためにあらゆる努力がなされること，術中に体に触れられる感覚や，光や音を感じることがあっても，必ずしも「何かとんでもなく間違ったことが起こっているわけではない」，ということを説明して，患者を安心させることはできる。帝王切開，重症外傷，心臓手術，高リスク患者のように，安全上の理由から術中覚醒や痛みが起こり得る場合，術前に適切な説明を行う。

「水面」の暗喩を用いることで，麻酔深度の変化を説明できる。「時々，水面の上に顔を出し，その時に何かを聞いたり，感じたりすることもあります。そして再び水面下に沈んでいきます」

万一，術中覚醒した場合，麻酔科医とコミュニケーションをとる方法について話し合っておくこともできる。

「時々，私があなたの手を握るのを感じるかもしれません。そう感じたら，私の手を握りかえしてください」

術前にこのような簡単な説明をしておくだけで，患者が自らをコントロールできる感覚を与え，力付けられている，と感じさせることができる。筋弛緩状態においても，残存する筋力で患者自身が「握りかえす」ことは可能であり，意識が戻った患者はそうしようとする傾向がある。自分に意識があるという情報を麻酔科医に伝えることは，患者自身の利益になるからである。麻酔科医が患者の手を握り，安心させるコミュニケーションを図れば，患者を落ち着かせることができる。しかるべき状況では麻酔を深め，麻酔薬の追加投与が適切でない状況ならば，「もう少し時間が経てば麻酔薬を追加投与できるようになりますよ」と説明する。痛みを感じている時でさえ，このような言葉は患者を安心させ，元気付けるものである。

術中に起こり得る感覚についてどの程度詳細に話しておくかは，麻酔科医が患者

と状況を評価した上で，はじめて決定すべきである．事実に関する知識，言葉や接触による患者とのコミュニケーションは，術中覚醒している間でも，有意に患者の恐怖を和らげる（後述の症例を参照）．したがって，術中覚醒のリスクが高い患者に，わずかではあってもその可能性があることを説明しておくのは合理的である．このような情報は否定的な暗示となることもあるが（第20章を参照），実際にそうなるか否かは，情報の伝え方次第である．術中覚醒について述べる場合，前もって防御的あるいは謝罪的にならないようにする．

麻酔導入は，覚醒が最も起こりやすい時期の1つであるので，挿管や気管チューブを「標準的，近代的で安全」なものと説明することは，万一導入期に患者が覚醒していた場合に「何かがうまくいっていない」と感じることによる恐怖や，心理的トラウマを減少させる．

「筋弛緩薬が投与されたら，麻酔科医があなたの口（あるいは鼻）から呼吸のためのチューブを気管に挿入し，それにより手術中の呼吸がいっそう**安全**なものになります．気管挿管は，**最新の安全な麻酔**の一部です」

患者と麻酔科医のあらゆる関係と同様，麻酔科医は現実的に守れることのみを約束するべきである．患者の自主性が回復するまで麻酔科医は慎重に見守っていることを伝え，患者を安心させる．麻酔導入期を含む，全ての情報伝達において，肯定的な暗示を含めることができる[37,38]（第4章，第8章，第20章を参照）．手術中に，別の麻酔科医が麻酔を引き継ぐ場合があることも話しておく．

心臓手術を受ける高リスク患者の術前診察で提供する情報の一例を以下に示す．

「ご存じのように，**麻酔は快適さと安全に関連しており**，ほとんどの場合その両方を得ることができます．しかし時には，快適さと安全のどちらがより重要であるかを決断しなければならないことがあります．おそらく現時点では，**安全が最重要**であることに同意なさるでしょう．あなたも私も，あなたの心臓を心配しています．心臓をできるだけ強く保ち，できるかぎり働いてもらうために，特に注意深く慎重に麻酔を行いたい（「行わなければならない」ではなく）と考えています．心臓を最良の状態で機能させるために，麻酔薬の投与を最小限にするのが望ましい場合があります．非常に注意深く観察して，麻酔薬を少し控えたほうがよいと思われる場合は，そうします．このような時，何かを聞いたり感じたりするかもしれません．そして，あなたの心臓が十分に元気で，もう少し麻酔薬を追加投与できるようになったら，すぐに薬を投与します」

筋弛緩薬投与の影響についても説明する。

「外科医が最良の状態で手術を行えることも重要です。そこで，とてもリラックスさせる特別な薬を投与すると，あなたの全ての筋肉は完全に緩んでぐにゃっとなり，外科医が最も手術をしやすい状態になります。この感覚は，あなたが以前に感じたことがない感覚と思いますが，ご存じのように私はあなたを注意深く観察して丁寧にケアします。ですから，**あなたは全く安全な状態にあるのです**」

患者は，肯定的な暗示を含めた事実に基づく情報を与えられている。術中覚醒や麻痺状態の可能性は「あなたの心臓のために最善を尽くす」という言葉と同等の意味があるように説明されている。麻酔科医は，以下のことに注意するべきである。
1. 患者は，医療技術を単に受けるだけではなく，「治療のパートナー」という役割を演ずる。これは，患者にとても大きな力を与える。
2. 上記のような説明は，術中覚醒や痛み，麻痺状態が経験されても，術前，術中にわたって患者を安心させることができる。
3. 麻痺状態にあることの有益性を説明し，この異質で恐ろしい感覚に対して心の準備をすることは有用である。
4. 「あなたは安全である」は，術前，術中，術後に患者が聞き得る，最も重要な言葉である。

術中のコミュニケーション[36,37]

麻酔科医が，術中覚醒は起こり得ると認識して，区域麻酔や神経ブロック下で覚醒している患者に対するように，全身麻酔中の患者に対応することが重要である。体動，血圧上昇，頻脈，流涙，瞳孔径の変化，発汗等，痛みや苦痛の徴候に注目する。術中の適切な鎮痛を，常に先取りすることが望ましい。薬物治療は別として，臨床的に麻酔が浅いと思われる時は，技術的な用語や業界用語を使わずに，平易な言葉で患者に話すことが有用である。「もっと快適な状態にするために，すぐにもう少し薬を投与しますね」といった感じである。このような状況では，患者は文字通りに受け止めやすいので，言葉を選ぶことが大切である。

　安心させること，状況に応じた言葉，そして時折「手術の進行状況」を伝えることは，万一，術中覚醒していたとしても，患者の恐怖心を減らし，回復を早める。軽率な発言を控えるよう，外科医や手術室スタッフを教育するべきである。ネガティブな発言がされても，現実味のあるポジティブな意図をもった発言に訂正することができる。

外科医：全身癌だらけだ！
麻酔科医：今，何が問題であるかが，はっきりしました。最も効果的な治療を行います。

これは間違った約束でもなければ，「あなたには何の問題もない」といった陳腐な言葉でもない。

患者に触れることは，誰かがそこにいて自分を看てくれている，という安心感を与える。腕や毛布をきちんと整え，患者の肩や手や足に手をおくことも，何が起こっても大丈夫，という感じを与える。

手術室チームとのコミュニケーション（第17章も参照）
手術室スタッフは，全身麻酔では最初から最後まで患者は完全に無意識である，という強い期待をもっている。彼らは，全身麻酔下の患者に直接話しかけるのは難しいと思っているかもしれないし，適切な麻酔を提供するはずの麻酔科医の能力に疑念を抱くかもしれない。このような場面は術中覚醒に関する最新の研究や，麻酔科医の語りかけの果たす意味を手術室スタッフに啓発する好機である。これによって，患者保護に関わる手術室の作法やエチケットが改善され，特に患者（別の患者への言及を含む）に関する否定的な内容を含む会話を避けることにつながる。

術中覚醒を体験したと訴える患者

術後診察時に，術中覚醒についてルーチンに質問するか否かは，実際の臨床ではさまざまである。術中覚醒が疑われた場合（術中 TIVA の投与経路が不注意で外れていた場合あるいは術後の患者からの報告），通常は注意深い「聞き取り」によって，術中に感じたこと，思い出せることが明らかになる。術中覚醒を暗示したり，示唆したりしないよう，注意が必要である[36,37]。診察のタイミングと頻度が重要で，事実を明らかにするために複数回の診察が必要になることもある。そして，患者の話の信用性を常に確かめるべきである。特に，適切な評価を行う前に退院した患者では，術中覚醒が見逃されることがある[4]。

術中覚醒を暗示しない質問として，下記の5つが推奨されている[4]。
1. 眠りにつく前に，最後に覚えていることは何ですか？
2. 目が覚めた時に，最初に覚えていることは何ですか？
3. 眠る前と，目が覚める間に，何か覚えていることはありますか？
4. 手術中に夢をみましたか？
5. 手術について最悪な出来事は何ですか？

「最悪」という単語は，何か実際に「悪い」ことが起こったような暗示を与えるので，

筆者は最後の質問は次のように修正することを提案する。
「こうすればもっとよかった，という点が何かありましたか？」あるいは「あまり気に入らなかったことはありますか？」といった質問に引き続き，間をおかず「次回は，私達はもっとよい麻酔を提供できるでしょう」といった肯定的な言葉を述べる。このような質問は，同じ情報を得ようとするものだが，否定的な含みを避けることで，質問のトーンを変えることができる。

以下は編者（SGMT，AMC）が，実際に行った臨床例である。

> 35歳の電気技師。再発性ブラに対する肺部分切除術を受けた。術前に胸部硬膜外カテーテルが留置され，麻酔導入と維持はTIVAで行われた。術中，約30分間TIVAの投与ルートが誤って外れていた。術中覚醒があったかどうかを知るために，術後診察が行われた。

術中覚醒例における"GREAT"の使用

挨拶，目標
医師A：こんにちは，ウェイク^{訳注)}さん，昨日あなたの麻酔を担当したAです。術後の経過が順調かどうか，拝見に伺いました。

これは，何かよくないことが起こった，ということを自動的に暗示することのない，開かれた質問である。

ウェイク：先生，「ろっかんかいそうき」って何でしょうか…？

信頼関係（ラポール）
医師A：どこで肋間開創器について聞いたのですか？
ウェイク：昨日の手術中，外科の先生がゴルフレッスンについて話した後，肋間開創器を要求したのですが，それって何だろう，と思ったものですから。
医師A：ということは，あなたは手術中の話をいくらか覚えていらっしゃるのですね？
ウェイク：はい，でもどこかの時点で眠ってしまったはずです。なぜなら，誰かが私に，さらにもう少し眠る薬を投与します，と言っていたこと以外，他に何も思い出せないからです。
医師A：それについてどう感じましたか？

訳注：原文はWakeであり，「覚醒」との掛け言葉であろう。

ウェイク：身体の感じ，ということでしたら，特に何の痛みも感じませんでした。

　最初にA医師は患者の話を聞き，術中覚醒の可能性があるかを確認している。麻酔科医は，患者の報告を受け入れ，起こった出来事を認めている。この患者は術中覚醒していたようであり，正直かつ客観的に対応して，適切な関心と共感を示す必要がある。
　麻酔科医が説明をしながら事実を書き留めると，自分の話を真剣に聴いてもらっている，と患者は感じることができる。術中に何が起こったのかについての麻酔科医の見解は，患者の前で議論されるべきで，適切な説明が必要である。患者自身が抱いている懸念は，それらが無関係のように見えても，むげに否定しないことが極めて重要である。

評価，予想，説明
　医師A：あなたは手術中，しばらくの間意識があったようですが，確かですか？
　ウェイク：はい，そうです。
　医師A：私達は，あなたの手術中，ある一定時間，麻酔薬が適切に投与されていなかったことを把握していますが，あなたが何かを覚えているかどうか，わかりませんでした。麻酔薬が投与されていないことに気付いて，すぐに麻酔薬を追加投与しました。
　ウェイク：ああ…それで，私はその時，眠りについたわけですね。

　麻酔科医は，患者が手術中に覚醒していたことを確認し，それがどのように起こったかについて患者に説明している（第12章を参照）。また，麻酔薬を追加投与したことを，落ち着いて自信に満ちた口調で伝えて，ネガティブな体験になるのを予防している。

質疑応答，懸念の承認と言及
　医師A：今回の手術中に起こったことについて，何か心配な点がありますか？
　ウェイク：はい，外科の先生はおそらく近いうちに反対側の肺も手術が必要になるだろうと言っています。今回のようなことは，次もまた，起こるのでしょうか？
　医師A：あなたに起こったことは，とても稀なことで，再度起こる確率は非常に低いです。将来，麻酔担当医が，今回のようなことが起こらないよう特別な注意を払うように，カルテに特記しておきます。他に何かお聞きになりたいことはありますか？

ウェイク：いいえ，それで結構です。

　麻酔科医は，患者の質問に対する回答に，患者自身の言葉を使っている。患者は自分の経験を否定的には発言しておらず，麻酔科医も同様である（第3章，第4章を参照）。

暗黙の合意，感謝，終結
　医師A：今後数日間，あなたの様子を診に伺います。よろしいですね？
　ウェイク：ありがとう，先生。金曜日までに退院できるといいです！

　上記のケースでは，患者は術中覚醒を完全に受け入れており，医師を信頼している。痛みや，感情的なストレスを経験していない。痛みや感情的ストレスを伴う術中覚醒が起こった場合も，傾聴や受容の方針は同じように適用可能である（第12章も参照）。
　何が，どうして（もし理由が判明しているなら）起こったのかについて，明確な説明を受けることは，患者にとって有益である。場合によっては，謝罪するべきである。患者が，麻酔科医を「自らの苦痛の加害者」と見なしている場合，率直な話し合いは治療上有用ではあるが，困難を伴う。このような状況での効果的なコミュニケーションは，PTSDのような持続する精神症状の予防や訴訟の回避につながる。
　患者がトラウマを負っている，と考えられる場合，早期に知識のある熟練した臨床心理士に紹介するべきである。患者や治療者と連絡を保つことは，患者への関心を表明するもので，患者の治療に対する麻酔科医の参画や適切な介入を容易にする。

以前に術中覚醒を体験した患者
麻酔科医の多くが，麻酔や病院に対する極端な恐怖のために，ほとんど管理不能な患者に出会うことだろう。彼らは，しばしば必要な手術を何週間，何ヶ月，時には何年も先延ばしにしている。普段は理性と判断能力があるので，なぜ自分が病院に足を踏み入れられないのか，彼ら自身にもわからず，入院している親戚や友人の見舞いすらできない。これらの患者は，過去に顕在性あるいは潜在性の術中覚醒を体験しているのかもしれないが，しばしばそれを恐怖の原因として自覚しておらず，自分を単に「病院嫌い」と考えている。
　共感をもって彼らの話に耳を傾け，起こったことや続発症，遷延する苦痛を正しく認識することが，実行可能な対処法である。麻酔記録が入手できるなら，患者とともに詳細を検討する。これらの患者は情報を欲しており，彼らの多くの疑問に包括的に対応するため，あらゆる努力を払うべきである。患者にとって最も重要なこ

とは信頼と，解決までの支援の継続である。

> 多椎間の脊椎固定術を予定されているナタリーは，数日前に行われた2つの手術中に「恐ろしい体験」をした。自動車事故後の腹部，胸部，整形外科的外傷に対する7時間の緊急手術と，同程度に長い手術を再度受けた。2つの手術中，彼女は完全に意識があり，「耐え難い痛み」を体験したのである。

「私は，先生方が行っていることをそのまま感じました。何とかそのことを知らせようとしましたが，動けませんでした。そして，自分は麻痺状態にあると理解しました。心の中で叫びましたが，誰にも私の声は届きませんでした。私は死んでしまうのだろうと思いました。先生方は何も気付いておらず，私はパニックに襲われました。全くなす術もなく，私を守り助けてくれる人は誰もいませんでした」

彼女はまた，名前を特定できる人物の会話，コメントや叫び声までも詳細に語った。「私の知らないたくさんの言葉でした」。その後，ICUでの人工呼吸管理中も，完全に目が覚めて，麻痺状態で激痛を感じていたと告白した。「何日も…私は何が起こっているのかわかりませんでした。私はここで死にかかっていると思いました。喉の中のチューブが私を殺すと…。でも，誰も私に話しかけてはくれませんでした」

彼女は差し迫った手術を恐れていて，以前の手術以降ほとんど眠れていなかった。

麻酔科医（前回の手術には関与していない）は，彼女と上述のような方法でコミュニケーションをとり，その後，ナタリーは「初めて怖い感じがなくなりました」と話した。手術当日朝，彼女はぐっすり眠れたことを興奮して話した。

腹臥位の手術中，彼女は突然頭を上げて，保護帯から腕を引き抜いて気管チューブに触れようとした。麻酔科医は彼女の腕をもとに戻し，穏やかに話しかけた。「全て順調ですよ，**あなたは安全です**。口と気管にチューブを感じていると思います。まさに私達が話し合ったように，このチューブはあなたが**安全に呼吸する助け**であるとわかっていますね。だから，あなたは**とても安全に感じていい**のです。先ほど少し薬を投与しましたから，すぐに深い眠りに戻りますよ」

手術終了後，彼女はベッドに移動直後に覚醒し，口腔内吸引と抜管のため自分で口を開けた。そして，すぐに麻酔科医に感謝の言葉を述べ，何度も何度も「今回は本当に素晴らしかった」と繰り返した。

手術当日その後，…

麻酔科医：今回の手術について何か覚えていますか？（術中覚醒を示唆しないよう

に留意しながら）あなたは，前回の手術について，とてもたくさん話してくれましたね。
ナタリー：いいえ，今回は全く違いました…とてもよかったです。
麻酔科医：私が手術中，あなたに話しかけたことを覚えていますか？
ナタリー：ああ，喉の中のチューブについて話してくれた時のことですね？私は先生がそばにいてくれて嬉しかった，とても安全に感じていました。何もかも，前の2回の手術とは大きく違いました。

このケースは，術中覚醒を全く違った印象で受け入れ，想起できることを示している。患者が術中覚醒を予期するように事前に「教育」されている場合でさえ，術中覚醒は必ずしもトラウマになるわけではない。それどころか，効果的な術前準備と手術中のコミュニケーションが，患者に利益をもたらすこともある。

Key Point

1. 術中覚醒は，全身麻酔中どのような患者にも起こり得る。
2. 潜在性記憶は，より関心をもたれるべきである。
3. 「最新の安全な」麻酔は，必ずしも常時深い意識消失を意味したり，要求したりするものではないことを，術前に患者に教育すべきである。
4. 常に最適な鎮痛を提供し，可能であれば完全な筋弛緩状態を避ける。
5. 覚醒の徴候に注意する。
6. 術中覚醒，特に術中の会話に留意する点に関して，手術室チームの教育が重要である。
7. 術前，術中を通して，言語的・非言語的な手段によるコミュニケーションによって，患者を安心させることが，術中覚醒の有害な影響を軽減する。
8. 術中覚醒していた場合，患者の訴えを信用して，その内容を患者とともに評価する嘘偽りのない共感に溢れるコミュニケーションを図る必要があり，必要に応じて早い段階で心理カウンセリングと治療に紹介する。
9. 症状が落ち着き十分な治療が受けられるようになるまで，麻酔科医は，患者，精神面の治療者双方と連絡を取り続けることが推奨される。
10. 効果的なコミュニケーションの考えられる利点は
    ・術前：不安軽減，信頼感を高める
    ・術中覚醒時：見捨てられているという感覚を改善し，術中の「恐怖」を減らす
    ・術後：麻酔科医が患者とともに術中覚醒の経過を検討することを容易にする。症状の軽減，早期の治療開始
    ・長期に及ぶ重大な影響の軽減，PTSDの予防
    ・追加手術を必要とするPTSD患者：麻酔科医による早めの準備と麻酔ケア

（髙橋 淳，木山 秀哉）

参考文献

1. Ghoneim M(2007). Incidence of and risk factors for awareness during anaesthesia. Best Pract Res Clin Anaesthesiol, 21(30), 327-43.
2. Sebel P(1995). Memory during anesthesia: gone but not forgotten? Anesth Analg, 81(4), 668-70.
3. Goldmann L(1988). Information-processing under general anaesthesia. J R Soc Med, 81(4), 224-7.
4. Sandin RH, Enlund G, Samuelsson P, Lennmarken C(2000). Awareness during anaesthesia: a prospective case study. Lancet, 355(9205), 707-11.
5. Lennmarken C, Bildfors K, Enlund G, Samuelsson C, Sandin R(2002). Victims of awareness. Acta Anaesthesiol Scand, 46, 229-31.
6. Joint Commission on Accreditation of Healthcare Organizations(2004). Preventing, and managing the impact of, anesthesia awareness. Sentinel Event Alert(32), http://www.jointcommission.org/SentinelEvents/SentinelEventAlert/sea_32.htm (Accessed 12 March 2010)
7. American Society of Anesthesiologists(2006). Practice advisory for intraoperative awareness and brain function monitoring: a report by the American Society of Anesthesiologists Task Force on Intraoperative Awareness. Anesthesiology, 104, 847-64.
8. American Society of Anesthesiologists(2010). ASA Newsletter, 74(2), 14-6.
9. Ghoneim M(2010). The trauma of awareness: history, clinical features, risk factors, and cost. Anesth Analg, 110(3), 666-7.
10. Winterbottom EH(1950). Insufficient anaesthesia. BMJ, 1, 247-8.
11. Graff TD, Phillips OC(1959). Consciousness and pain during apparent surgical anesthesia. JAMA, 170, 2069-71.
12. Hutchinson R(1960). Awareness during surgery: a study of its incidence. Br J Anaesth, 33, 463-9.
13. McIntyre JWR(1966). Awareness during general anesthesia: preliminary observations. Can Anaesth Soc J, 13, 495-9.
14. Cheek DB(1959). Unconscious perception of meaningful sounds during surgical anesthesia as revealed under hypnosis. Am J Clin Hypn, 1, 101-13.
15. Cheek DB(1960). What does the surgically anesthetized patient hear? Rocky Mountains Med J, 57, 49.
16. Meyer BC, Blacher RS(1961). A traumatic neurotic reaction induced by succinyl-choline chloride N Y State J Med, 61, 1255-61.
17. Cheek DB(1962). The anesthetized patient can hear and remember. Am J Proctol, 13, 287-90.
18. Cheek DB(1964). Surgical memory and reaction to careless conversation. Am J Clin Hypn, 6, 237-40.
19. Cheek DB(1964). Further evidence of persistence of hearing under chemo-anesthesia: detailed case report. Am J Clin Hypn, 7, 55-9.
20. Cheek, DB(1966). The meaning of continued hearing sense under general chemo-anesthesia: a progress report and report of a case. Am J Clin Hypn, 8, 275.
21. Levinson BW(1965). States of awareness during general anaesthesia. Br J Anaesth, 37, 544-6.
22. Ghoneim MM, Block RI, Haffarnan M, Mathews MJ(2009). Awareness during anesthesia: risk factors, causes and sequelae: a review of reported cases in the literature. Anesth Analg, 108(2), 527-35.
23. Moerman N, Bonke B, Oosting J(1993). Awareness and recall during general anesthesia. Anesthesiology, 79, 454-64.
24. Domino, K.B. and Aitkenhead, A.R(2001). Medicolegal consequences of awareness during anesthesia. In: Ghoneim MM(ed.) Awareness during anesthesia. pp. 155-72. Woburn, MA: Butterworth Heinemann.
25. Wang M(2001). The psychological consequences of explicit and implicit memories of events during surgery. In: Ghoneim MM(ed.) Awareness during anesthesia. pp. 145-8. Butterworth Heinemann, Woburn, MA.

26. Samuelsson P, Brudin L, Sandin RH(2007). Late psychological symptoms after awareness among consecutively included surgical patients. Anesthesiology, 106, 26.
27. Sebel PS(1997). Awareness during general anesthesia. Can J Anaesth, 44(5 Pt 2), R124-30
28. Kihlstrom JF, Barnhardt TM, Tataryn DJ(1992). Implicit perception. In: Bornstein R, Pittman T (eds)Perception without awareness: cognitive, clinical, and social perspectives. pp. 17-54. New York: Guilford Press.
29. Howard JF(1987). Incidents of auditory perception during general anaesthesia with traumatic sequelae. Med J Aust, 146, 44-6.
30. Schwender D, Kaiser A, Klasing S, Peter K, Pöppel E(1994). Midlatencey auditory evoked potentials and explicit and implicit memory in patients undergoing cardiac surgery Anesthesiology, 80, 493-501.
31. Sebel PS, Bowdle TA, Ghoneim MM, Rampil IJ, Padilla RE, Gan TJ, et al(2004). The incidence of awareness during anesthesia: a multicenter United States study. Anesth Analg, 99(3), 833-9.
32. Mashour G(2010). Posttraumatic stress disorder after intraoperative awareness and high-risk surgery. Anesth Analg, 110(3), 668-70.
33. Blacher RS(1987). General surgery and anesthesia: the emotional experiences. In: Blacher RS, ed. The psychological experience of surgery. pp. 1-25. New York: John Wiley.
34. Avidan MS, Zhang L, Burnside BA, Finkel KJ, Searleman AC, Selvidge JA et al(2008). Anesthesia awareness and the bispectral index. N Engl J Med, 358(11), 1097-108.
35. Lennmarken C, Sandin R(2004). Neuromonitoring for awareness during surgery. Lancet, 363, 1747-8.
36. Bejenke CJ(1996). Can patients be protected from the detrimental consequences of intraoperative awareness in the absence of effective technology? In: Bonke B, Bovill JG, Moerman N (eds)Memory and awareness in anaesthesia. pp. 125-33. The Netherlands: van Gorcum & Co.
37. Bejenke CJ(1996). Painful medical procedures. In: Barber J(ed.)Hypnosis and suggestion in the treatment of pain. A clinical guide. pp. 209-66. New York: WW Norton.
38. Bejenke CJ(1996). Preparation of patients for stressful medical interventions: some very simple approaches. In: Peter B, Trenkle FC, Kinzel C, Duffner A, Iost-Peter A(eds)Munich lectures on hypnosis and psychotherapy. Hypnosis International Monographs, 2, 27-36.
39. Bejenke CJ(1993). Hypnosis for surgical interventions. Hypnosis, 20(4), 214-20.

Part 4
同僚とのコミュニケーション

第16章

安全に関わるコミュニケーション
Stavros Prineas

「ヒューストン，問題が発生した…」
アポロ13号乗組員

コミュニケーションエラー：部屋の中のマンモス

本書の第1章で，引き継ぎの失敗による，悲劇的な症例報告を取り上げた[1]。この事例は，技術職としての医師がコミュニケーションの問題を語る際に，しばしば遭遇する困難を強調するものである。有害事象が起きた理由を説明しようとして，「お粗末なコミュニケーション」を要因の1つとして引き合いに出すことが多い。しかし，より突っ込んだ議論が，よくわからない「毛むくじゃらの獣」であるとわかると，医師はより見慣れた，大枠が明快に規定されている安楽な技術の領域に退却してしまう。

残念ながら，「部屋にいるマンモス」を無視することはできない。系統的調査において，「コミュニケーションの失敗」は常に，重大な有害事象の主要な原因の1つである[2~4]。最新のデータでは，オーストラリアの医療サービスを解析したAIMS報告が，コミュニケーションの問題は，2007～2009年の2年間に起きた重篤で生命に関わるインシデントの最大級の単一要因であることを明らかにしている[5]。職場でよく起こるコミュニケーションエラーを分類する，より適切な用語を考案すれば，それらのエラーをより明瞭に表現して，問題克服に向け，的を絞った方策を立案できる。

コミュニケーションとは，一個人から他者への**意味の伝達**である，と定義できるだろう。実践的なコミュニケーションの道具を開発する目的からは，コミュニケーションを，ある人物（伝え手）から別の人物（受け手）に向けて送られる「ひとまとまりの信号」として分解することができる[6]。これらの信号は，言語的であることも，非言語的であることもある。

社会的存在として，私達は常に信号を発信している，という認識が不可欠である。信号には，言葉の内容だけでなく，言葉遣い，声のトーン，顔の表情，身振り，他者との物理的距離，身だしなみ，相手に見せる装飾品等も含まれる。ほとんどの場合，多くの人々は，自分が他者に向かって発信している内容の一部しか認識していない。それと同時に，私達は常に信号を受け取り，多少なりともその意味を読み取ろうとする。さらに，受け取った「雰囲気」はしばしば一部分しか意識されないが，その「雰囲気」は他者から聞いた内容に深く影響する。

よいコミュニケーションの最終目標は，状況に関する**効果的**で，**共通の理解**に到達することである。それは，送り手と受け手の間の，活発な信号の交換を伴う。私達はコミュニケーションを人「に向かって」するのではなく，人「と」する。したがって良好なコミュニケーションは，「話す」ことと同じくらい「聴く」ことであり，共通理解に達するために用いる動的な表現でもある。すなわち，「聴いた」内容と「言われた」内容ができるかぎり合致していることをどうチェックするか，という問題である。

本章では，チームメンバー間における意味の伝達の正確さを高める，実践的なコミュニケーション技法をいくつか提示する。状況認識，事前準備，チームワーク，意思決定といった，「ノンテクニカル」あるいは「パラテクニカル」[筆者注]な技能の中で，コミュニケーション技法を捉える必要がある[7]。

コミュニケーションの形式

物の言い方は，何が重要であるかを表すものである。たとえそうでなくとも，他者は私達の言い方から直感的に(正しかろうが，誤っていようが)何が要点かを推測しようとする。職場における一部のコミュニケーションの形式は，他のそれに比べてより建設的である。訓練中のパイロットは，話者が目前の作業よりも会話の主導権を重視しているのか，自分が統制するかあるいは追従することを選んでいるのか，

筆者注：ノンテクニカル・スキルという用語が，最近の文献に定着しつつあるが，これらの重要なスキルについての理解と知識が増すのに伴い，この言葉は誤った名称になるかもしれないと筆者は考える。正当なデータに裏付けられた，コミュニケーションとチームワーク技能を磨くための実践的な手法，プロトコル，技術の開発に向けて多くの研究が行われているが，これは換言すれば「ノンテクニカル・スキル」を「技術化」しようとするものである。緊急手術時の迅速導入や，外傷患者の初期評価技術と同じように，後述するSBARや段階的主張のようなコミュニケーション技法が，麻酔科医の専門技術の一部として確立する時代が到来するだろう。さらに，ノンテクニカル・スキルは他の専門技術と別個に（もっと恐ろしい考えでは，その代替として）教育可能であると見なされる危険があるが，むしろ実際の手技と織り交ぜられて機能するもの，と考えるべきである。その意味ではパラテクニカル（パラは「傍らに」，「伴う」を意味するギリシャ語）という言葉のほうが，関係を正しく反映するかもしれない。

コミュニケーションのスタイル：「CASA」モデル

	焦点：業務	焦点：権限
「前進」	主張型 Assertive	攻撃型 Aggressive
「後退」	協調型 Cooperative	従属型 Submissive

（カンタス航空のモデルより）

図 16.1　コミュニケーションのスタイル[10]

に従って，コミュニケーションの形式を分類する有用なマトリックス[8]を教育されている（図 16.1 を参照）[9]。

攻撃型は，それが業務の利益になるか否かに関わりなく，対話において，優位に立とうとするものである。屈辱的で威嚇的な言葉，こき下ろし，中傷的な論評，押しつけがましい身振り，脅迫的な態度，あからさまな暴力や嫌がらせ等，容易に識別可能な行動が特徴である。

従属型は，患者のためになるか否かに関わらず，威嚇におとなしく従うことを選ぶ。状況が悪化していても，押し黙って声を上げず，懸念を上申せず，謝罪の必要もないのに謝る，といった特徴がある。

協調型では，相手の先導に従い，その案が患者の利益にとって，その状況下の最善策と信じて積極的に支援する。共通の目標達成に向けて活発なフィードバックを行い，「いい考えですね！」と相手を励まし，「ありがとう」，「よくできました！」と感謝し，援助を提供する。

主張型は，意見の相違があっても，業務にとって最大の利益が得られるように，懸念を明確に述べる。攻撃型と異なる点は，相手を威嚇するために言葉を使うのではなく，純粋に業務自体あるいは患者の利益，とるべき行動に基づいて言葉を組み立てることである。つまり，**誰**が正しいかではなく，**何**が正しいかについて明確な見解を述べるのである。この型については，本章の後半でより詳しく述べる。

大多数の状況では，合意案に積極的な支援を与え，従う，という協調型で十分である。しかし，方向を見失い，計画が不明確あるいは誤っているように思われる時は，いつ，どのように声を上げるべきかを，スタッフは知らなければならない。

医療の現場では，攻撃型のコミュニケーションをよく見かけるが，これは医療チー

ムの機能を大きく損なわせる[11,12]。この形式は，他者の反応を攻撃的あるいは従属的なものに二極化させ，職場で生き残るためにどのような振る舞いが期待されるかについての文化を方向付ける。しかし，「医療従事者の責務」を根底から覆すことになる「従属型」が広まることは，患者の安全に対するより重大な脅威となる。事態が悪化している時，私達が声を上げなければ，誰がするというのだろう？

　階層化された研修環境では，声を上げることに対する，目に見えない壁が存在する[13]。他の誰かが問題を解決するだろう，という思い込み，明白な事柄を述べることに対する躊躇，自信の欠如，間違えたり恥をかいたりすることへの恐れ，対立や報復の恐怖等が妨げになる。したがって医療機関は，スタッフはいつどのように主張すべきか自分でわかるだろうと決め付けずに，指示の明確化や懸念の上申を望んだスタッフが安心して支援を受けられる職場環境を監視，醸成して，全てのスタッフに対して十分な主張の訓練を提供する責任がある。この訓練はさまざまな手法で行われる。

段階的主張法

段階的主張法 graded assertiveness (GrA)[14]は，主張者（主張している人）が，主張を受ける人によって，説得されて思い止まるか，保留させられるか，あるいは発言を却下されるまで，徐々に懸念を高めていく技法である。これは航空業界が正式なプロトコルとして開発した方法で，上級パイロットが誤った行動をとっていると思われる状況で，若いパイロットが懸念を表明することを助けるものである。経験を積んだ看護師は，これを「医師と看護師間の駆け引き」の変形であると認識するだろう[15,16]。

　プロトコルは，4つのレベルから成る。
レベル1：観察
主張者は懸念に関する中立的な発言をする。発言はできるだけ簡潔に，例えば，バイタルサインを「収縮期血圧は80です」，「酸素飽和度は89％です」のように，あるいは関連する事実を「レミフェンタニルは，使ったことがありません」のように述べる。
レベル2：提案
主張者は，協調型を使って，前向きな代替案を提示する。「正しい投与量を薬局方で確認しましょうか」，「少し輸液をしましょうか？」といった発言である。
レベル3：異議
主張者は明確性や説明を求めて，計画や決定に対する直接の質問をする。聴き手の注意を引くために，相手の名前や「君」，「あなた」といった言葉を用いる。「ジョン，

ビタミンK 40 mgを投与することでよろしいですね？」とか，「すまないがサラ，指導医の先生を呼んでくれないかい？」といった感じである。

レベル4：緊急
主張者は，緊急事態に対処するため直接指示を下す。生命や四肢の差し迫った危険がある時にのみ使われる。航空業界では，レベル4の主張には常に「機長，聞いてください！」と言う決まり文句が使われる。医療の現場では，まず同僚の役職を言い，引き続いて決まり文句や直接の指示を加え，もし指示に従わない場合に生じる事態を述べるのが通例である。実際に使用する言葉自体は，標準化された容易に認識可能なフレーズを組織全体で使用することに比べれば，それほど重要ではない。例えば，「**先生，この患者のために聴いてください。この薬を先生の処方通りに投与することはできません。投与量を見直してください**」。

レベル4の後に，何が起こるのか？
航空業界では「機長，聞いてください！」という言葉は，すなわち，「機長，機体を今すぐ安全な状態に回復させないなら，私が代わって操縦します」と同義である。これは，主張している者がほとんど常に副操縦士であり，操縦を引き継ぐ訓練を受けているからである。臨床の緊急事態でも，引き継ぐ権限があればそうすべきである（ただし，下記の「前提条件」を参照のこと）。残念ながら医療現場では，主張者は自分が懸念している職務を引き継ぐことができない立場であることが多い。それでも，スタッフがとり得るいくつかの代替策として以下のようなものがある。
・最も重要な行動は助けを呼ぶことである。上級指導医や同僚，あるいは，とにかく状況を改善できるなら誰でも構わない。
・治療介入への参加や，処方された薬物の投与を拒否する。
・薬物や医療材料の入手を制限する。
・カルテにレベル4の主張を記載する。

段階的主張法を洗練する ─ 介入レベル，その増強
状況が許すなら，最低レベルの主張から始めて，事態が解決するまで徐々にレベルを上げることが推奨される。しかし，例えば，心肺蘇生のような状況では，段階的に進める時間はなく，レベル2，レベル3，あるいはレベル4からの介入が必要になるかもしれない。他の状況では，患者の安全に対する切迫した危険はなく，助言を求める余裕があり，第三者が統括する場合もあるだろう。このような場合，レベル2を超える主張は無用な対立を招く可能性がある。他のスキルと同様，いつ，どのレベルまで介入するかの直感を身に付けるには，経験が必要である。

段階的主張法実行の要件

攻撃的な言葉が使われなくても，レベル3や4の主張は，特に上級者にとって，その状況下の決定に対してではなく，自分の権威そのものに対する挑戦と感じられ，対立的なものになる可能性がある。さらに，主張している側が実際には間違い，誤解しており，相手側が決断について正当で適切な説明をすることができる場合も稀ではない。

したがって，この主張法が職場環境で生じる課題に対処できるものとなるよう，特定の言い方を定めることが重要になる[17]。

1. 段階的主張法は，組織の最高責任者の承認を必要とし，若いスタッフには意見を述べることを奨励し，上級スタッフには，言葉は彼らの権威に対する個人的な挑戦ではなく，個人の感情を含まない安全な技法として使われることを周知する。
2. 組織全体に，**標準化した用語**とフォーマットを教育して，その用語が使われた時に，部下と上司双方が容易にその意図を認識できるようにする。全職員に訓練を義務付けるのが理想的である。
3. **患者の利益が最大となるように行動している**ことを前提としなければならない。したがって，段階的主張法を有害事象や個人的問題の追及，人事考査に使うことは，この手法の信頼性を損なうもので，許容できない。
4. 以上のことから，段階的主張法は，他のコミュニケーションやチームワーク技法とともに，**恒常的な訓練**に取り入れられている職場環境において，最大の効果を発揮する。
5. 主張法のプロトコルは厳格なものではなく，**臨機応変に対応可能**で，かつそうしなければならないことを理解する。介入レベル，レベルを上げる速さ，どのレベルまで上げるのかは，状況や関与する人物によって変化する。柔軟な感覚を養うには，訓練が必要である。
6. 最後に，高レベルの主張（レベル3や4）は，その状況について**正確な知識と認識を有し**，患者の安全に対する明確で切迫した危険があることが前提となる。通常これは，懸念の明確な根拠があることを意味する。この例外は，チームが重大な業務を安全に進める上で必要な情報を集めていないことが明らかな場合（例えば，新薬と，患者に現在投与中の薬物との相互作用が不明な場合）である。このような状況では，事実に基づいてではなく，必要な事実が**欠如**していることに対する懸念を強調するべきだろう。そうすることで，上級医は，情報を集める時間的猶予があるか，代替案を考慮するか，リスクを評価した上で処置を進めるかを決定できる。

航空業界では，段階的主張法の使用により，「主張する者」と「主張される者」両者が，さまざまなレベルに敏感になった結果，スタッフ全員が，より低レベルの主

張に反応するよう適合している。これにより，日々の安全に関する検討における，あからさまな衝突の多くは回避され，より対立的な高レベルの主張はいっそう少なくなる。時間をかけてこの手法を応用し，関与することで文化的な変化が生じる。

主張のプロトコルはこの他にもある。チームステップス Team STEPPS では，「心配です」，「落ち着かないです」，「これは安全上の問題です」の三段階を推奨している[18]。どの方法を用いるにせよ，使用にあたっては，上述した前提となる指針に従い，監査，改善を続ける必要がある。

系統的な引き継ぎとブリーフィングのテクニック

重大な業務前の不十分な引き継ぎやブリーフィングは，よく知られたコミュニケーションの失敗要因であり，有害事象と関連する[19]。ここ10年間に，軍隊で使われるモデルに由来する医療用の引き継ぎとブリーフィングのツールが開発されている。

SBAR

SBAR は，業務指向性の情報整理と共有を目的とする簡便な手法で，4つの基本要素，状況 Situation，背景 Background，評価 Assessment，推奨 Recommendation，の略である[20]。

状況

状況の記述は，2つの部分から成る。第1は短いオリエンテーションで，SBAR を始める人が，自分の名前，所属，役割を述べ，話し相手が誰であるかを確認する。第2は，会話する理由，例えば，助けに来てほしい，助言を求める，あるいは単に結果や事態を誰かに知らせる，等を短く簡潔に伝える。ある特定の患者についての会話であれば，患者の身元を明確に確認する。

背景

背景に関する発言の目的は，状況の前後関係を理解するために必要な情報を伝えることである。これも2つの要素から成る。最初に患者の状態の簡単な経過，投薬内容，社会的/家族的事情，経過の長さに関わらず，治療中の疾患の臨床経過等を述べた後，事態に対処するスタッフ，チームあるいは施設の能力に影響する因子を述べる。例えば「私はここの勤務は今日が初めてで，どこに何があるのかわかりません」あるいは「ニトロプルシドは使ったことがありません」等。

評価

これは，現在何が起きているのかを手短に評価することであり，3つの要素がある。

第1は，現在の状況が発生して以降の最新の身体所見と検査結果，治療介入，すなわちバイタルサイン，最新の病理結果等である。第2は，現状況を引き起こし，進行させていると思われる暫定的な診断で，たとえ「わからない」でも構わない。第3は，事態が安定，改善，悪化のどの方向に向かうかの予測である。この点において，評価の3要素は，Endsleyが提唱した「状況認識」の3段階，すなわち，認識（徴候を引き出す），理解（診断を下す），予測（予後を推測する）と合致する[21]。

推奨
最後に，何をする必要があるかの要約を述べる。これは，箇条書きの治療計画のこともあれば，「あなたに来てもらいたい」の一言かもしれない。危機的状況が進行する場合は，すでに行ったことを述べて，次に何をする必要があるかにつなげることが有用である。

SBAR の使用
SBAR は概観するためのツールであり，はじめは各要素をできるだけ簡潔にすることで，最も効果的に機能する。SBAR を，単なる頭文字やチェックリストと見なすのではなく，既往歴，診察，検査，暫定診断，予後，治療計画といった従来型の臨床症例提示と大きく違わない，思考の整理方法と考えることが有用である。これを踏まえた最善は，電話をかける前や，引き継ぎ前のわずかな時間を使って，心の中で SBAR を行うことである。SBAR を使うと，物事は簡潔に整理され，重要な対話の前に状況把握の穴を発見し，それを埋める機会が得られる。SBAR は，時間に追われる全ての医療者が有難味を感じるものになるだろう。

SBAR の変法
オーストラリア西部の病院で行われた試験的プログラムの最新の研究は，SBAR の使用における，いくつかの実践的な問題を明らかにした[22]。第1に，「状況」の段階で自己紹介をして，相手や患者の身元を確認すべき，ということが，直感的にわかりにくい。第2に，次の計画について合意が得られない場合，重大な問題が未解決のまま残されてしまう。第3に，計画について議論したものの，全てのスタッフが明確に理解したわけではない場合がある。その結果，これらの問題に対処するために，SBAR の変法として iSoBAR が考案された。これは SBAR と非常に似ており，各要素は紹介 Introductions，状況 Situation，観察 Observations（評価 Assessment と同等），背景 Background，同意 Agree（計画について），復唱 Readback から成る。この方法が引き継ぎのプロセスを改善するかどうか，さらなる研究が待たれる。

術前のブリーフィング

航空業界や軍隊では，重要な任務の前後にブリーフィングを行うことは，業務上必須の要件である．近年，「患者取り違え」や「手術部位間違い」の頻度を減らすため，あらゆる外科手術前に系統的なブリーフィングを行う傾向が強まっている．よく用いられているのは，米国の退役軍人病院で開発され，今やオーストラリアの多くの地域で採用されている「タイムアウト」である[23]．タイムアウトの多くは，手術開始直前に手術室スタッフ全員が，箇条書きのチェックリストに従って，患者氏名，術式，手術部位，署名済の同意書の存在，X線写真の有無，抗菌薬の使用等の詳細を確認する．

世界保健機関 WHO は，周術期のエラー，有害事象の減少を目的とした手術チェックリストを発表した[24]．Lingard ら[25]は，有効な評価システムを用いて，特定のコミュニケーションエラーを減らすことを目標とする手術室チーム用の術前チェックリストを開発している．当初の研究は，チェックリストの使用によりコミュニケーションエラーの頻度が半減したと報告している．将来の研究が期待される大変興味深い分野である．

タイムアウトを遵守する上での課題は，チェックリストの使用に対する看護師と医師の文化的な相違である．一般に看護師はチェックリストを重要で心強い安全のための道具と見なしているが，医師の多くは官僚的な介入と受け止めている[26]．おそらく真実は両者の中間のどこかにあり，いずれにせよ状況によって変化する．ちなみに，少なくともオーストラリアでは，外科医と麻酔科医にタイムアウト実施の責任をもたせることは難しいようだ．呼び方が何であれ，タイムアウトは何よりもまず「ブリーフィング」なのであって，しばらくの間チーム全員が集合して，何を，誰に対して，誰が行うのかについての，認識を共有する機会であると筆者は考える．

チェック項目にいくつ印を付けようとも，手術室に外科医が不在であれば，ブリーフィングの基本的な目的は頓挫する．おそらく，チェックリストではなく，ブリーフィングと改称すれば，より遵守されるだろう．しかし，Lingard らの成功例では，チェックリスト運用上の責任をとる外科医の協力を，事前に得ていたことは興味深い．

リーダーシップを発揮するためのコミュニケーションの役割

リーダーシップのスタイルは，リーダーがどの程度部下に意見を求め，質問や反論，自身の決定についての明確な説明の要求を受け入れる用意がどの程度あるかによって定義される．極端な例として，「独裁的」なリーダーは部下に相談をしない傾向にあり，自分の指示は疑問を差しはさむことなく従うべきもの，と考えている[27]．

一方,「協調的」なリーダーは積極的に周囲の意見を求め,適切な場面で若い人達が質問や懸念を表明することを奨励する。「放任主義」スタイルのリーダーは,部下に対する権威を行使せず,全く指導を行わない。よいリーダーというものは,1つのスタイルに固執せず,状況に応じて対応を変化させる。例えば,心肺蘇生の場には独裁的なリーダーシップが適するかもしれないし,予定手術を受ける複雑な患者の評価には,協調的なリーダーシップが適切だろう。

　本章の前半で述べたように,主張することには多くの文化的な壁が存在する。世代間の違いはあるが,一般にチームの若いメンバーが,たとえ安全に関わる問題であっても,声を上げることに自信がなく,不安に思うのはよくあることである。よきチームリーダーの責務には暗黙のうちに,チームメンバー間のコミュニケーションの基本的ルールを明示し,最も若いメンバーの,安全の問題についての発言を認めることが含まれている。ある戦闘機パイロットが,クルーに常に言う次のような言葉がある。「君は,私の目であり耳である。もし何かおかしいことを,見たり聞いたり感じたりしたら,私に知らせる任務がある。それをしなかったら,私は怒るぞ」[28]

誰が指揮官であるかを明確に述べる：申し送りと引き継ぎ

麻酔関連の有害事象が起こる可能性は,その場にいる麻酔科医の数に比例する傾向がある,とされている。2人の人間が監視の役割を共有している時,任務(誰が患者を看ているのか？)はしばしば暗黙のうちに行われており,それは自明のこととして声に出しては言わない。航空業界では,運航に関する権限の行使と移譲は,常に明確にされている。引き継ぎの最中,操縦しているパイロットは「操縦を任せます」と宣言するが,運航を監視しているもう1人のパイロットが「操縦を引き継ぎます」と発言するまでは,操縦桿を離すことはない。指導医が研修医を監督する際,指揮者を指名する航空業界のやり方を採用して,別の麻酔科医への引き継ぎ,休憩または何らかの用件に対応する必要がある時には,決まり文句を復唱することによって,麻酔管理の移譲を明確に行うことが有用と思われる。

他のコミュニケーション手法

"below ten" ルール

航空業界には「無菌の操縦席」あるいは「ビロウ・テン below ten」というルールがある[8]。これは飛行中の旅客機が10,000フィート以下にあるのは,離陸,着陸,墜落のいずれかの場合であるという考えに基づいている。したがって,10,000フィート以下(ビロウ・テン)では,パイロットは機体の制御に専念し,重大な時期を脱

するまでは操縦と無関係なことを話してはいけない。パイロットが「ビロウ・テン」と述べた場合，必ずしも緊急事態を宣言しているのではなく，単にクルーが重大な業務に集中する必要があることを意味している。

　この方法は，手術室チームに特定の作業に集中してもらいたい，いかなる状況にも応用できる。例えば，小児の吸入麻酔導入等である。不安の強い患児や親の場合，手術室スタッフが暗黙のうちに理解する中立的な言葉を使うことが有用である。麻酔科医が「ビロウ・テン」と言ったなら，直接介助の看護師は手術器械をカチャカチャいわせるのを止め，全員が会話を中断し，患児が麻酔されるまでの間，静かに準備するか，補助できるように立っている。重要なことは，「ビロウ・テン」なのは麻酔科医だけではなく，**手術室とそこにいる全員**である，ということである。同様のルールは，例えば，難しい剥離操作をしている外科医や，何度数えてもガーゼ枚数が合わない手洗い看護師が発動してもよい。このルールは「ビロウ・テン」という言葉とその意味を全てのチームメンバーが認識している場合のみ有効に機能するため，手術室の全スタッフの訓練を必要とする。

透明なコミュニケーション

チーム環境では，少なくとも4つの重要な理由により，自分の意思をはっきり声に出す習慣を身に付けることが有用である（透明なコミュニケーション，あるいはパイロットが「口で飛ぶ」と呼んでいるものである）。第1に，一般に意識のある患者は，これから何をされるのか，前もって知らされることをありがたいと思っている。第2にチームに向けて自分の意図を明らかにすることで，いつ，誰が，何をしようとしているのか，という状況把握を向上させる。第3に，他のメンバーが間違いに気付いて未然に防ぐ機会となる。最後に，熟練者は高度な技術を必要とする行動を「自動操縦」――すなわち，直感的にほとんど意識することなく――している[29]ので，意図を声に出すことを習慣付けると，過ちを犯す可能性がある行動を実際に行ってしまう前に，自ら意識して気付く最後の機会が得られる。

　明白な，あるいは予想される患者の苦痛を考慮すべき例外はあるが，たいていの場合，透明なコミュニケーションの日常的な使用は患者を安心させ，十分に受け入れられる。医療チームと飛行クルーが共同作業をする，医療帰省チームで働いた経験がある者は，この手のコミュニケーション方法に慣れている。

英語という言語の罠

世界中のパイロットは，正式な無線通信のトレーニングを受けている。訓練の一部は，飛行中の交信における曖昧さや誤りを最小限にするための方法の習得を含んでいる。それは，特に英語には多くの言語上の落とし穴があるからである。曖昧さの

最も顕著な例は,「左の反対語」と「誤りの反対語」の両方として用いられる"right"という単語である。他の例として,"teen"が語尾に付く数と,それに対応する10の倍数があげられる。"thirteen"と"thirty","fourteen"と"forty"等である。"hypOtension"と"hypERtension"の類似性は,曖昧さを避けるためにギリシャ語やラテン語の知識に頼ることはできないことを証明するものである。さらに,複数の意味をもつ略語(例えば,RA,OA,NAD)が戸惑うほど増加し,処方の表記法に国際標準が存在しないことが事態を複雑にしている[30]。

コミュニケーション訓練の特異性

日々の言語の曖昧さを減らすための訓練方法はいくつかある。

- "right"という単語は「左」か「右」を示す場合のみ使用し,他の意味に対しては常に別の言葉を用いる。例えば「The left knee is the right knee, right ?(左膝が正しい膝ですね)」ではなく,「The left knee is the correct knee, OK ?(左膝が手術する側ですね)」とする。
- 名前のつづりを明確化するために,NATOのフォネティックコード(AlphaのA,BravoのB,CharlieのC等)を覚える。
- "teens"と"tens"を含む薬の投与量を口頭で指示する場合,数字のつづりを言うこと。「インスリンを15単位 — つまり1と5です — すぐに皮下注してください」
- 自分の筆跡が読めるように責任をもつこと。
- 投薬指示を口頭あるいは書面で行う際,「5つのright」を習慣付ける。すなわち,right drug(正しい薬物)を,right dose(正しい量),right route(正しい経路から),right time(正しい時に),right patient(正しい患者に)投与する。このシンプルな記憶法は薬物を投与する看護師に対する標準的な教育法であるが[31],処方する医師は使っていないことは注目に値する。「5つのright」の使用は,薬物誤投与 — その原因は複雑で複数の因子が関与している — を撲滅することはないが,その頻度を減らす基盤になる。

名前と数字の使用

患者の名前を知り,名前で呼ぶことは,相手に対する礼儀であるだけでなく,迅速な本人確認の手段として重要である。「19歳の虫垂炎」を診てもらいたいという要請は受け入れずに,患者の名前を要求すべきである。同様に職場の同僚の名前を覚えることも重要で,礼儀上だけでなく,緊急時の指示をより効果的なものにする。

よく使う麻酔関連の物品には,いろいろな名称があるが,同一の物をスタッフそれぞれが別の名前で呼ぶことがある。例えば,「カテーテル・マウント」,"liquorice stick","rosette clamp",「手台のノブ」等である。時間をかけて,新人を含む全ス

タッフに，全ての物品に共通の名前を用いるよう指導すれば，苛々することもなく，緊急時の対処の遅れを最小限にできる．

より難しいのは「文脈によらない言葉」を使うことである．代名詞（それ，彼ら，あなた），代名詞の形容詞（この，あの），時を表す副詞（まもなく，すぐに）は，日常会話では便利な省略表現である．しかし，これらの言葉は「文脈に依存」しており，その意味がどう解釈されるかは，その人の精神状況によって異なる．この文脈は，人により，場所により，そして，時間とともに変化する．正確さが要求される場合，これらの便利ではあるが非特異的な単語を用いると，過ちが生じる可能性がある．訓練を積めば，医療行為の重大な場面において，文脈に依存する言葉を回避し，人，物，薬を特定の名前で呼ぶことができるようになる．

「誰か，あれをくれ．何にも見えないんだ」

ではなく，

「フラン，ヤンカーの吸引カテーテルを渡してくれ」

と言うべきで，

「まもなく行きます」

ではなく

「10分で手術室に行きます．20分たっても私から連絡がなければ呼んでください」

と言うのがよい．

フィードバックとデブリーフィング

医療現場で作られる患者の治療計画は，しばしば口頭で指示される．薬物名，投与法，手術部位等を含む複雑な指示が，一人の医療者から別の人物に伝えられる．時には，小数点の位置の間違い，薬物名の聞き間違い，手術部位の混同のような単純なエラーが破滅的な結果をもたらすことがある．おまけに，医師が患者の治療計画を同僚と議論する際，発言と聞き取った内容が合致していることを，双方が現在き

ちんと確認しているとは期待できないのである。

　軍隊では，兵士が他の兵士に極めて正確に意図を伝えるため，特別な方法を使っている。軍隊以外の人々にはその"**challenge-response protocol**"という名前は，馴染みが薄いかもしれないが，耳にすれば誰でも「軍隊用語」として容易に認識できるだろう。兵士は命令を受け取ったことを確認し，特定の口頭指示については命令自体を復唱することが要求される。

　challenge-response protocol は，MET（緊急医療チーム）が召集される状況や挿管困難等，処置の重要な場面に応用できる。電話で口頭指示を受ける看護師が，その指示を第三者も確実に聞いたことを確認するために一般に用いる方法がある。これは，第1の看護師が与えられた指示を正しく聞き取ったことを確認するために行われる。おそらくより重要なのは，看護師が受けた指示を，指示を出した人物に向かって復唱することで，その結果，意図した通りに実際に指示が伝わったことを確認できる。

　北米で使われている類似の手段は"close the loop"と呼ばれるものである[32]。医師が指示を出したり，情報を要求したりする時に，もし相手の反応がなければ"close the loop"と発言して，応答を求めるように教育されている。これは，危機的状況における双方向性のコミュニケーションを認識させる非常に有用な手段になる可能性があり，指示を与えたからといって，それが正しく，あるいはそもそも伝わったと思い込まないよう，スタッフに啓発するものである。

　mission debriefing（業務完了後の報告ミーティング）は，チームの機能を把握，向上させるもう1つの重要なフィードバック機構である。標準的なデブリーフィングは，上手にできたこと，もっと上手にできたであろうこと，そして次のパフォーマンスを改善するための前向きな計画，の3つの部分で構成される。二層の肯定的フィードバックの間に批判を挟むように企図されたこの形式は，日常会話では，「よい知らせ，悪い知らせ，よい知らせ」の"shit sandwich"[訳注]として知られている[33]。もちろん研修の助けとして，たとえ明らかな問題がなかった場合も，1日の麻酔を終えた後で，コーヒーでも飲みながら日常的にデブリーフィングを行うことは有用である。逆に，お粗末で，明らかに危険な行為を繰り返す場合は，患者の安全を第1とすることが重要で，レベル3あるいは4の主張が優先されるかもしれない。したがって効果的なデブリーフィングは実践と内省を要する繊細な技術である。

訳注："shit sandwich"―「不愉快なことをより愉快な事柄で挟むことにより，心地良いものにすること」

Key Point

1. 麻酔科医は，臨床におけるコミュニケーションスキルの重要性を軽視してはならない。
2. コミュニケーションとは，人から人への意味の伝達である。
3. よいコミュニケーションは，伝え手と受け手の動的な双方向のやり取りによって成立する。
4. ある種のコミュニケーションの形式は，他のものよりも建設的である。
5. 患者の医療に関わる人々を雇用する組織は，主張法の訓練を全スタッフに提供する責務がある。
6. 段階的主張法は上記 5. の訓練法の 1 つであるが，他の方法もある。
7. SBAR やその変法のような，系統的な引き継ぎやブリーフィング法は，患者の安全に必須のものである。
8. 臨床指導者や組織管理者は，自分のチームが建設的なコミュニケーションを行える環境を作り，誰が指揮権をもっているのかを明確化する権限と責任がある。
9. 英語には，コミュニケーションエラーにつながる数多くの落とし穴が存在する。これらを意識して，特定の方法を使うことでエラーを回避できる。
10. フィードバックとデブリーフィング技法は，訓練や心理的ケアのためだけでなく，エラーを拾い上げ，次に同様の間違いを起こさないようにするためにも重要である。

（池田 浩平，松本 尚浩）

参考文献

1. Paul M, Dueck M, Kampe S, Petzke F, Ladra A (2003). Intracranial placement of a nasotracheal tube after transnasal trans-sphenoidal surgery. Br J Anaesth, 91 (4), 601-4.
2. Wilson RM, Runciman WB, Gibberd RW, Harrison BT, Newby L, Hamilton JD (1995). The Quality in Australian Health Care Study. Med J Aust, 163, 458-71.
3. Agency for Healthcare Research and Quality (2003). Interim Report to Senate Committee on Appropriations. http://www.ahrq.gov/qual/pscongrpt/psini2.htm (Accessed 13 March 2010).
4. The Joint Commission (2008). Physicians and the Joint Commission: the patient safety partnership. Available through the Joint Commission website http://www.jointcommission.org/Physicians/md_tjc.htm (Accessed 13 March 2010).
5. Porteous J, MacIntosh W (2009). Western Australia Country Health Service. Personal communications drawn from internal AIMS report data 2007-2009-summary report available by contacting WACHS through http://www.wacountry.health.wa.gov.au/ (Accessed 21 March 2010).
6. DeVito JA (1988). Human communication. 2nd edn. New York, NY: Harper & Row.
7. Fletcher G, Flin R, McGeorge P, Glavin R, Maran N, Patey R (2003). Anaesthetists' non-technical skills (ANTS). Evaluation of a behavioural marker system. Br J Anaesth, 90, 580-8.
8. Australian Airlines (1987). Communication styles. Aircrew Team Management Handbook pp. 73-86 (internal publication).
9. Prineas S, Wynne D (2004). The Caesar in Bed 12: facilitators' guide. Sydney: ErroMed Publishers.
10. Prineas S (2005). The Human Error and Patient Safety (HEAPS) training programme manual. (Available through www.erromed.com).

11. Dunn H(2003). Horizontal violence among nurses in the operating room. AORN J, 78(6), 977-88.
12. Inch J(2007). Horizontal violence: the silent destructive force. Br J Anaest Recov Nurs, 8(2), 20-1.
13. Poroch D, McIntosh W(1995). Barriers to assertive skills in nurses. Aust N Z Ment Health Nurs, 4 (3), 113-23.
14. Qantas Airways Ltd(1989). Managing upwards: flight operations crew resource management handbook. pp. 4.25-4.28(internal publication).
15. Stein LI(1967). The doctor-nurse game. Arch Gen Psychiatry, 16(6), 699-703.
16. Stein LI(1990)The doctor-nurse game revisited. N Engl J Med, 323(3), 201-3.
17. Prineas S, Wynne N(2006). Bertha's fall-facilitators' guide. Sydney: ErroMed Publishers.
18. US Department of Health and Human Services, AHRQ(2009). TeamSTEPPS-national implementation. Available through http://teamstepps.ahrq.gov/(Accessed March 12 2010).
19. Wacther R, Shojania K(2004). Internal bleeding. New York: Rugged Land Publishers
20. Leonard M(2006). Effective teamwork as a care strategy: SBAR and other tools for improving communication among caregivers. On-demand presentation available through the Institute for Healthcare Improvement Website http://www.ihi.org/IHI/Programs/ AudioAndWebPrograms/Effective+Teamwork+as+a+Care+Strategy+SBAR+and+Other+Tools+for+Improving+Communication+Between+Careg.htm(Accessed 12 March 2010).
21. Endsley M, Garland D(2001). Situation awareness: analysis and measurement. pp. 3-29. New Jersey: Lawrence Erlbaum Associates.
22. Porteous J, Stewart-Wynne EG, Connolly M, Crommelin PF(2009). iSoBAR-aconcept and handover checklist: the National Clinical Handover Initiative. Med J Aust, 190(11), S152-6.
23. NSW Health(2005). Time out checklist for surgical procedures. Available as downloadable pdf file from NSW Health website http://www.health.nsw.gov.au/resources/quality/correct/pdf/surgical_check_0208.pdf(Accessed 12 March 2010).
24. Heynes A, Weiser T, Berry W, Lipsitz SR, Breizat AH, Dellinger EP et al.(2009)A surgical safety checklist to reduce morbidity and mortality in a global population. N Engl J Med, 360(5), 491-9.
25. Lingard L, Regehr G, Orser B, Reznick R, Baker GR, Doran D et al.(2008). Evaluation of a preoperative checklist and team briefing among surgeons, nurses and anaesthesiologists to reduce failures in communication. Arch Surg, 143(1), 12-7.
26. Gawande A(2007). The checklist. The New Yorker, Dec. 10: 86-101. Also available via the New Yorker website http://www.newyorker.com/reporting/2007/12/10/071210fa_fact_gawande?currentPage=1(Accessed 12 March 2010).
27. Sexton B, Thomas E, Helmreich R(2000). Error, stress and teamwork in medicine and aviation; cross-sectional surveys. BMJ, 320, 745-9.
28. Nance JJ(2001). Presentation for Institute for Healthcare Improvement. Video available through IHI website www.ihi.org(Accessed 12 March 2010).
29. Reason J(1990). Human error. Cambridge: Cambridge University Press.
30. Davis NM(2003). Medical abbreviations: 24,000 conveniences at the expense of communications and safety.11th edn. Pennsylvania: Neil M Davis Associates.
31. ASHP(1993). ASHP guidelines on preventing medication errors in hospitals. Am J Hosp Pharm, 50(5), 305-14.
32. Small S, Wuerz R, Simon R, Shapiro N, Conn A, Setnik G(2008). Demonstration of high-fidelity simulation training for emergency medicine.Acad Emerg Med, 6(4): 312-23.
33. Adey P(2004)Professional development for cognitive acceleration: elaboration. In: Professional development of teachers: practice and theory. pp. 31-50. New York: Kluwer Academic Publishers.

第17章

手術室
Suyin GM Tan, Andy McWilliam

「優れた外科医は優秀な麻酔科医に麻酔管理を行ってもらうに値する。
できの悪い外科医は優秀な麻酔科医を必要とする」
匿名

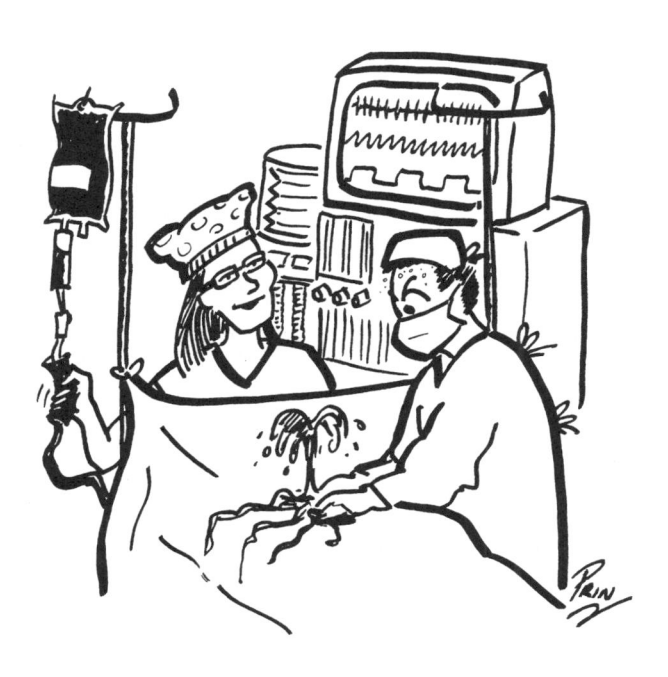

僕にだって，このクソいまいましい出血を何とかすることくらいできるけど，僕が手を洗ったら，誰が患者をみてくれるんだ？

種々の困難な場面や状況において，効果的にコミュニケーションをとる能力は，麻酔科医の特質の中核となる。予定された手術を遂行していく中で，麻酔科医は術者，患者，看護師，病棟看護師，放射線技師，研修医等，実に多岐にわたる人々と関わる。これらの人々は全くの初対面であることも多いが，長年の友人のこともあれば，敵対する人物の場合すらある。実際これらの人々の全てが，手術を安全かつ成功裡に行う上で，何らかの役割を大なり小なり演じることになる。

手術室は往々にして多忙で，ストレスの多い職場である。事態は急速に，しかも思ってもみない方向に展開することがある。緊張感は，しばしば外科手術に不可欠な要素である[1]。日頃の経験が裏付けるように，コミュニケーションエラーは日常茶飯事で，緊張や遅延，消耗をもたらすことが証明されている[2]。コミュニケーションの崩壊は，手術室では不可避と見なす傾向があるが，行動や態度は改善可能であるとするエビデンスもある[3,4]。

チームワークとコミュニケーションの向上は，士気を高め，患者の予後を改善する可能性がある[5]。ほとんどの麻酔科医は，自分のコミュニケーション能力は優れているので，実質上あらゆるコミュニケーションの問題に対処できる，と考えている。しかし，医療過誤は主としてコミュニケーションの崩壊に起因すると一般に考えられている[6]。興味深いことに，コミュニケーション不足が有害事象につながるとする根拠があるにも関わらず，多くの麻酔科医は自らのコミュニケーションに関する訓練は十分であると感じており，コミュニケーション技能のさらなる教育を求めようとはしない[7,8]。

以下に述べることの多くは，職場におけるあらゆる関係に当てはまるが，いくつかの側面は，特定の領域において，特に重要になる。患者の利益のために，全ての人々がコミュニケーション能力を向上させる必要があり，本章はそのための手段を提供する意図がある。

外科医と麻酔科医の関係の本質

麻酔科医と外科医の関係は，医学の中でも独特なものである。心肺蘇生が行われている病室を除けば，異なる診療科の2人以上の専門医が，同時に1人の患者を治療するために長時間ともに過ごす状況は他にはないだろう。両者の関係の如何が，患者の安全と予後，職業上の満足感，手術室におけるよいチームワークの維持に，重大な影響を与える。

麻酔科医と外科医の関係は，しばしば「結婚」に例えられ，比喩的にも文字通りにも，実際そのような場合もある。しかし，今日の医療においては，麻酔科医と外科医の関係は「一夜かぎり」の連続であることのほうが多い。よいコミュニケーショ

ンは，麻酔科医と外科医の相互関係（30年にも及ぶ「結婚」であれ，1回きりの手術であれ）を良好なものとする鍵である．

歴史的に，外科医は麻酔科医より優位な立場にあった．当初，麻酔は手術チームの中で最も下っ端の医師か，あるいはクロロホルムを投与する仕事を与えられた医学生が行うことすらあり，多くの国では医師以外が行う仕事であった．したがって，これまでも，そして今日でも依然として，外科医と麻酔科医の間には，力と権威の勾配が存在している．これは，所得や地位，性別の違い（女性麻酔科医は女性外科医よりもずっと多い）によってさらに増幅される．

しかし，麻酔科学が専門領域として発展し，世界各地に麻酔科学会が設立されたことによって，麻酔科医は外科医のパートナーとしての正当な地位を得るに至った．もはや麻酔科医を，外科医の要求に応じて奉仕するだけの単なる技術者と見なすことはできない．手術患者を治療する上で，外科医と麻酔科医はその専門知識と技術が不可欠な対等な関係にある．

外科医を理解すること

外科医も人間であるから，非常に多様な人物がいる．しかし，集団としての外科医は麻酔科医とは異なる，と多くの人が認識している．外科医は，しばしば麻酔科医よりも遠慮がなく，自信家で厚かましいとされ，外向的で大げさな外科医と，内向的で控え目な麻酔科医，という固定観念は依然として存在する．外科の修練と文化は，自尊心が高く，注目の的となる能力のある人間を選ぶ傾向にある．

外科医の業務は，麻酔科医のそれとは大きく異なる．外科医は，手術室，外来，病棟といった種々の環境で時を過ごす．一方，麻酔科医は，術前外来，ペインクリニック，集中治療に関与しないかぎり，手術室が本拠地である．外科医は院内各所，あるいは別の病院にいる患者のケアを統括したかと思うと，手術に必要な高い集中力を維持する，といった，複数の業務を同時並行で行おうとする．麻酔科医も同様に複数の業務を同時にこなし，高度の集中を要する医療行為を行うが，同時に複数の患者に関与することは稀である．

外科の専門にもよるが，多くの外科医は強いストレスを抱えて長時間働いている．外科医は麻酔科医よりも有意に高い頻度で，日常的に，手術関連合併症や手術死亡例に直面している．彼らは，往々にして作業に集中しているので，「全体像」を把握できない．麻酔の原理や実践についての知識に乏しく，麻酔科医の行っていることを理解できず，そのため麻酔手技を行うのに必要な時間を待つことができない．これらは，しばしば外科医と麻酔科医の間に生じる緊張や衝突の原因となる．外科医の態度や言動に影響を及ぼす因子をより詳しく検討することは，衝突回避に役立つに違いない．

手術室におけるチームワークやコミュニケーションのありように関して，よくあることだが，外科医と麻酔科医の見解は相異なっている[9,10]。外科医は，他の職種が自分をどのようにみているかについて，いささか楽観的に考えている。手術室看護師や麻酔科医の見解とはしばしば正反対に，自分達の手術室では，チームワークや問題解決はうまくいっている，と信じている。外科医は険しい階級制，すなわち権威勾配の存在を好む[11]。彼らはまた，自身を疲労やストレスによる影響とは無縁と考えており，自らの判断に強い自信をもっている[12]。これらの要因のために，外科医は手術室内でのコミュニケーションの微妙なニュアンスに鈍感になって，事態改善への意欲に乏しい可能性がある。幸いなことに，麻酔科医は全ての人々，特に患者の利益のために，手術室内のチームワークを円滑なものにする上で，理想的な立場にある。

ほぼ毎日手術室で働いていると，外科手術がどれほど異常で現実離れした状況であるかを意識しなくなる。メスを持ち，人体を切り開くことは優れた技量と自信を必要とする非常に難しい行為であるが，技量があることと自信があることは必ずしも一致しない。自らの行為が患者を殺すことにならない，という暗黙の了解を守るために，外科医は非常に大きな責任を感じている。原始的な社会では，あるいは現代においてもなお，つい最近まで，治療者，医師，特に外科医はその重要な役割を認められ，特別な地位が与えられてきた。その特別な地位が崩壊しつつあることは，外科医にとって善し悪しである。メスを取り，剣状突起から恥骨まで患者を切り開くには，少なくとも一時的には，その患者を生きた個体とは感じないようにする能力を必要とする。

手術中，特に困難な状況では，外科医は手術に没頭している。彼らは，押し黙り，雑音のような外部からの刺激に耐えられなくなるか無反応になり，時間経過もわからなくなる。このような現実から乖離した状態にいることで，外科医は手術を行うことができるのである。麻酔科医が事態を認識せず，状況に応じて対応しなければ，外科医の強い集中力はコミュニケーションの妨げとなり得る。したがって，外科医が目下の行為に没頭してしまう前に，麻酔科医は自らを外科医と予定術式に順応させることが重要である。麻酔科医が「飛行中（術中）」のコミュニケーションに関わる問題を自覚していることが非常に重要である。

外科医に対する"GREAT"の使用

初対面の外科医であっても，あるいは旧知の外科医と手術を始める場合でも，コミュニケーションの重要な側面を確実に押さえる上で，"GREAT"は有用である。

挨拶，目標

よい職場関係を確立・維持するには，動機付けと辛抱強さ，ある程度の洞察力が必要である。「正しい一歩」を踏み出すことから，この過程が始まる。手術室では，「どうも。この手術の麻酔を担当します」といった簡単な挨拶で済ませることが多い。「こんにちは，ジョーンズです。○○病院からローテーション中の後期研修医で，今日の血管外科の麻酔を担当します」といった，詳細な自己紹介は，外科医の注意を引き，麻酔科医に何を期待してよいかを明らかにする。

適切なアイコンタクトや微笑み，力のこもった握手の重要性を軽視すべきでない。誰が外科医であるかよくわからないならば，「初めてお会いしますね，自己紹介させてください…。えっと，あなたは…？」と簡単に尋ねておけば，出血が手に負えなくなっても，少なくとも外科医の名前はわかっていることになる。

信頼関係（ラポール）

外科医は，手術に対する興味と若干の解剖学的知識をもつ麻酔科医には敬意を表す。例えば，外科医よりも前頸部三角の解剖についてより詳しく知っていれば，好印象を与えることは間違いない。画像と手術野を見て，以前に手術を受けた他の患者の最近の経過を質問すれば，麻酔科医は患者の管理や予後に関心をもっており，麻酔器の横でクロスワードパズルをやっている単なる技術者ではないことを外科医に思い出させることができる。術中，クロスワードをしたり新聞を読んだりすることは，麻酔科医が，冷静に落ち着いていて万事がうまく処理できているか，あるいは吸引瓶に4リットルもの血液が貯留していることに全く気付いていない，という非言語的なメッセージになる。

手術室にいる外科医以外の唯一の医師として，麻酔科医は，麻酔業務に支障のない範囲で，外部からの呼び出しや電話の問い合わせに応じる理想的な人物である。開業医からの伝言をすぐ外科医に知らせる必要があるか否かを判断して適切に行動することは，経験が浅く，臨床判断に関する教育を受けていない看護学生よりも，麻酔科医が行うほうがはるかに理にかなっている。

外科医の業務を円滑にする上で，麻酔科医はきちんと主張すべきではあるが攻撃的になってはならず，協力的ではあっても外科医の言いなりになってもいけない。外科医に好意をもたなくても構わないが，効果的なコミュニケーションができるように，彼らの仕事に対しては敬意を払う必要があり，同様に麻酔科医も敬意を払われてしかるべきである。ゴルフ，スポーツカー，釣り，ウクライナ民謡等，共通の趣味があれば，職業上の関係をうまく保つ上で助けにはなるだろうが，必要条件ではない。

評価，説明，予測

あらかじめ，麻酔科医の要求を外科医に知らせる機会を利用しよう。例えば，

「ジェイコブさんは肺が悪いので，胸部硬膜外カテーテルを入れようと思います。その手技には30分ほど必要ですが，今日はシニアレジデントがいるので，おそらく前の患者を回復室に送る間に麻酔導入室で硬膜外カテーテルを留置できると思います」

手術開始時点で，時間や人手に制約があることを知らせておくと，外科医は手術時間をより有効に使えるようになる。

「私が司会を務める科内の会議が午後6時に始まるので，可能であれば5時半にはここを出たいのだが…」

と言うべきで，

「くそっ，5時45分だ。もう行かなきゃ！」

等とは**決して言わないこと**。
　手術を行うべき患者と正しい手術部位を確認するためだけでなく，手術チームメンバー間の情報交換を行うために，多くの国々で「タイムアウト」という手法が採用されている。「この患者はスミスさんで，右側の鼠径ヘルニア修復術を行います。留意事項として，僧帽弁置換術後で，普段ワルファリンを内服しています」（第16章を参照）

質疑応答，懸念の承認と言及

いつも一緒に働いている外科医で，例えば，子宮摘出術にどのくらい時間がかかるか正確にわかるのなら，手術予定は簡単に把握できるだろう。しかし，外科医や術式についてよく知らないのなら，関連する情報を得ることが欠かせない。

「スミス先生，私はこれまでWiseman開頭術の麻酔を行ったことがありません。どのくらい時間がかかりますか，予想出血量はどれくらいですか，特に必要なことがありますか？」

のように質問する。

「これって出血しそうなのかい？ クロスマッチ済の血液がないことぐらいわかっていてもらいたいね」

とは**断じて**言わない。
　明らかに情報交換は双方向に行われるべきで，外科医も彼ら自身の疑問を確実に解消できたことを確認する。

感謝，終了，暗黙の了解
手術に関わるスタッフ，麻酔計画，その患者で特に留意すべき点を確認したら，後は全員が共通の理解のもと，準備が整ったことを確認する。

「OK，これでみんな，左肺生検を行って，検体が摘出されたらジョーが技師に連絡を入れることを確認したね」

飛行中（術中）のコミュニケーション
外科医とのコミュニケーションの全てが，直接介助の看護師経由で行われていた黄金時代は，残念ながら過去のことになった。手術手技に没頭して，癒着剥離に苦労している外科医に，いつ話しかけるべきかの判断は難しい場合がある。手術をよく観察して，その流れの中で，例えば患者の片側から反対側への移動やルーペの調節時等の「自然な区切り」がいつ入るかを理解しておくと，コミュニケーションの適切な機会を見逃さずにすむ。これができないなら，手術をちょっと中断しても構わないかを丁寧に尋ねるのがよいが，なぜ情報が必要なのかを明確にすること。

「次の患者を呼んでも構いませんか？」と尋ねるべきであって，

「後どれくらいかかりますか？」もよくないが，「まだ終わらないの？」などと言うのはさらに悪い。

　離被架の向こう側からの無愛想で素っ気ない外科医の返事は，麻酔科医の人格に対する反応ではなく，単に手術に夢中になっていることの表れだと認識しよう！

対立を解消するための現実的対処法
なぜ，外科医は動揺したり，怒ったり，ピリピリしたりするのか？ 医師であることはストレスの多いことであるが，外科医であることのストレスはそれ以上である。

自分がミスをすることもある，あるいはミスをしなくても，患者が死亡したり，術後片麻痺や失語症になったりすることもあると知りながら，脳腫瘍のある丈夫な若者の手術をすることは，とりわけ自信のある外科医にさえ，いくばくかの不安感をもたらすものである。逆説的になるが，予定手術はより確実な成果を要求されるので，外科医の不安感はより大きなものになる。理想的には，ほとんどの外科医は，些細なことに煩わされずに手術室に来て，手術に集中したいと考えるだろう。

しかし，現実には器材や手術スタッフ不足，予想外のトラブルによる遅れがしばしば起こる。多くの場合，外科医自身はこれらの問題を直接コントロールできない。滅菌器が壊れても外科医は修理できないので，彼らの欲求不満はとんでもない暴言となって現れる。手術に向けて，集中しようとしている時に，自分の思い通りにならない事態に直面すると，外科医は窮地に立たされる。こんな時に役立つ戦術は，自分の思い通りに進んでいるように感じさせてあげることである。

「内視鏡は40分で準備できます。今のうちに病棟回診を終えてしまうといいんじゃないかな」

あるいは

「始められる10分前に電話しましょうか？」

のように話す。

「まだ始められませんよ」

とは言わないこと。

手術開始を待ちきれずに麻酔科医の周りをうろうろ歩き回るせっかちな外科医に対しては，協力を求めることも有用である。

「これから手洗いをして中心静脈ラインを入れるので，できたら動脈ラインを入れてもらえますか？　時間の節約になるんだけど」（外科医が動脈ラインの入れ方を知っていると想定した上で！）

少しでも自尊心のある麻酔科医なら外科医の小間使いになることを拒絶するだろうが，従属することと，患者に最善の結果をもたらすために外科医の仕事を手助け

することには天と地ほどの違いがある。

　助けが必要だ，と外科医がはっきり言葉にすることは稀であるが，手術室スタッフによるサポートを求めていることは，多くの者が率直に認めるところである。これらの助けは，手術に必要なスタッフや器材の供給，麻酔科医や他の手術室スタッフが提供する医学的な助言や専門技術，困難な症例あるいは悪い結果に対処している際の感情的な支え，といったさまざまな形をとる（第12章を参照）。

　麻酔科医は，外科医と働く上での物流的側面に注目するあまり，彼らとの関係における他の重要な要素を軽視しがちである。外科医と適切な関係を築くことには，患者のケアを容易にするための医学的専門知識の提供が含まれる。そうすることで外科医は，特に難しい症例では，麻酔科医に意見を促し，それを尊重し，アドバイスを受け入れるようになる。よいパートナーシップを確立すれば，必然的により大きな感情面での協力も深まるだろう。これは明らかに双方向の過程となるべきであるが，状況が異なれば当然，協力の程度も異なる。私達は皆，物心両面や，専門的な側面で支援されていると感じる時に，ベストを尽くして働くことができる。同僚を支援することは，自分自身が支えられることにつながるのである。

　ストレスの多い手術室という環境では，麻酔科医と外科医の間に衝突が起こることは避けられない。これはしばしば人格の衝突，あるいは単に外科医の性格の問題として片付けられている。しかし，この問題はお粗末なコミュニケーションや，良好な職業上の信頼関係が構築されていないことによる場合が多い。問題は，外科医が頻繁に遅刻するとか，定数以上の手術を申し込む，といった年来のこともあれば，麻酔科医が次の患者を十分早く呼んでいない，といった一時的なことの場合もある。

　対立を解決するのに役立つ基本的な方策がいくつかある。

1. 感情的な要素を認識する。怒りや屈辱，腹立たしさ等を感じている場合は，事態を正常化させる前に，それらの感情が収まるのを待つ。このような感情が消えないうちは，「自分は今とても怒っていて，この話はできない」と認める。
2. 手術室や患者のいるところで言い争ってはいけない。感情的になっている麻酔科医には，患者の適切なケアはできない。
3. 非難めいた「お前」という代名詞を避け，「私」，時には「私達」という代名詞を用いて問題の主導権を握る。
「私は，手術開始が遅れていることを心配しているのです。私達は時間超過の問題を抱えているのです」
「私達は皆，予定の手術はやり遂げたいと思っているので，無用なキャンセルを避けるため，時間通りに始められるか否かは，私達次第なのです」
と言うべきで，
「あなたはいつも20分も遅刻している！」

などとは言わないこと。
4. 論点を明らかにするために，非難ではなく事実を用いる。
「過去2ヶ月間で，時間超過のために15件の手術がキャンセルされています」
と言うべきで，
「あなたはいつも手術予定を入れ過ぎる」
と言ってはいけない。

　問題に直面した時，誰かのせいにするのはよくみられる行動である。例えば，外科医が「硬膜外カテーテルを入れるのに40分もかかったのは私のせいではなく，手術時間が超過するのも当然だ」のようなことを言ったとしたら，黙っているか，あるいは外科医のミスではないという彼の現実に同意して，個人攻撃とは受け取らないようにする。怒りや不満は潜在意識の反応である，と正しく認識する洞察力をもつことで，状況が悪化するのを回避できる。
　問題を特定して，可能な解決策の作成に集中することで，事態は改善しつつある，と当事者全員が感じることができる。時には第三者，例えば，手術部長や上級医の介入や支援が問題解決の手助けになる。
　手術室で軋轢が起こった場合，建設的で最も有効な方法は，役に立たない感情的な応答を認識，排除して，論理的な考え方を維持することである。そうすることで麻酔科医は，解決策の一部となり得る効果的な戦略をひねり出すことができる。例えば，暑過ぎるから手術室の温度を下げるように外科医が要求した場合を想定しよう。麻酔科医は，生後3ヶ月の患児の体温を保つために，今の高い室温を維持することを主張する。双方の論点は**手術室の室温**であり，緊張が高まる。ところが，興味深いことに，議論の焦点が患者にあれば，解決策を見いだせる可能性が高い。実際，患児の鼻腔温は37.1℃である。そこで，患児を手術布で覆い，体温が正常範囲内にあるかぎり室温を下げると同意すれば，焦点は手術室ではなく患児になる。これにより，温度に関して話し合う状況が設定される。麻酔科医はこの戦略を「譲歩」あるいは「論争での敗北」と考えるかもしれないが，心身ともに柔軟に対応することは，プロフェッショナルとして麻酔科医に必須の特質である。

もしうまく行かない時はどうするか？

結婚と同様，全ての麻酔科医−外科医の関係がうまくいくわけではない。熱狂的な仕事中毒で，どんどん症例をこなしたい麻酔科医は，のろのろした偏執的な外科医と衝突することになるだろうし，その逆もあり得る。理を説いても話のわからない外科医を相手にしていると感じるなら，無理をせず，そのような状況でもまだ対策があることを認識すべきである。

しばしば，価値感の対立が生じる。外科医は仕事の速い，従順な麻酔科医を高く評価するのに対して，麻酔科医はストレスのない環境における，きめ細かな質の高い麻酔ケアを重視する。

事が起こった際，手術室内のコミュニケーションの質を注意深く客観的に観察することで，問題を解決する最善の方法に関する手がかりが得られる場合がある。例えば，外科医は手術チームを先導しているのか，それとも手術室の受動的な利用者として後ろに控えているだけなのか？

良好な信頼関係を確立・維持する努力が失敗するのは，多くの場合，外科医と麻酔科医双方の現実と予測に関する考えが異なっていることによる。これらの衝突は，単なる個人の性格の問題として処理されてしまうことが多いが，外科医を「傲慢な精神異常者」として片付け，諦めて他の誰かをその外科医と働かせるだけでは不十分である。この状況では"LAURS"の概念を役立てることができる（第2章を参照）。

スタッフのレベルが低い，手術室器材の不備，拙劣な手術室運営といったシステム上の問題は，しばしばストレスの多い環境生成につながり，コミュニケーションの問題を悪化させる。このような問題は，個人と施設，両方のレベルでの多様な対処法によって解決されることが多い。

危機的状況におけるコミュニケーション
危機的な状況は，麻酔科医-外科医間のコミュニケーションのありようを知る最高の試金石となる。麻酔科医を尊敬，信頼し，評価している外科医は，ほぼ間違いなく発生した問題を麻酔科医に知らせ，詳細を説明する。例えば，

「しまった！」

ではなく，

「大動脈に穴を開けてしまった。もっと輸血が必要になると思うよ」

と言うだろう。

止血に専念しているためか，自尊心あるいは純然たるパニックに陥ったためか，外科医は直面する術中の問題を詳細に伝えられなくなることがある。しかし，対話を促すことは，必要な情報を引き出す助けとなり，次のような麻酔科医からのフィードバックで，外科医の緊張を解くことができる。

「状況は落ち着いてきたようです。止血処理できましたか？」

同様に，麻酔科医が問題を抱えている場合，「声に出して考える」ことで外科医にも問題を認識させることが可能になる．例えば，

「喉頭が全く見えないぞ．Fastrach（挿管用ラリンジアルマスク）が必要だ！」

と言うのがよく，

「この症例はキャンセルすべきとわかっていたんだ！」（第16章，「安全に関わるコミュニケーション」を参照）

とは言わないこと．

　事態が収拾不能になり始めると，麻酔科医は半ば無意識のうちに行動するようになって，論理だてて意図をもって思考する能力が失われる．したがって，一歩引いて，重要なコミュニケーションを考慮することが重要になる．
　手術中の心停止の状況では，下記のようなことが必要になる．
・蘇生を主導する
・人を集める．例えば，少なくとも3分ごとに，胸骨圧迫を行う要員を交代させる
・名指しで仕事を割り振る
・状況の深刻さを十分認識していないかもしれない外科医に対して，何が起きているかを知らせる
　他者と会話を成立させる能力は，他人を批判的にみず，共感し，他者の要求や動機，感情の状態を見分ける能力と強く関連している．人の身になって考えることは難しいが，他人が直面している困難を理解し，その解決に役立つ戦略を実行することは可能である．これらは，高い次元の認知・社交的技能であり，生まれつき備わっている人もいるが，学ぶことで身に付けることもできる．自らのコミュニケーション技能を磨く努力を通して，私達は自分の要求，動機，感情の状態を深く考えるようになり，その結果，自分自身を向上させる．

看護師とのコミュニケーション

外科医-麻酔科医のコミュニケーションに関してこれまで述べてきたことの多くは，麻酔科医-看護師のコミュニケーションにも当てはまる．麻酔科医が外科医の欠点について述べる不平や不満と同様のものを，看護師が麻酔科医に対して抱くことがしばしばある．残念ながらテレパシー能力をもつ麻酔科医はほぼ皆無であるから，

通常の方法でコミュニケーションをとる必要がある。
　麻酔介助担当の看護師の能力を把握することが，安全な職業上の関係を築く第一歩である。

「こんにちは，麻酔科医のジムです。これまで一緒に働いたことはありませんね，下肢再接着術の経験は豊富ですか？ 今日は8mmの気管チューブを使います」

　麻酔科医が必要とする物品を「買い物リスト」等を用いて，あらかじめ看護師に知らせることは有用である。手術チームのメンバーに過剰な負担がかかっている場合，それに気付いて手助けすることは，忙しい手術室において重要な能力である。明確で簡潔な指示を与えることは誤解を防ぐ。正式な，あるいは少なくとも一般に受け入れられている名称を使うこと。

「8mmの気管チューブとガムエラスティックブジーを渡してください」

と言うべきで，

「その白い（茶色あるいは青い）なんちゃらを早く！」

などとは言わないこと。
　看護師の多くは女性なので，声の調子に敏感である。穏やかに明確に，そしてそこそこ大きな声で話すことは，事態が悪化している場合，パニックをコントロールするのに役立つ。叫んだり，小声で当てこすったり，罵ったりすることは，自分の不満のはけ口にはなっても，周りで手助けしてくれる人達の能力を高めはしない。
　看護師は，フィードバックを重んじ，自らの援助に対する謝意を感謝する。謝意を表現することは，ほとんどの麻酔科医には努力を要しない，容易なことである。

「マックス，今日は手伝ってくれてありがとう。あの患者にProsealを使おうという考えは素晴らしかったよ」

　さらに，教育や手技の訓練を提供することは，看護師の関心を高め，彼らが介助している麻酔手技に対する理解を深めるのに役立つ。例えば，麻酔介助担当の看護師に喉頭展開を教えることによって，喉頭の解剖や，麻酔科医が直面する可能性のある気道確保上の問題への理解が深まる。
　多くの麻酔科医が，高度に訓練された麻酔担当の看護師のサポートをいつでも得

られるわけではないが，以下のステップを踏むことでコミュニケーションは容易に向上する．
・自己紹介をする
・看護師の力量を評価する
・明確な指示を与える．理想的には必要な物品をあらかじめ書いておく
・手術中，手術後に双方向のフィードバックを行う
・特別な仕事を頼む場合は，名前で（ちゃんと知っていたらだが）呼びかける

麻酔科医間の引き継ぎ

興味深いことに，麻酔科医は麻酔科の同僚よりも外科医や看護師とのコミュニケーションに，より多くの時間を費やしている．談話室での噂話を除けば，麻酔科医間の最も一般的な連携は，手術室や病棟回診における患者の引き継ぎ，問題症例の伝達である．

引き継ぎに際して，標準化された手術室の手続き standardized operating procedures (SOP) を使うことで，重要な情報を明確かつ効率的に伝えることができる（第16章，「安全に関わるコミュニケーション」を参照）．

麻酔下の患者に関する引き継ぎ

麻酔施行中の引き継ぎは，最近の業務形態や，単独の麻酔科医で担当する手術件数が増えたことで，より一般的なものとなっている．麻酔科医間の引き継ぎを要するような症例は，その性質上，緊急手術や長時間に及ぶ複雑な手術であることが多く，患者の安全と標準的な麻酔を維持するには，質の高いコミュニケーションが必須である．また，円滑な引き継ぎは，ストレスの多い状況で，患者の安全と外科医からの信頼を保つためにも不可欠である．

不十分な引き継ぎに起因する有害事象のリスクが想定されているにも関わらず，引き継ぎにおいて，何を行うべきか，あるいは実際に何が行われているのかに関しては，ほとんど記載がない．この場合のコミュニケーションをどのように行い，必要な情報をどのように伝達すべきかに関する，知るかぎり唯一の国レベルの指針は，オーストラリア・ニュージーランド麻酔科学会 Australian and New Zealand College of Anaesthetists (ANZCA) が作成したもの[14]である．

にも関わらず，引き継ぎを，いつ，どのように行うべきか，さらに重要なことは，責任の引き継ぎを許容できないのはどのような場合かに関して，独自のプロトコルをもつ施設は少ないようである．英国における2004年の調査では，引き継ぎに関するプロトコルがある場合ですら，研修医への普及は不十分で，遵守されていな

かった[15]。

　ANZCAガイドラインは冒頭，引き継ぎを考慮する前に，引き継ぐことになる麻酔科医の能力を確認することを推奨している。これは重要な問題である。例えば，研修医どうしの引き継ぎにおけるコミュニケーションを考えてみよう。コミュニケーションの如何によっては，引き継ぐ麻酔科医の能力を超える症例であっても，引き継ぎを余儀なくされる可能性がある。次の場合を考えてみよう。

　「悪夢のようなシフトだよ。この最後のケースは最悪だ，もう交代してくれるよな？」

対照的な言い方は次のようになる。

　「悪夢のようなシフトだよ。この最後のケースは複雑な症例だ。詳細を伝えようと思うが，引き継ぎをする前に指導医の先生が来るのを待とう」

　研修医にはこの症例の麻酔を担当するに十分な技量がなくとも，最初の言い方では，自信があるかどうか尋ねられたら，ほとんどの場合しぶしぶ肯定するだろう。2番目の例では，交代する麻酔科医の能力を把握した上で，引き継ぎを行う余地がある。
　引き継ぎの間，患者の安全が確保されることは当然であるから，患者の状態は比較的落ち着いていなければならない。危機的状況や不安定な状況にあるか，あるいは事態が切迫しているような場合は，引き継ぎの時ではない！ 引き継ぐ際のコミュニケーションは，麻酔科医双方が引き継ぎに対して全面的な注意を向けられる状況で行うべきである。引き継ぎはほとんどが手術室内で行われるので，手術チームの他のメンバーから離れた，比較的静かな環境で行う。
　引き継ぎは系統だった方法で行う。記載された情報，丁寧な麻酔記録，もしあれば専用の引き継ぎ用紙は非常に有用である。無関係な情報は省き，重要な点に重きをおく。備忘録として，箇条書形式のメモを補助に用い，明瞭簡潔に引き継ぐことが理想的基準である。
　ANZCAガイドラインは，引き継ぎ情報には下記の項目を含むべきとしており，有用な定型書式が提示されている。
1. 患者の術前の健康状態と現在の状態
2. 使用薬物，静脈路（太さ，質），気道確保，輸液管理，予想外のイベント，起こり得る問題，術中・術後計画等の，麻酔の概要
3. 手術進行状況と麻酔への影響

4. 標準的なモニターによる患者観察
5. 麻酔器，モニター機器のチェック
6. 手術執刀医への，麻酔科医交代の告知
7. 研修医どうしの引き継ぎの場合，担当の麻酔科上級医が誰であるかの通達

　麻酔方法，患者観察，術前状態等，推奨される情報の多くは，麻酔記録の適切な箇所にあらかじめ記載しておく。したがって，引き継ぎ用紙は，麻酔記録と効果的な会話によって，重要な情報を伝達する際の補助やきっかけになるもの，と考えられる。たとえ麻酔記録が完璧であっても，正式な麻酔記録に含まれる情報の補完として，文字では表せない麻酔の「感覚」を「伝える」ために，言葉によるコミュニケーションは，今後も行われていくだろう（第5章を参照）。

業務引き継ぎのための"GREAT"

上述の ANZCA ガイドラインとともに，"GREAT"は系統だった引き継ぎと質の高いコミュニケーションを行うための有用な方法である。この方法による典型的な引き継ぎは，例えば以下のように行われる。

挨拶，目標

　ドーバー：こんにちは。ドーバーですが，ハンと呼んでください[訳注]。4年目のレジデントで，今朝は緊急手術の待機要員です。今，引き継ぎは可能ですか？患者の状態は落ち着いていますか？

　ヤング：はい。今は落ち着いてきています。でも，私はまだ麻酔科ローテートの1ヶ月目で，指導医の先生は休憩室にいます。お伝えすることはそれほどないと思いますが，指導医を呼んだほうがいいかもしれません。引き継ぎ用紙を取ってきます。

　このように，引き継ぎに関わる双方の麻酔科医が，お互いの臨床経験や引き継ぐ能力があるかを理解することが重要である。

信頼関係（ラポール）

　ドーバー：麻酔科へようこそ。君は今のところ，この患者の麻酔を見事に管理しているようだね。指導医の先生が休憩から戻る前に，注意すべき点を教えてもらえるかな。

訳注：おそらく「handover：引き継ぎ用紙」とかけているのかと思われる。

ドーバー医師は研修医の気持ちを楽にさせ，患者のケアに直接関わる機会を与え，これを教育の場として用いている。

評価，診察，説明，予測

ヤング：54 歳のコントロール不良な喘息のある患者です…急性腹症で…画像所見は…を投与し，…気管挿管難易度は 1 度でしたが，バッグ換気時の気道内圧は非常に高かったです。サルブタモールを用いて落ち着いたように思います。両側の手背に 16 ゲージの静脈ラインがあり，右内頸静脈に 4 ルーメンの中心静脈カテーテルが入っています…2 リットルの輸液を投与し…血算は指示済です…クロスマッチ済の血液 4 単位が 30 分以内に用意できると思います。手術は少し難しそうです…右半結腸切除術の予定だと思います。術後麻酔から覚醒させる計画でしたが，集中治療室には連絡済で，必要ならベッドは空いているそうです。

この会話は，上述の ANZCA ガイドラインに詳述されている主要な情報交換の事例である。

質疑応答，懸念の確認

ドーバー：OK，術後鎮痛の計画はどうなっている？

ヤング：硬膜外カテーテルを入れておけばよかったと思っています。喘息の既往があるので，そのほうがよかったかもしれませんが，全身麻酔導入後にカテーテルを入れることについての同意を得られませんでした。

ドーバー：鼻に酸素飽和度のプローブが付いているね，何か問題がありましたか？

ヤング：きちんとした波形を得るためにプローブをいろいろなところにつけ替え続けなければなりませんでした。引き継ぎをしても大丈夫ですか？ 指導医に知らせてきます。

ドーバー：ちょっと待って。ちょっと体温が下がってない？ それとも輸液が足りない？

ヤング：えーっと…私にはよくわかりません。

ドーバー：よし，指導医の先生に聞いてみよう。

定型的な "GREAT" の構成要素をなぞることで，引き継ぎの前に詳細な検討を要する側面を明らかにできる。質問がない場合，引き継ぐ麻酔科医がきちんと聞いていなかったのかもしれない！

感謝，終了

　ドーバー：よし，全て理解しました．入室の20分前に集中治療室に知らせることにしよう．助かりました，ありがとう．

手術室における研修医との意志疎通

研修医を指導する際の対話が，麻酔科医どうしのコミュニケーションとして，おそらく最も重要である．麻酔科医になることの一部は，「麻酔の文化（つまり，肯定的，否定的双方の面をもつ専門分野としての独自性）」[13] を獲得することである（第18章を参照）．

秘書とのコミュニケーション

どこの麻酔科でも秘書が科の基幹あるいは中枢であることは，多くの麻酔科医が認めるところだろう．秘書との関係を最大限に活用するためには，コーヒーを買ったり，「秘書の日」[訳注] を思い出したりするよりも，大事なキーポイントがいくつかある．一般に，秘書はコミュニケーションの達人であり，コミュニケーションを自在に操ることができ，これが彼らの中心的な活動である！　秘書は麻酔科医にも同レベルのコミュニケーション技法を期待しているが，悲しいかな，しばしば失望することのほうが多い．

　コミュニケーションを円滑に進めるのに役立つ，いくつかのポイントがある．

1. 予定されている業務や通常業務と違う場所にいる時は，秘書に知らせて，連絡先を確実に伝えておく．探されたり，連絡を取られたりしたくないなら，その旨を秘書に伝える．
2. ある時期までに完了してもらいたい特別な仕事や物品があるなら，日付や名称を明示して書き表す．
   「ジルへ．至急添付の指示書にサインをお願いします．来週水曜日（21日）までに必要です」
   と書く．
   「ちなみに ― 至急」
   はよくない．
3. 文書を清書してもらいたいなら，文字がちゃんと読めるようにする（誰かに読ませてみる！）．できない場合は，ディクタフォン（速記用口述録音機）を使う．
4. 手紙を口述筆記する時は，「意識の流れ」を避ける．語り始める前に，手紙の内

訳注：米国の秘書協会が制定．4月の第4水曜日に該当し，米国では，上司が秘書や部下の労をねぎらうために，プレゼントを渡したり食事に招いたりする．

容をよく考えて，必要ならメモをとる．句読点，新しい段落，小見出しを指示する．珍しい名前はつづり（日本人なら漢字）を言う．少なくともテープの一部を再生して，正しく録音されていることを確かめる．

書面によるコミュニケーション

大部分の他科の医師とは対照的に，麻酔科医は書面によるコミュニケーションを最小限で済ますことができる．ペインクリニックで働いていないかぎり，麻酔科医は手紙を書くことはほとんどない．痛みのある患者の回診を除けば，ほとんどの麻酔科医は「元気，状態良好」とか「通常の術後ケア」と麻酔記録に書いて済ませている．

多くの麻酔記録が，チェックボックスに記入して出力する形式になっており，急速に，筆記具は研修医の必需品ではなくなりつつある．しかし，文書を丁寧に記載し，楷書での署名と日付を記入することは当然である．麻酔記録をいくつか取り出してざっと調べるだけでも，開始時刻，術者，術後指示等のデータの記入漏れが見つかる．これは病院管理者，医療安全管理室のような医療の質を管理する部署，弁護士にとって大きな不安材料になる．麻酔記録が完成されているか，監査することで麻酔科医に欠落している点が明らかになる．

おそらく，麻酔記録という最初のハードルでつまずいてしまうと，他の医師に宛てて紹介状を書くことは，多くの麻酔科医にとっては，もっと難しい問題になるだろう．全ての紹介状には，患者の氏名，生年月日，ID番号を記載する必要がある．主な問題点と，それに対して必要な対策を冒頭に詳述することは，挿管困難に関する2ページの紹介状を読む時間もないほど忙しい一般開業医にとって，ありがたい効率的な方法である．

麻酔科によっては，挿管困難や硬膜穿刺後頭痛 post-dural puncture headache（PDPH）等特定の問題に関する定型書式を作っており，便利である（図17.1を参照）．

ブラウン先生

　　　　マーガレット スミスさんに関して

　　　　生年月日：1942年11月5日

　　　　医療登録番号：27.04.KY

問題点：ロクロニウムに対するアナフィラキシー反応

依頼事項：患者のカルテに，上記問題点を記載してください

図17.1　定型紹介状の一例

> **Key Point**
> 1. 手術室における質の高いコミュニケーションは，チームメンバー相互の関係を円滑なものにする。これは患者のケア，安全，職業上の満足感を得る上で重要な側面である。
> 2. 外科医にまつわる問題点，彼らの態度や行動，同様に麻酔科医自身について理解することによって，外科医との関係を最良のものにすることができる。
> 3. 同僚とのコミュニケーションを改善する，多くの実践的な方法がある。
> 4. 書面記載の不備がしばしば問題の原因になるが，その大部分は容易に回避できる。

（飯田 瑠梨，木山 秀哉）

参考文献

1. Lingard L, Reznick R, Espin S, Regehr G, DeVito I(2002). Team communication in the operating room: talk patterns, sites of tension, and implications for novices. Acad Med, 77, 232-4.
2. Lingard L, Espin S, Whyte S, Regehr G, Baker GR, Reznick R et al(2004). Communication failures in the operating room: an observational classification of recurrent types and effects. Qual Saf Health Care, 13, 330-4.
3. Lingard L, Espin S, Rubin C, Whyte S, Colmenares M, Baker GR et al(2005). Getting teams to talk-development and pilot implementation of a checklist to promote inter-professional communication in the OR. Qual Saf Health Care, 14, 340-6.
4. Awad S, Fagan S, Bellows C, Albo D, Green-Rashad B, De la Garza M et al(2005). Bridging the communication gap in the operating room with medical team training. Am J Surg, 190, 770-4.
5. Sexton J, Makary M, Tersigni AR, Pryor D, Hendrich A, Thomas EJ et al(2006). Teamwork in the operating room: frontline perspectives among hospital and operating room personnel. Anesthesiology, 105, 877-84.
6. Gawande A, Zinner M, Studdert D, Brennan T(2003). Analysis of errors reported by surgeons at three teaching hospitals. Surgery, 133, 614-21.
7. Reader TW, Flin R, Cuthbertson BH(2007). Communication skills and error in the intensive care unit. Curr Opin Crit Care, 13, 732-6.
8. Elks KN, Riley RH(2009). A survey of anaesthetists' perspectives of communication in the operating suite. Anaesth Intensive Care, 37, 108-11.
9. Flin R, Yule S, McKenzie L, Paterson-Brown S, Maran N(2006). Attitudes to teamwork and safety in the operating theatre Surgeon. Surgeon, 4, 145-51.
10. Makary M, Sexton JB, Freischlag J, Holzmueller C, Millovian E, Rowen L et al(2006). Teamwork in the operating room.: teamwork in the eye of the beholder. J Am Coll Surg, 202, 746-52.
11. Sexton JB, Thomas EJ, Helmreich R(2000). Error, stress and teamwork in medicine and aviation. A cross-sectional surveys. BMJ, 320, 745-9.
12. Kitto S, Villanueva E, Chesters J, Petrovic A, Waxman BP, Smith JA(2007). Surgeon's attitudes to and usage of evidence-based medicine in surgical practice: a pilot study. ANZ J Surg, 77, 231-6.
13. Lingard L, Reznick R, DeVito I, Espin S(2002). Forming professional identities on the health care team: discursive constructions of the 'other' in the operating room. Med Educ, 36, 728-34.
14. Australian and New Zealand College of Anaesthetists(2004). Guidelines on the handover of responsibility during an anaesthetic. ANZCA professional Document PS10 Available at: http://www.anzca.edu.au/resources/professional-documents/professional-standards/pdfs/ PS10.PDF (Accessed 14 March 2010).

15. Horn J, Bell M, Moss E (2004). Handover of responsibility for the anaesthetised patient-opinion and practice. Anaesthesia, 59, 658-63.

第18章

教育と研究
Susie Richmond, Andrew F Smith, Suyin GM Tan

「人類を救済する唯一の希望は教育にある」
ジョージ・バーナード・ショー
「研究とは，自分が盲目であるかを知るために小径を上る行為である」
プルタルコス

本章では，コミュニケーション技能が有用となる，麻酔関連の教育と研究におけるいくつかの具体的な状況を概観する。他にも多くの状況がある中からそれらを取り上げたのは，筆者らの経験では，しばしば馴染みがなく，うまく行われておらず，正式に教えることができない「暗黙の」技能と見なされているからである。

研修医へのフィードバック

おそらく麻酔科医どうしの間で起こる最も重要な交流は，教育の場における交流である。研修医の知識，技術や態度の変化をもたらすために行うコミュニケーションは，治療過程での患者とのコミュニケーションを除けば，麻酔科医が行う最も高度なものであろう。麻酔科の研修医が無意識のうちに学んでいることは，往々にしてあまり注目されていない。麻酔は手術と同様に，学ぶものであって教えられるものではない。研修医は指導医の行動を観察，模倣する中で，信念，行動，態度の多くを暗黙のうちに身に付ける。麻酔科医になるということの一部は，「麻酔科の文化」の習得を含み，それは善くも悪くも専門家としての独自の感覚である[1]。研修医と一緒に働く時は，麻酔の知識や技術だけでなく，同僚と関わるよりよい方法を，指導医自らが手本となって，わかりやすく教えることが，より重要である。

麻酔の教育を取り巻く問題を論じることは，本章の範囲を大きく超えているが，教育の一側面，すなわち，いくつかの基本原理を強調するためのフィードバックの探索は有用である。ポジティブなフィードバックは誰もが好むところである。不当

に，あるいは正当であっても，批判されていると感じるのは誰も好まない．では，どうすれば麻酔科医は研修医が切望しているフィードバックを与えられるだろう？あらゆるコミュニケーションと同様に，その鍵は信頼関係の確立にある．多くの研修医は，少なくとも1人ないし2人の指導医と適度な関係を築くには十分な長い時間を，科の中で過ごしている．基本的な能力が不明な研修医に対して，フィードバックを行うのは難しい．

「彼はいつも動脈カテーテル挿入を失敗するのか？　それとも，今日はついていないだけか？」

その上研修医は，自分のことをよく知らないと感じる誰かからの，特にネガティブなフィードバックは受け入れにくい．しかし，構造化したアプローチを用いれば，一緒に働いた経験の乏しい研修医に対してもフィードバックを与えることは可能である．麻酔科医は，手術患者の全員，または一例に基づく，型通りのフィードバックを行うか，あるいはもっと気楽な感じの方法を状況に応じて選ぶとよい．

全てのコミュニケーションと同様，開始前に課題のオリエンテーションを行うことが第一段階である．

「よし，マット．今日はジェソップ先生の婦人科手術だから，君の気道管理技術を評価する機会にしようと思う．いいかな？」

フィードバックは，しばしば日々のコミュニケーションの中で，少しずつ行われる．

「中心静脈カテーテルを正しく固定していたのはよかったよ」

時として，研修医は言われたことを，「的にされた」と感じる場合もあるが，指摘は彼らが学ぶべき重要な要点を伝え，強調するものである．
付加的に，ANTS（麻酔科医のノンテクニカルスキル）や批判的手法[2,3]のような，構造的あるいは半構造的様式を用いて，より形式的なフィードバックを選んでもよい．批判的手法では，研修医が出来事を情動的にどのように受け止めているか，経験の肯定的・否定的側面を調べる質問を活用する．例えば，

「初めての胸部硬膜外穿刺はどうだった？」
「どのような点はうまくできたと思う？」

「次回は，どういった点に取り組みたい？」

　これらの質問から研修医は，出来事に対する自らの感情を探り，全体として経験を振り返ることができる。「長所と短所」の質問によって，研修医が出来事をどのように受け止めているかに関する貴重な洞察が得られ，次回の行動をどのように改善するかを指導できる。会話の流れでフィードバックを始める方法は，研修医が指導医と関わることを助け，より構造化したフィードバックに進むための信頼を築く。肯定的，否定的フィードバックのいずれも，具体的に行うことが大切である。

「あの難しい硬膜外穿刺をとても上手に行ったね。体位に注意して，始める前に目印を確認していたことがわかったよ」

その反対に，以下は悪い例である。

「さっきのはよかったね。まさか硬膜外カテーテルが入るとは思わなかったよ！」

　特に研修医が難渋している場合，フィードバックには修正方法を含める。

「君はまだ胸部硬膜外穿刺の方法を模索しているようだね。Tuohy 針の角度をもう少し頭側に向けることを考えてみたかい？ 興味があるなら，来月新しいシミュレーションのコースを企画しているよ」

　フィードバックを行う最適なタイミングを選ぶこと自体も技術の1つである。出来事の記憶が残っているうちに，しかし研修医と指導医に振り返りや心の整理をする時間の余裕がある時点が理想的である。フィードバックが，例えば，産科患者における気管挿管失敗のような，特に困難で傷つく経験に関するものであれば，報告の前に感情を落ち着かせるため，時間をおくことが賢明である。
　最後の要点として，場所の選択も重要である。即時のフィードバックは，明らかに患者やスタッフの面前で行う必要があるが，どんなにポジティブなフィードバックや配慮した批判であっても，行動のより詳しい分析は，静かで秘密が保たれる場所で行うべきである。
　この最終段落の多くは，研修医にフィードバックを与える指導医に向けて記述されている。しかし，研修医と指導医間のコミュニケーションの頂点は，研修医が指導医に対して建設的で，検閲を受けないフィードバックができる時にあることを認識すべきである。自らの教育，コミュニケーション，臨床技能について，フィード

バックを求めるほど十分な自信がある指導医はわずかである。一方，大多数の研修医は，権威勾配，フィードバックを返す経験や自信の欠如，そしておそらく経歴に傷を付ける不安から，指導医に対してフィードバックをすることができない。コミュニケーション技能を明確に認識して手本を示し，増強させる環境を作ることは，教育を向上させ，究極的には診療改善に不可欠な要素であるフィードバックのやり取りを行う自信を，研修医と指導医の双方にもたらす。

指導のためのコミュニケーション

研修医とのコミュニケーションは，専門医に任命された途端に突然身に付くことではない。それは時間をかけて練習することで発達する技能である。経歴のあらゆる段階において，この技能を学び，向上させる機会は数多いが，気付かないことが多い[4]。

　指導技術は，自身の経歴の初期段階で学び始めることができる。研修医は，まだ細かく指導されている段階で，指導医を無意識に観察して，学習している。後に自分が研修医の指導を始める立場になった時，意識しない間に，どれだけ多くを学んでいたかに驚くことが多い。

　学習経験として用いることができる多くの機会がある。電話で助言を与えるような，日常的なこともそうである。この状況は双方にとって教育的機会である。相談を受ける専門医は，いくつかの非常に重要な概念を学ばなければならない。
1. 電話口で研修医が話すことは，真実であると受け止める。
2. 自分で患者を診ず，評価せずに，電話で助言を与えることに不安を感じないこと。
3. 頼まれなくても，自宅から病院に直行すべきタイミングがわかること。時には，研修医は自分が助けを必要としていることさえわからないのかもしれないのである！

　手術室におけるコミュニケーション，すなわち学習も，一部は同様の方法で行われる。当初の「新人」の時期が過ぎると，研修医は，専門医やより上級の研修医と麻酔を担当している時に，自分が学んでいることを自覚しないかもしれない。しかし，麻酔導入室や手術室で，2人の医師が一緒にいる全ての時間に，無意識の学習は行われている。この「学習」時のコミュニケーションは，言語的であると同時に，非言語的でもある。

　長時間の手術では，通常，1対1形式でより伝統的な教育を行う時間がある。手術台の上の患者に関する興味深い側面を検討して，「もしこうだったら…？」というシナリオに発展させることもできる。これは，より改まった個別指導の機会である。

　手術室内で行われるコミュニケーションのもう1つの形態は，メンター制である。

研修医と一緒に麻酔を担当することは，彼らを単なる研修医としてではなく，一個人として知る機会になり得る。研修医の多くは，おそらくメンターを必要としないだろうが，専門医が自分を知ってくれることをありがたいと思っている。同様に，専門医が研修医のことを少しでも知っていれば，自宅待機中に助言を求める電話が鳴った時に，何が必要かについて，よりよい判断を下すことができるだろう。研修医を指導・教育する立場にいるためには，彼らを個人として知ることが重要である。

失敗を繰り返す研修医に対する励ましと動機付け

研修医はさまざまな理由で失敗を犯す[5]。失敗を繰り返す研修医を励まし，やる気にさせるには，失敗の理由を知る必要がある。研修医が困難を抱えていることはすぐにはわからないかもしれない。困難は明らかに臨床的なことかもしれないし，個人的な問題で明白ではないかもしれない。交替時間にいつも遅刻するといった，普通でない行動について同僚が触れるようになり，誰かがその研修医と話す時間をとることで初めて問題が発見される場合もある。問題を抱えている人は誰しも，信用して，時には非常に個人的な事柄を気安く話せる人を必要とする。

失敗した研修医を励まし動機付けることとは，彼らのためにあらゆる問題を解決してあげることではない。彼らが信頼している人物が，メンターとして行動すべきである。失敗を重ねる研修医に対するメンターは，積極的に共感をもって話を聴くが，結論を引き出したり判断を下したりせず，研修医が自ら解決策を見つける手助けをする。これは話を傾聴し，研修医が自分自身や状況についての盲点に気付くよう励ますことを含む。指導が効果を発揮するには，失敗している研修医自身による，ある程度の洞察が必要である。

指導の次の段階は，研修医が正しい行動を決定し，その計画を実行する方法を見つける支援をすることである。時にこれは，以下に示す"SMART"目標の使用を含む。

　Specific：具体的
　Measurable：計測可能
　Achievable：達成可能
　Realistic：現実的
　Timescale：状況に適した時間の長さであること（長過ぎない）

指導とは，個々の問題を即座に修正することではない。問題の性質やそれに対する個人の洞察によっては，指導の期間が数週間あるいは数ヶ月にも及ぶことがある。この間，研修医は非常に傷つきやすいため，支援が重要である。「順調にやっている」と安心させ，定期的にポジティブな励ましを与えることが必要である。毎週定

期的に，形式張らない形で会合をもつことは，事態がどのように進展しているのか，最新の状況を把握する上で，双方に有益である．ある週は他の週よりも順調なことがある！

時には，長期間失敗を重ねる研修医もいる．全てがうまくいっていないという予兆が明らかでないため，気付かれないままでいる．この状況では，しばしば研修医はメンターに助けを求めることができる健全な状態にはなく，言われるまま，されるままに全てを受け入れる状態に陥っている．この種の精神状態にある研修医は，指導よりもむしろカウンセリングを必要とする．彼らが自分自身をコントロールできるようになるまで，何をすべきか，どのように生活を整理するべきかを教える人物が必要になる．状況が改善し，研修医の準備が整ったと感じたら，優しい指導を始めて，自らに対していくらかの責任をもつよう奨励する．

患者に深刻な被害が生じたか否かによらず，臨床上のインシデントを起こした結果として，研修医が失敗を重ねていることが明らかになるかもしれない．この場合，複数の人々を巻き込んだ，多方面からのアプローチが必要である．インシデント後の経過を扱い，正しい手段で適正に処理されることを保証する人物が求められる．研修医のために精神的，実践的な両面でデブリーフィングや支援を行う第2の人物が必要となる（第12章を参照）．また，このようなインシデントによって研修医は受け身となることが多いので，他人が「生活を整理してあげる」必要が生じる．

研修医に対しては肯定的な姿勢を維持することが重要で，批評は肯定的，建設的なものとする．インシデントの結果として，医療防御機構 medical defence organisation や地域訓練委員会 regional training committee のような外部機関の関与を要するかもしれない．こういった諸機関との連絡は，できるだけ早期に研修医と情報を共有し，全てを公開し，正直であることが大切である．専門医に対し「自分の味方だ」と感じていれば，研修医は，専門医とその助言を信用するだろう．問題を単独で解決しようとする専門医は別として，この種の状況で研修医が利用できるさまざまな機関がある．研修医が，これらの機関に関するあらゆる情報をもっていることが重要で，少なくとも機関と連絡をとって，どのような提案や助言が得られるかを尋ねるように勧めるべきである．

失敗を繰り返す研修医は，結果的に進路変更の希望もしくは必要が生じる場合がある．訓練プログラムから逸脱して非専門医を目指すか，さらに重大な場合は，麻酔科学，あるいは医学そのものを諦めてしまうかもしれない．これは容易な決定ではなく，研修医がどのような決断を下しても，それについての相談相手自身の感情とは無関係に支援されるべきである．

口頭試問での試験官とのコミュニケーション

口頭試問は，時として最も恐るべき試験と見なされている。準備不足のために知識が欠けていれば尚更である。口頭試問の目標は，受験生が行ってきた試験勉強と口頭試問の練習が無駄ではなかった，と試験官に納得させることである。世界で最もコミュニケーションが達者な人物でも，必要な準備を忘れば口頭試問には落ちてしまう。

口頭試問の準備には通常数ヶ月かかり，このストレスのために受験生は期待通りの結果を出せず，落ちるはずがない試験で失敗する可能性がある。

口頭試問で覚えておくべきいくつかの規則がある。
1. 小綺麗で，その場に適した服装をする。
2. 車のヘッドライトに照らされたウサギのようにおどおどしないこと。気を付けないと，すぐにそのようになってしまうものである。
3. 試験官に気持ちよく微笑むことはよい第一歩である。非言語的なコミュニケーションは，非常に重要である。
4. 自信過剰な外見と行動は禁物である。
5. 緊張のあまり，一言も話せないようではいけない。口頭試問は**話す**試験である。
6. 試験官に尋ねて欲しい質問ではなく，試験官が尋ねている質問に答える。
7. 質問が理解できなければ，そのように言うこと。そうすれば問題の意味をあなたが**理解できる**ように質問を言い換えるのは試験官の義務である。
8. 試験官は常に正しいので，彼らと議論しないこと。
9. 自分が楽しんでいると見えるように努めること。
10. 答える時にそわそわしない，身振り手振りをしないこと。
11. 明瞭に，筋道立てて話すこと。
12. 要領を得ない話し言葉よりも，1枚の図表のほうがより明確に要点を伝える。

著者としての雑誌編集者とのコミュニケーションと，査読者への応答

論文の雑誌掲載が認められるまでには，長い過程がある。はじめに，論文の投稿は過程の終着地点には程遠く，単に新しい発展段階の始まりに過ぎないことを忘れないでよう。著者だけが，完成論文の最初のページ冒頭で功績を認められるが，公表された論文はまさに著者，査読者，雑誌の編集者の共同努力の賜物である。しかし実際は，論文掲載の可能性は，これよりずっと早く，研究計画の立案時点で決まっている。いくつかの研究論文は，行うべきでなかった研究を報告しているという理

由だけで，何度も拒否される運命にある。誤った疑問，不適切な方法の選択，杜撰な方法のために入り込んだバイアスは全て修復不能な問題である。他の点ではしっかりと行われた研究の下手くそな発表は手直しができるが，研究を「違った方法で行っていれば」と悔やんでも後の祭りである。このことを雑誌の査読者に指摘されたくないなら，研究完了後ではなく，研究開始前にできるだけ多くの人に助言を求めることである。

　第1に，現実的であること。一部は科学についてであり，そして一部は売り込みの技術である。科学的な記述は専門的ではあるが，他の優れた文章と同様の原則に従わなくてはならない。ここに陥りやすい失敗がある。麻酔科の研修医は，適切な訓練や指導なしに麻酔を行えるとは期待されていないが，特別な準備や経験がなくても，文章は書けるものと想定されていることが多い。

　「投稿規定」に注意深く従い，明確に書くこと。第一印象が重要であることを忘れてはならない。編集者は多くの場合ボランティアであるか，報酬を貰っていても，額は多くない。編集者の仕事を軽減してやれるならさらによい。参考文献の体裁を整えることや，スペリングや文法のチェックは退屈で，不必要な作業に思えるかもしれないが，このような仕事を1本だけではなく，年間200本の原稿について行わなければならないことを想像してみるとよい。編集者も人間であることを忘れてはならない。彼らは最高の論文を発表したいが，骨の折れる，時間のかかる，完成に向けた原稿の準備作業を，論文の著者が行ってくれればホッとするものである。これで論文の科学的内容や構成に集中できるようになる。

　きちんとした研究を行い，論文を書いて投稿すれば，編集者は受け取り通知を送ってくる。しばらくして編集者から再び連絡があるが，雑誌により，数日後，あるいは何ヶ月も先のこともある。また，雑誌によっては掲載を拒否する簡単な手紙や，編集者の判定の基となった査読者のコメントと一緒に熟考した回答が送られることもある。編集者がコメントを送ってきたら，深呼吸をして覚悟を決めよう。

　査読者のコメントは，時として不公平で，自分を誤解している，過度に重箱の隅をつついている，権威の濫用である，と感じられるかもしれない。しかし，これらは稀であり，いずれにせよ編集者は通常，個々の査読者がどんな人物であるかを知っていて，時には対立するコメントの中庸を得るべく，調整を試みている。

　いかなる論文も，無修正で受理されるものは，ほぼ皆無であることを覚えておこう。受理された論文の多くは，著者がいくつかの修正を行うという理解のもと，暫定的に受理される。著者はこれを個人的な批判と受け止めないようにする。相当の知的，感情的投資を行った初めての論文執筆を試みた場合は特に留意する。そのような場合，自分の論文を「大切な」所有物と思いがちなため，論文を批判する人物を，子供を守る雌ライオンのように獰猛な目で睨みつけることになる。

査読者からの最も有益なコメントは，論文の欠点を指摘するだけでなく，どのように改善可能であるかを提言するものである．要点を箇条書きに挙げるのが理想的である．論文の著者はコメントに対する回答の概要を述べた手紙を準備し，特定のコメントに同意するならその旨を伝え，査読者に感謝の意を表す．異議がある場合は，礼を失しないようにその理由を挙げ，現状のまま文章を残したいと述べる．

　この段階では，他の全ての時点と同様に，本文中の訂正箇所を文字色やフォントを変えて強調することが，丁寧かつ賢明である．それに加えて，査読者への返答の中で，変更点がすぐわかるように該当ページや行数を示す．そのうちに編集者から再び返事が来る．査読者が修正版を見たいと思う場合もあれば，そうでない場合もある．著者の回答がきちんと提示され，見やすいものになっていれば，論文は迅速に取り扱われるだろう．多くの論文は2，3回以上の改訂が必要である．これは珍しいことではなく，初回の修正と同様，コメントは論文を改善して，著者と雑誌双方の評判を傷付けないようにするためのものであることを，著者は念頭におくべきである．

　論文が拒絶される場合も，査読者のコメントは送られる．これにより，論文が修正可能で他の雑誌に投稿するか，あるいはもう見込みがないかを著者は決断できる．前述のように，改めて研究を行うには遅過ぎるので，この段階で方法論の重大な欠陥に対処することはできない．編集者の助言は，改善のアイデアを得る上で無料で受けられる有用な資源である．

査読者としての編集者とのコミュニケーション

編集者は多くの理由で査読者に頼っている[6]．なぜなら，あらゆる面で専門家といえるほど，編集者に十分な知識があるわけではない．雑誌が名声を確立するには長い時間がかかるが，大急ぎで書かれた論文を掲載すると，その評判はたちまち失墜する．熟練した査読者は，気恥ずかしい厄介な間違いを見付けることができる．最後に，多くの原稿は助言によって改善可能である．改善点は文法や文体ではなく，抜け落ちている参考文献，大胆過ぎる結論，より詳細な記述を要する研究方法等に関するものである．しかし，各論文の査読は遅れをもたらし，原稿の取り扱いにかかる時間を増すことになる．

　多くの雑誌は，査読者のコメントを編集者の決定とともに直接著者に伝える．しかし通常，査読者は論文の著者には伝えられない内密のコメントを編集者に送ることができる．査読者のコメントが著者に開示されるか否かによらず，コメントは常に丁重に書くべきである．建設的な批評は歓迎されるが，たとえ言い表せないほどできが悪い論文だったとしても，査読は怒りをぶちまける機会ではない．

多くの雑誌は公開査読，つまり誰が査読者なのかを著者に明らかにする方針をとっている。これは国際標準ではないが，常に身元が明示されているつもりで査読を行うのがよい。客観的に主張できない意見は，表明するべきではない。査読者が守るべき，いくつかの簡単なルールがある。
1. 査読を頼まれたら，期限を守ることが重要である。妥当な期間内に原稿を読み，コメントすることができないなら，期限内に査読を完了できる他の査読者を見つけるよう，直ちに編集者に伝える。
2. 編集者が特定の質問に対する回答を要求している場合，それに答える。
3. 編集者が特に求めないかぎり，受理や拒否を勧めない。
4. 小さな過ちや問題を重視し過ぎない。例えば，結果をどのように記述するか，というような好みを押しつけてはならない。
5. よく知られた施設や著名な臨床医であっても，質の低い研究に名前を連ねている場合があることを忘れてはならない。知名度の高さは，名前が掲載された人物が，その研究で役割を果たしたとか，その論文に目を通したことを保証するものではない。
6. 査読中は著者に直接連絡を取らないこと。匿名で行う査読ならば，身元を明かさない。

Key Point
1. コミュニケーション技能は，研修医の教育と指導に不可欠な要素である。
2. 効果的なコミュニケーションの知識の有無が，口頭試問の合否を左右する。
3. 雑誌の査読者から批判的コメントを受けることは不可避であり，建設的なフィードバックとして受け止める。

（國吉 英樹，松本 尚浩）

参考文献

1. Lingard L, Reznick R, DeVito I, Espin S(2002). Forming professional identities on the health care team: discursive constructions of the 'other' in the operating room. Med Educ, 36(8), 728-34.
2. Glavin RJ(2009). Excellence in anesthesiology: the role of non technical skills. Anesthesiology, 110(2), 201-3.
3. Fletcher G, Flin R, McGeorge P, Glavin R, Maran N, Patey R(2003). Anaesthetists' Non-Technical Skills(ANTS): evaluation of a behavioural marker system. Br J Anaesth, 90(5), 580-8.
4. Greaves D(2003). Clinical supervision. In: Greaves D, Dodds C, Kumar CM, Mets B(eds)Clinical teaching: a guide to teaching practical anaesthesia. pp. 13-9. Lisse: Swets and Zeitlinger.
5. Mets B(2003). Giving feedback and monitoring progress. In: Greaves D, Dodds C, Kumar CM,

Mets B (eds). Clinical teaching: a guide to teaching practical anaesthesia. pp. 183-93. Lisse: Swets and Zeitlinger.
6. Pyke DA (1979). Referee a paper. In: How to do it. pp. 143-6. London: BMJ Books.

第 19 章

管理者
Scott W Simmons

「値打ちのあるもの全てが数えられるわけではない」
アインシュタインのオフィスのサインより

ふむ，この患者は息をしていない。
ヤン，書式85・87・92aがすぐ必要だ！
ジョージ，いつもの利害関係者からなる運営委員会を招集しろ，JBを仲間に入れることを忘れるな。議決に必要な定数に達したら，メールを送ってくれ。
サラ，魚の骨が原因かもしれないぞ。パワーポイントが準備できたら，すぐに患者の自己決定法を3回行え。今日の終業時までに，目標値を倍増しなければならない。
まだ反応がない，この患者がスカイプをやっているかどうか，知っている奴はいないか？

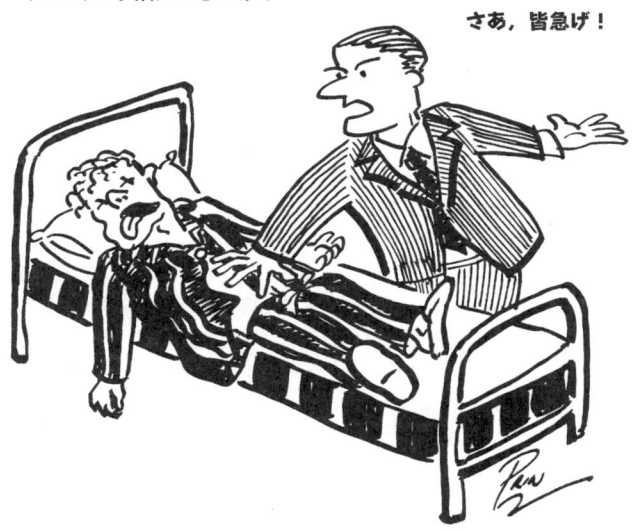

さあ，皆急げ！

異なる視点を尊重する

現代の医療システムでは，臨床医はさまざまなレベルの病院経営陣と，顔を突き合わせることがある．残念ながら，しばしば両者の間には深い溝が存在し，優先事項も大きく異なるように思われる．管理者との遭遇があまりない多忙な臨床麻酔科医は，一時的に不満や混乱を感じることもあるだろうが，仕事をしているうちに気にならなくなる．管理職に指名された麻酔科医にとっては，問題はそう簡単ではない．しかし，皆がよりよく目標を達成するために役立つ相互関係の本質を深く洞察することで，双方が利益を得られるだろう．

第2章で提示した"LAURS"の概念は，有意義な話し合いをするためのアプローチの一般的な性質を強調している．この考え方を病院経営陣との交渉に応用する試みの中で，特に興味深いことは，管理者側の「世界」はまさに，使用する言語，実践的道具，問題解決法が，たいていの臨床医にはほとんど馴染みのないことだらけの，あたかも別世界であるという認識である．患者として医療システムの中に入るかのように，実際，異なる領域に足を踏み入れたような感覚があるだろう．そこで本章では，この別世界とそこの住民をよりよく理解するのに役立つ，実際的な方法や観点をいくつか提示し，それを一般原則と関連付けようと思う．結果は驚くべきものになるかもしれない．

シナリオ

セリア・ロバーツ医師は最近，大規模な公立教育病院の麻酔科部長に任命された．自分の分野におけるエキスパートとして，彼女は研究を行い，論文を何本か書き，専門医を目指す若手医師に対する教育の責を担っていた．自分が選んだ専門領域において，対処法がわからない問題はほとんどなかった．日々の仕事の中で，彼女は即断し，独立して業務を行い，自分の行動に責任を負う必要がある．しかるべき時にはリーダーシップを取って，周囲のチームに簡潔明瞭な指示を与えたし，臨床麻酔のスペシャリストである自分と，彼女の助けを求める患者との1対1の関係において，深い献身を示してきた．達成感と満足があり，密かな自信も感じていた．4ヶ月ほど前に麻酔科部長への昇進を打診された当初は，全く気が進まなかったが，最終的には就任に同意した．

セリアにとって不幸なことに，最近，麻酔科の退職者が出た上に，近隣の病院が閉鎖したため，仕事量が増加して，麻酔科は深刻な影響を受けていた．同僚は，1年以上も相当な負担を抱えて働き続けており，さらなる過剰な症例の増加が，影響を及ぼし始めていた．部長職に就くなり，セリアは人員配置に対する仕事量，それが患者安全に及ぼす影響の詳細な解析に着手した．その結果，彼女は普段通りの分析手法を用いて，臨床研究論文そっくりの，参照文献と付属書類を含む15ページに及ぶ文書を作成した．その作業を終える

と，セリアは新任の最高経営責任者（CEO）であるモニカ・クロイツィンガーとの面会を求めたが，次に面会可能なのは3週間後と言われただけだった。フラストレーションが溜まったが，選択肢はなく，面会を待つしかないと受け入れた。それでもその間に，事態が進むことを期待して，セリアは文書をメールでモニカに送った。

理事会によって大々的な組織改革が検討されていた18ヶ月前，モニカ・クロイツィンガーは，新しいCEOとしてリクルートされた。厚生行政の現場では，彼女の「人を動かす能力」の実績は有名だった。しかし，彼女の名前は病院の医師達にはほとんど知られていなかったので，改革方針達成に必要な，困難で受けが悪い決断を下す際に，モニカは余計な「お荷物」を持っていないだろう，と理事会は考えたのである。

モニカは，忙しい私立の医療画像会社の放射線技師から始め，職業人としての人生の大半を，医療の世界で過ごしてきた。小さな事業をやっていた家庭に育った彼女は，仕事を通じて管理能力を伸ばし，いくつもの学位を取得し，遂に経営学修士（MBA）の資格を取った。彼女には天性のリーダーシップがあり，昇進の機会をつかんできた。履歴書が厚くなるにつれ，達成感や満足感も増し，密かな自信も生まれた。さらに高い地位に向けた出世の階段の一歩として，CEOの（その困難も含めて）3年契約を結ぶことは，彼女にとっては自然な成り行きのように思われた。

しかし，セリアの電子メールを受け取った時，モニカは検査技師がストライキをする可能性への対応に追われて，極めて多忙であった。さらに，ある選挙公約に関して議会の圧力を受けた厚生大臣のため，病院執行部の誰もが，大臣への報告資料作成で深更まで働いていた。この状況で，麻酔科医のような重要な臨床部門からの一連の苦情は，モニカが最も必要としないものだった。その上，モニカは，週に500～600通のメールを受け取っていたが，それはセリアが全くあずかり知らぬことだった。

同じ，同じだけど違う！

モニカとセリアは，二人とも知的で高い地位にいる。実際，管理職と臨床医のトップには多くの共通点があり，どちらも問題解決あるいは事態を混乱させる能力を少なからず持ち合わせている。鍵となる違いは，患者に対する両者の見方で，臨床医は患者個人と付き合う一方，経営者はより広範囲に焦点を合わせる。これは臨床医には，「経営者は個々の患者の健康には関心も興味もない」と映る。セリアが，手術室の予定がいっぱいなので，手術がキャンセルされることをスミス夫人に説明しなければならない一方で，モニカは理事会，厚生大臣，メディアもしくはスミス夫人の多くの関係者と，再三にわたり対面しなければならない。双方にとっての課題は，相手の現実，長所と能力を認識し，調整を図る機会を設けることである。このようにして，お互いの優先事項を妨害するのではなく，むしろ助け合う解決法を探ることができる。

話は続く…

メールを送ってから 3 週間が経ち，面会日を迎えた。しかし，約束の面会時間を 20 分過ぎても，セリアは狭い部屋で待たされていた。彼女は苛々し始め，あらゆる方法で自分の感情を抑えていた。ようやく重役室に案内され挨拶を交わした後，モニカはセリアが書いた「かなり膨大な」報告書を受け取っていることを認めた。セリアの立場について，ある程度の理解は示したが，結局のところ追加の財源は承認しなかった。モニカは，臨床部門の長に手術室の効率を検討させており，その仮報告は，鍵となるパフォーマンス指標は全て達成されていると示唆していたのである。モニカはこの問題を非常に重要だと捉えており，その証拠に彼女は個人的に文献を検索し，医療経営者の電子フォーラムで仲間に相談もしていた。結果，どちらかと言えば，標準的な水準からすれば，彼らの病院は比較的人員過剰であるように思われた。

　報告書の重要な数字が注目を集めるよう，セリアがベストを尽くしたにも関わらず，モニカは自分がより重視すべきと考える点からの反論を述べた。数分後，CEO は「わかって」おらず，麻酔科医の窮地を気にかけていないことがセリアには明らかになった。欲求不満が蓄積し，両者とも声のトーンが上がって，話は脱線していった。さらに数分後，議論を続けることは無意味のように思われ，セリアはさらなる宿題を課せられ，部屋を出た。セリアには管理者との折衝経験がほとんどなかったため，たった今起きたことが信じられない，という思いと同時に，人を増やしてほしいという自分の要望が，断固として却下されたように感じた。しかし，モニカも，自分の要求をセリアに伝え損ねた上に，「この問題の責はセリアにあり，彼女と麻酔科のスタッフがもっと働けば済むことだ」とモニカが考えている，という誤った印象と，不満を与えることになった。

問題の解決

歴史的に「コミュニケーション」は，「意図や知識の授与，伝達，交換」として漠然と定義されている[1]。この定義は，最も簡潔な形では，A から B への「データの移動」以上のものを意味しない。これを拡大して，臨床医よりも管理者に馴染みの深い人的資源に関する文献は，暗に言葉に含まれる「共通性」を強調する結果，「共通の記号を使うことによる情報伝達と理解」という定義につながる[2]。これは，情報交換に基づいて，関係者がある程度立場を共有することを必要とする，より積極的な見方である。この考えは本書全体で提示している，傾聴，受容，利用，再構築，暗示の原則と完全に合致するものであるが，セリアとモニカの交渉に，どのように効果的に応用できるだろうか？ 例えば，傾聴を容易にしたり，管理者が最もよく理解する言葉を使ったりするために，実際何ができるのだろうか？

　医師 - 患者関係と，臨床医 - 管理者関係の相違の本質を洞察することが，有用な出発点になるだろう。ここから，個人の動機付けや心理学的ニーズ等に関連する多

数の疑問が生じるが，それらは，本書の範囲を超えるものである．単純に言えば，臨床医というものは，人々を救うために日々出勤して，助けを求める人々と向き合う．モニカのような管理者は，この場合セリアを助けるという同じ重要な動機をもっているのか，それともセリアは解決を必要とする他の多くの問題の1つに過ぎないのだろうか？

典型的にはマネージメントとは，限られた資源の配分，すなわち，誰が何を得て，誰が得られないかに関わる決断を下すことである．この状況で考慮に値する，経営管理に関する研究によって開発された2つの視点がある．第1に，相互の交流を，解決を要する衝突の一形態と見なすことである．これは，両者にとっての課題の重要性や，関係維持の必要性といった事項を考慮させる．第2に，合意に至る過程を，二者あるいはより多数の関係者間の交渉として明らかにすることである．そのような交渉には，定義可能な特徴があり，合意された「誓約の規則」がある．

対立の解消

Greenhalghは，表19.1に示すような，7つの考慮すべき側面から成る，対立の診断モデルを提唱した[3]．各側面に対して，解決の容易さに基づく，連続した観点が存在する．

両者ができるかぎり容易に対立を解消することに関心があるならば，このモデルを適用すると，まず現状，すなわち互いの現実を認識し，次いで可能なら均衡を変化させる方法を見いだすことで，両者を「簡単な」解決の方向に導くことになる．最初に，ある目標に向かって行く可能性について，共通認識をもたなければ，実のある議論にはならないだろう．ここで，この方法を採用し，再構成や提案の要素を思い起こすために，以下の例を考えてみよう．

表19.1 対立の診断モデル

側面	解決が容易	解決が困難
危険度の大きさ	小	大
当面の課題	分割可能	原則論
関係者の相互依存	ポジティブサム	ゼロサム
関係の連続性	長期に及ぶ関係	その場かぎりの関係
関係者の組織	団結，組織的	無形態，派閥
第三者の関与	中立的，信頼できる	中立的な第三者が不在
対立状況から想定されるコスト/被害	同等，影響/譲歩が均衡している	不均衡，一方がより被害を受けると感じる

セリア：3名のスタッフを雇うのに50万ドルの費用がかかります．しかも今すぐ必要なのです．

モニカ：ご冗談でしょ，そんな余分なお金はないし，こんな急に言われても今年の財政目標を達成する望みはないわ．

　これは，モニカの現実的な懸案事項を考慮に入れ，リスクがそれほど大きくない問題として再構成することができる．

セリア：全体として追加コストが発生しますが，向こう3年間に分散可能で，その結果，現スタッフの超過勤務を減らすことで，有意にコストを削減する戦略を作る時間も得られます．したがって，差し引きすれば，追加費用は20万ドルです．

そして同様に，

セリア：もしスタッフが増えなければ，みんな辞めてしまいます．

に対し

セリア：スタッフを増やすことができれば，新しい日帰り手術部門を始めて，収益が増えるだけでなく，理事会の掲げる戦略の方向性に合致することにもなります．

　管理者の現実を受容することは，単に他の誰かから資源を奪い取ることに頼らない，双方が利益を得られる解決策を促進する．

管理者との交渉

多くの異なる交渉方法が推奨されている．関連書籍には，駆け引きに関する単純な助言を提供する表面的なガイド本のようなものから，背後にある個人の特性や価値観を検討して，個人行動の分析を試みる理論的モデルを提唱するものまで，さまざまなものがある．セリアのような管理職の臨床医にとって，この状況において，最も関連ある要素は，医療従事者の重要な特質である「共感する能力」と，経営者を含む他の専門家集団との関係を徐々に発展させ，維持していく必要性である．逆に，モニカがコスト削減を迫る大きな圧力に曝されていて，管理者の観点から変化をも

たらす人物が他にいなければ，セリアの問題は取り立てるべきこととは見なされないだろう。

Lewicki[4]が詳細に述べている，交渉要素の典型的な分析は，準備，交渉戦略の決定，戦術，関係構築に分けられる。この時点では，成果を明確に定義しておくことの重要性と，交渉の境界点を強調することが有意義である。

典型的な要素は，

- **目標点**：求められる成果。これはまさに自分が何を，なぜ欲しているのか，そのために何を準備しているのか，ということである。これには，目標の直接的な内容だけでなく，達成に要する時間，必要な労力とコスト等が含まれる。
- **抵抗点**：それ以上は踏み込むつもりがない絶対的な境界線。不動産の競売に参加したことがあれば，この点と，場の熱気で我を忘れる前に限界ラインを決めておく重要性は理解できるだろう。
- **妥協範囲**：両者の抵抗点がいくらか重なり合う幅で，ここに解決策が存在する。セリアは4名の新しいスタッフを希望してはいるが，2名でも受け入れる用意はある。モニカには1名分の予算しかないが，12ヶ月後に状況を見直す条件付きで2名の採用を認める用意はある。解決への鍵は，この重なり合う範囲にある。すなわち，2名の追加スタッフである。本当に難しいのは，重なる範囲がない場合である。その場合，両者は抵抗点を見直さなければならない。
- **複雑な交渉**：目標を完全に定義する特性の全て。セリアにもし12ヶ月間待つ余裕があるなら，3名の専門医を雇う財源が得られるが，来週から，ということなら，後期研修医2名になる。時期，技能等に関して，彼女は実際，何を求めているのだろうか。また，あらゆる選択肢を考慮しただろうか？
- 合意に至る**最高の代替案**：これは，解決策が見つからない場合の最後の砦である。

要旨を1枚にまとめる

日々の意思決定の多くは，その決定が利害関係者に及ぼす影響を評価するための，要約された情報の分析に基づいている。明確さが必要な特定の事項のみ，より詳しい情報が求められ，その詳細は迅速かつ容易に入手可能でなければならない。忙しい手術予定のさなかにある麻酔科医にとって，次の患者の臨床的問題点を簡潔にまとめた要約と，必要に応じて目的の病理検査結果を素早く入手する能力は直接的に重要である。一方，目前の問題と無関係な長々とした報告は，欲求不満以外の何物でもない。管理者も，同様の問題を抱えている。1枚にまとめた要旨は，この状況における直接的な喩えである。それは，情報を総合して決定の最終責任を負う上役の人間が，重要な特徴を満足いくまで把握できるよう，十分に状況を説明できるも

のでなければならない．特定の推奨事項は列挙し，その推奨を受け入れるか，そうでない場合の予想される結果を含むべきである．さらなる詳細は，出典の入手や精査がすぐに対応可能でなければならない．

　セリアが考えたかもしれない要旨を図 19.1 に示す．
　注目すべきいくつかの特徴は下記のような点である．

1. どのようにメッセージを送るか
    a. 正しい手段を用いること．CEO が組織の定型書式を好むなら，それを入手して使う．
    b. 「1 枚の要約」は，本当に 1 ページだけ，ということである．添削を続けて 1 枚に収める．
    c. つづりの間違いや誤字の有無を確認し，体裁を整え，読みやすくする．
2. 何を送るのか
    a. 意思決定のポイントとなる具体的な要求を最初に示すこと．始まり，中間，結末からなる推理小説の類いを書くのではない．こちらが本当は何を望んでいるのかを，相手に探索させることはただの迷惑であり，隠れた意図まで気付かれる可能性が生じる．
    b. 同意を得られる可能性があるものを含めること．これは共同で問題を解決する感覚と，いっそう前進する機会を生み出す．
    c. あらかじめ決めた交渉の論点を盛り込むこと．交渉範囲を明確化し，自分が非常に強い立場でないかぎり，無理な要求は避ける．
    d. 意味が通るように十分な詳細を記載し，「必須」項目を網羅すること．財政的損益に言及しなければ，要求が考慮されないのであれば，それを含めること．
    e. 交渉相手を貢献者として，率直に認めること．これは，自分と相手の対立という図式ではないことを示す．
3. 相手方の関心事に言及する
    a. ビジネス界の言語は，財務諸表やコスト見積もりでは金銭である．仕事量は複雑に調整された処理量である．自分が求めるものを具体的にこの書式で表現するために，財務部門を巻き込むこと．
    b. CEO が実際に懸念している問題を特定すること．例えば患者に重大なインシデントが起きていない時に，患者安全への不安を表明しても，取り上げられることはない．新しい医療サービスの開発に対する CEO の関心といった他の事項は，双方の利益の源になるだろう．
    c. CEO が誰に報告しているか，彼らが何を懸念しているかを知ること．

　理事会のメンバーや政治家の関心事に言及する解決法は，誠実かつ建設的に提示すれば，琴線に触れるものになるだろう．

St Elsewhere Hospital
執行部への報告書

宛先： 最高経営責任者 モニカ・クロイツィンガー 殿
提出者： 麻酔科 部長 セリア・ロバーツ
議題： 麻酔科の増員について
日付： 2011年9月8日

推奨事項
執行部が下記事項を承認することを推奨する：
1. 専門医の呼び戻しに要する経費削減策の一環として，シニアレジデント1名のポストを新たに創設する。これにより年間10万ドルを削減できる。効果を十分に評価するために，12ヶ月間試行する。
2. それぞれ3年契約で，3名の常勤専門医ポストを新設する。12ヶ月後に，適切な人事考課とサービスの必要性の評価を行う。これは，提案中の医療サービス見直しを下支えし，臨時スタッフを使うことによる不確実性やコストを抑える。3年間の追加コストは20万ドルである。

問題点の要約
a. 現状では欠勤をカバーする対策がない：常勤医の不在は，高給の外部スタッフの確保に依存する，一時しのぎの短期的調整で補われている。急な依頼で適切な能力のある麻酔科専門医を見つけられないことは，手術の中止や延期につながり，病院にとって大きな財政的，臨床的リスクとなる。
b. 時間外の仕事量を含む手術件数の増加と，複雑な患者の増加は，如実に現れている(添付1)。麻酔科専門医への影響は時間外勤務の増加，結果として就業時間内の勤務医師数の減少，加えて，疲労や疾患による欠勤者の増加である(添付2)。
c. スタッフの対応可能性の確実性，コスト予測の向上，総コスト削減は常勤専門医を追加雇用することで達成し得る。シニアレジデントは，現在専門医が担っている業務の一部を，有意に低いコストで行うことができる。時間外勤務手当と病欠は削減できる見込みである(添付3)。
d. 提案されている医療サービス見直し計画の一環として，新スタッフの雇用は達成目標に見合うものとして，財政部門の試算はこれを支持している。実際の患者数によるが，損益分岐点は2〜4年以内に到達できる(添付3)。

添付文書
添付1：サービスの種類と複雑さによる患者の活動度(データ部門)
添付2：麻酔科の年間財政報告(財務部)
添付3：追加解析(財務部)

相談と助言者
1. ジャック・スミス 会計士，事業計画部長

図19.1 執行部宛の要旨：セリアができたかもしれない違うやり方

コミュニケーションを行う環境

人と人とが直接連絡をとることに代わって，コミュニケーションのためのテクノロジーの利用が増えたことは大きな問題であり，情報が誤って伝わるリスクが生じている（第1章を参照）。「送信」ボタンを押す行為が容易で日常的なものになった結果，データの転送と，両者の積極的参加を必要とする双方向性プロセスの一部であるべきものの区別を見失いがちである。電子的なメッセージは特に危険である！ 電子メールや SMS（携帯電話のショートメール）等のやり取りは，一般的に短く，同時性がなく，つづりや文法の正確性に欠けている。双方とも，直接的なアイコンタクトや身振りを介する非言語的な合図の恩恵を受けられない，つまりメッセージの全てが伝わるわけではない。眼前の特定の課題が，電子メールをさっと送るか，電話の会話か，コーヒーを飲みながらの非公式会合か，あるいは究極的には各人の弁護士立ち会いのもと重役室での予定された会議のどれにふさわしいかは，結局のところ判断の問題である。短い電子メールやテキストメッセージのような単純で電子的な方法は，受信者が送信者の性格や言い回しを熟知しており，解決の容易な状況では最適である。難しい問題の場合は，直接会って話し合い，簡単な文書を交わし，他の利害関係者を同席させ，議事録を残し，正確な記録を付け，反省の機会を考慮する必要がある。

双方が利益を得る解決策を図ること

ゼロサムの結果とは，一方が勝った時に，相手が負けている場合である。「パイ」の大きさは規定されており，最終結果は，全体の再分配によってのみ得られる。ポジティブサムは，建設的な発展を通して，「パイ」が実際に大きくなる場合である。相互利益の可能性という形でコミュニケーションを見直すことにより，だんだん減っていくだけの「パイ」に注目して勝ち負けを強調するよりも，むしろ問題解決に焦点を当てた見方ができる。

もしセリアの膨大なページ数の書類が，人件費が増えても麻酔科スタッフを増員すべきであるという，単純な結論で終わっていれば，モニカは，おそらく看護スタッフを減らすことで麻酔科医を増やすといった「ソロモンの知恵」的な判断を下すことになっただろう。

一方，セリアの提案は追加スタッフの雇用に伴って実現可能なシステム再構築の構想を含めることもできた。例えば，麻酔科スタッフが増えて，多職種で構成される術前外来に関与すると，最終的に入院期間の短縮や予定外入院の減少につながる。それにより，モニカやおそらく他の関係者は，この問題を勝ち負けとして単純に捉

えるのではなく，検討に値するいくつかの案として考えることができる。

　管理者は隅に追い詰められるのを好まないものだ，ということを想定しておくこと。全関係者に資源を配分し，戦略の方向性を示すのが彼らの仕事である。彼らは通常，交渉を進めながら解決策を模索する。申し出を受けるか否か，といった姿勢は，膠着状態に陥る可能性が高い。有用な指針は，たとえ仮定の話であっても，理性のある第三者が自分の立場であったら，何をするだろうかと考えること。これはすなわち，第2章で論じたように「第3の現実」を認識することである。

感情要素の認識

利害関係が勝ち負けの問題になったり，本来の目標を見失ったりする可能性は，常に存在する。感情が高ぶった時，それに反応することなく，深呼吸をして10まで数えることが役立つ場合が多い。電話や，勢いで作った電子メールを送ることは，手っ取り早く，簡単で，即座に感情を発散したい時には，そうしたい行動に駆られるものである。だが一般的にこれこそまさに避けるべきである。本当に即刻返答を要する問題はほとんどなく，多くは一晩考えてから回答することができる。メールで返事をするならば下書きを作る。その際，誤って書きかけのメールを送ることを避けるため，内容を推敲するまでは送信先のアドレスは入力しないでおく。重要な点を書き過ぎる，あるいは全く書かないと，信頼性を損なうことになる。利害関係が大きく，重要性が不明な場合，可能なら信頼できる人の助言を求める。

　ある1つの事実が他の全ての意見に絶対的に優先する事例はほとんどない。セリアが提案したそれぞれの事実に対して，モニカはもう1つの事実を見いだせるように思われる。どちらのケースも，事実の正確性とは，何が問題なのかではなく，解釈や相対的重要性を双方がどこにおいているかである。Harvard Negotiation Project のメンバーが詳細に検討しているように[5]，対立する状況から前進できない大きな原因の1つは，双方が「自分が正しく，あなたが間違っている」という議論に陥った場合である。こうなると，事実を事実として受け入れ，それらの相対的な意義に関してある程度の合意に至るよりも，自分の立場を守り相手を攻撃することにエネルギーが浪費されていく。重要な洞察は，相手はそれが「正しい」と**信じて**おり，正当な懸念をもっていることである。ここで受け入れることが，前進に役立つ。そうすれば両者の課題は，互いに受け入れ可能な方法で，繰り返し目標の再設定を試みることになる。例えば，モニカの問題は，頻回な支出，特に現時点ですぐ必要な出費への対応である。一時的な雇用といった短期的にはそれほどコストがかからない解決法をセリアが提案すれば，合意に到達できる。

　難しい会話の中で，感情の衝突が実際に問題になる場合があるだろう。感情の衝

突は意図的なものである，と誤解されることがよくある。つまり，拒絶されたのはモニカがわざと害を及ぼしたいという欲望に由来する，とセリアが結論付ける危険がある。衝突と意図の分離ができないと，客観的に，自身のケースを建設的かつモニカにとって意味のある方法で議論するセリアの能力に悪影響が及ぶ。これは個人の価値観や過去の経験を含む多くの要素の影響を受ける。セリアは以下のように考え始める可能性がある。「面会まで3週間も待たされ，当日も学生時代に戻ったみたいに控室でさらに20分，その上，事実をきちんと受け止めることすらできないと言われるなんて，知的な専門職が扱われる方法ではないわ」。

こうなると，セリアがモニカと対話する時間は，問題の本質ではなく，状況に対する自分の感情的な反応との格闘に費やされる。モニカも感情的に反応し始めるのは驚くことではない。会話がますます感情的で，人格や反応性に関わるものになってきたら，立ち止まって潜在意識の反応であることを認識し，事態解決の最も有用な方法として，問題の本質に戻ることが重要である。

このような他者との交流に付着する，自己のイメージという問題がある。Alfie Kohnの詳細な古典的研究[6]では，セリアやモニカのような成績優秀者は，金賞やお世辞によって自己の価値を幼い頃から強く植え付ける報償制度の典型的な産物である。新スタッフを得られないという「失敗」は，セリアには未経験の領域であるだけでなく，能力や自尊心についての自信喪失にもなる。これは患者への大きなインシデントや医療訴訟に関わる医師が受ける衝撃と似ている。少なくとも，この反応が起きているという認識は，掌中の問題に焦点を当て続けることの重要な一部である。

「最重要な事柄」から「財務責任の問題」への転換

一般に問題は，資源分配に基づく視点に分けることができる。何らかの形で，財政の最終損益として組み込めない問題は，管理者の行動基準と関連付けることを困難にする。医師の多くは自分の価値観と対立すると考えるが，財政的な結果を含めた議論はより簡単である。しかし，過去20年間の医療における患者安全構想は，無視されるかもしれない「問題の本質」が，実行可能な財政的説明責任の問題になり得る，という例である。これは，それ自体が主要な話題である[7~12]。

プロファイルと切迫感の維持

麻酔科医のような中間管理職は時間に追われ，さまざまな競合する原因によって決まる優先順位に従って，常に間際になって業務内容を組み直している。麻酔科の問

題が，今日は重要であったとしても，明日にはそれほどのことではないかもしれない。プロファイルや切迫感の維持はおおむね期待されるところである。上級管理者は，ほとんどの医療スタッフと比べて在職期間が短い。比較的短期間に執行部が異動するのは普通のことである。1980年代以降の管理思考において，認識された大きな課題の1つは，変化に対応する能力を強調することである。「学習する組織」や，この環境で求められる執行部のタイプといった概念に関する多くの文献がある[13]。臨床医はしばしばこれらの特徴を，責任感の欠如や仕事の質の低下を示すものと解釈している。しかし，在職期間が短く，成果主義で昇進する実業界で働く管理者には，比較的短期間に多くを達成しようという相当な動機がある。それが何であるのかを知り，可能なら上手に利用すべきである。

責任は私がとります…

モニカとの非常に不満足な面会の後，セリアは失望とゆっくり湧き上がる怒りからいくらか解放されて，慣れ親しんだ自分の部署に戻る。しかし，この心地よい感覚は，2人の上級スタッフが彼女のもとに来るとたちまち消え失せる。

「さて，いつ新しいスタッフが増えるんですか？」と彼らの1人が尋ねる。

セリアが現状の厳しい現実と，自分の新たな役割の複雑さを初めて十分に理解したのは，まさにこの時である。いまや彼女は同僚の代表として，職場環境における彼らの生活の質に責任を負う立場であり，同僚は，彼女が仲間の一人に過ぎなかった頃とは，全く違う目で彼女を見ている。新しい役割に就いた彼女は，仲間の一員であると同時に，それから全く離れた立場でもある。

麻酔科医の研修や臨床の生活は，直接患者と向き合う中での自らの行動に責任をもち，その結果を受け入れることを基盤とする。他の人々の代表となり，代弁者として問題を議論する役を担うのは難しい。

突き詰めれば，部門の長の役割は，リーダーシップをとることである。しかし，部下とのコミュニケーションには，前述した管理職とのコミュニケーションにおける助言と同様の要素がある。特に上司と部下の関係が長続きする個人的なものの場合，いくつかの側面は異なる点を強調する必要があるだろう。

例えば，上層部の管理者との関係とは異なり，互いが繰り返し一緒に働く，密接した相互依存のような関係があるだろう。その上，部門長は，職業上の，あるいは私的な生活の質に影響を及ぼす決定を直接下す人物と見なされる。スタッフの意にそぐわない決定は，背信や「敵側についた」という非難といった，感情的反応を招くことになる。管理者側の悪役に責任を転嫁することもできるが，一時は有用であっ

ても，いずれ限界が訪れる。

別のアプローチ
原則として，管理者との効果的なコミュニケーションは，他の対人関係と何ら変わることはない。たとえセリアが同意できなくても，少なくとも一時的にモニカの話に耳を傾け，彼女の現実を認識し，受容することは信頼関係を強めるだろう。モニカ自身の言葉の利用は，必要な再構成に役立ち，洞察を容易にして，可能な解決策の調整を促進する。

管理者との交渉における"GREAT"の使用

挨拶と目標
　　セリア：こんにちは，モニカ。メールでお伝えしたように，適切な訓練を受けたスタッフによって手術予定をこなせるよう，どのように安全な職場環境を確保することができるか，話し合いたいと思います。

やり取りの早い段階で，共通の関心がある目標が何であるかを確立することができる。ひとたび明確な目標を認識すれば，解決法は見つかりやすくなるだろう。本章の冒頭で提示したセリアの事例では，手術予定を適切に訓練されたスタッフが担当する，安全な職場環境の確保という目標を，モニカに提示していなかった。

信頼関係の構築（ラポール）
　　セリア：時間を割いていただいたことを感謝します。私達と同様，あなたがとてもお忙しく，おっしゃるように財政面の相当の重圧があることも理解しています。お話からすると，短期間で私達の要求を考慮していただくのは，今年度の財政目標を達成する上で，難しいように思われます。

麻酔科医が管理者とコミュニケーションを図る時に，主要な手段となるのは耳を傾け，受け入れ，利用することである（第2章を参照）。眼前の問題が相手にとって，どの程度重要であるかについて，予見をもたないことが特に重要である。背景，偏見，事情や好みのプレゼンテーション方法が，自分とは全く異なる管理者と交渉する場合，メッセージの形式やそのタイミングを確実なものとし，適切な枠組みを作成するために，多大な努力と時間を要することは，驚くには当たらない。

評価，予想，説明
　セリア：私が必要とするのは人員問題の解決策です．要旨をご覧いただければおわかりのように，患者のケアと安全に関わる当方の要望と，限られた予算についての御要望を満足できる方法を提案しました．

交渉の鍵となる事項が何かを正確かつ簡潔に述べ，会合の後，できるだけ早く議事録を作成し，議論した内容，合意に至った点，至らなかった点の確認を得ることが重要である．忙しい管理者や医師は多数の異なる優先事項を処理するが，人は忘れたり，実際には違うことを話したりすることを知っておくべきである．

質疑応答，懸念の承認と言及
　セリア：他の病院の人員配置状況を調査してくださったことに感謝します．そして当院には十分な人員がいるとのご認識も理解しています．しかし，要約書類にあるように，これは長期の病欠や突然の退職，他院の閉鎖を考慮に入れていません．

セリアが事態を前進させたければ，自分の懸念を表明するのと同様に，モニカの懸念も認め，言及することが必須である．モニカは，どのように結着させるかについて，極めて具体的な考えを示して対話を始めることもできたはずである．両者が理性的な議論をできれば，利益を得る機会と，したがって交渉の余地が生まれるだろう．逆に，両者が原則論に終始すれば，特に困難な状況になる．相手の話を傾聴し，受容，利用，再構成することは，たとえ当初は議論できないような問題と考えられても，関係を深め信頼を育み，作業を促進する方法として，特に有用である．麻酔科医を代表して受け入れることは，少なくとも一時的に，論理的な分析に向かう方法である．

暗黙の合意，感謝，終結
　セリア：はい，この計画に同意します．必要な数字を揃えて，後日参ります．お時間を頂戴したことに感謝申し上げます．

セリアとモニカの個性は，架空のステレオタイプである．彼女らは，効果的なコミュニケーションの根底にある，いくつかの原則を説明するために作られた人格である．提示したモデルは，医師と管理者間のコミュニケーションを，相互理解に向かう双方向性の交流と捉える定義に基づいている．必然的に交渉相手を理解するのと同様，自分自身を理解する必要が生じる．提示された実践的方法は，一般に認められた交

渉技術を用いて対立を解決する方法で，コミュニケーションの"LAURS"で容易に調整することができる．

出会いの幅は広い．極端な例では，互いの関係に及ぼす影響をほとんど，あるいは全く考慮する必要のない，一度かぎりの関係もある．正反対の極端な例は，多数の利益を代表する管理職にある臨床医で，経営者だけでなく，自分が代表する同僚や，患者のような他の関係者とも，有効な関係を保つ必要性を自覚している．

共同で問題解決に当たることは，両者がよい成果と持続する関係を望んでいる場合，最も成功する可能性が高い戦略である．明確な目標点と限界を，交渉に臨む前に設定する必要がある．自尊心への感情的な影響や逆効果を認めるには，かなりの努力が必要だろう．財政的な考慮は，ほとんど常に関連あるものと見なされているが，価値観，専門職として扱われているか，懸念に対して耳を傾けてもらったり，言及されたりしているか，といった他の要素も常に重要である．

Key Point

1. 交渉における対話は，感情よりも問題の本質や互いの目標に注意が払われた時に，最も生産的なものになる．
2. 寛大さ，誠実さ，誓約は，効果的なコミュニケーションと，部署内や管理者との関係を維持する上で，重要な柱である．
3. 背景，偏見，事情や好みのプレゼンテーション方法が，自分とは全く異なる管理者と交渉する場合，メッセージの形式やそのタイミングを確実なものとし，適切な枠組みを作成するには多大な努力と時間を要する．
4. コミュニケーションを双方が利益を得る形に再構成することで，勝ち負けよりも問題解決に焦点を当てる視点が生まれる．
5. 目標点や抵抗点を決めて交渉戦略の基本要素に言及し，複雑な交渉であることを認識し，妥協範囲を見つけるべく努力を続けることで，相互理解と目標達成が促進される．
6. 誰もが多忙である．1枚にまとめた要旨と明確で簡潔な情報は常に有用である．

（有井 貴子，上園 晶一）

参考文献

1. Onions CT (1973). The shorter Oxford English dictionary on historical principles. 3rd edn. New York: Oxford University Press.
2. Ivancevich JM, Olekalns M, Matteson M (1997). Organisational behaviour and management. Sydney: McGraw Hill.
3. Greenhalgh L. (1986). Managing conflict. Sloan Manage Rev, Summer, 45-51.
4. Lewicki RJ, Saunders DM, Barry B (2009). Negotiation. 6th edn. Boston: McGraw Hill.

5. Stone D, Patton B, Heen S(1999). Difficult conversations. New York: Penguin Books.
6. Kohn A(1993). Punished by rewards. New York: Houghton Mifflin.
7. WHO Patient Safety Solutions(2008). http://www.ccforpatientsafety.org/WHO-Collaborating-Centre-for-Patient-Safety-Solutions/(Accessed 21 March 2010).
8. MartinLA,NeumannCW,MountfordJ,BisognanoM,NolanTW(2009). Increasing efficiency and enhancing value in health care: ways to achieve savings in operating costs per year. IHI Innovation Series white paper. Cambridge, MA: Institute for Healthcare Improvement.
9. Silow-Carroll S, Alteras T, Meyer JA(2007). Hospital quality improvement: strategies and lessons from U.S. hospitals. The Commonwealth Fund.
10. Haynes AB, Weiser TG, Berry WR, Lipsitz SR, Breizat AH, Dellinger EP et al(2009). A surgical safety checklist to reduce morbidity and mortality in a global population. N Engl J Med, 360, 491-9.
11. Institute for Healthcare Improvement. Improvement stories. Cambridge, MA. http://www.ihi.org/IHI/Results/ImprovementStories/; accessed February 2010.
12. Katz MH(2010). Decreasing hospital costs while maintaining quality: can it be done? Arch Intern Med, 170, 317-8.
13. Senge PM(1992). The fifth discipline. Sydney: Random House.

Part 5
高度なコミュニケーション技法

第20章
催眠療法

> 「僕のことを夢想家だっていうかもしれないけど，
> でも，僕だけじゃないよ…」
> ジョン・レノン 「イマジン」より

不安，恐怖，緊張，そして懸念は，術前の患者に共通する感情である．医療者は，患者の身体的問題ばかりでなく，心理的反応にも注意を払うようになりつつある．例えば，外科医は以前と比べて，患者により詳しい説明をするようになった．患者とよい関係を築き，安心させるための場として，麻酔科医には術前評価の機会が与えられている．

もちろん，全身麻酔前の不安や緊張を軽減するために鎮静薬・鎮痛薬を使用すべき，といまだに信じられている．しかし，これらは鎮静薬だけが解決できるものではない．薬物によって薬理学的な鎮静は得られるが，患者が内科的・外科的治療をより肯定的に捉えるように再教育する効果は得られない．適切な麻酔を行う方法を模索することは，最新の技術により習熟するだけでなく，癒しを与える治療者としての役割を果たすために必要な技術も身に付けることである．

催眠は「治療」ではないが，麻酔科医にとって重要な武器になる可能性があり，麻酔科医が身に付ける他の技術と同様に重視されるべきものである．催眠の技術によりコミュニケーションは影響を受け，医療における患者の全ての経験が好ましい方向に変化する[1~5]．催眠療法に習熟した麻酔科医は「古典的催眠療法」または「覚醒暗示」のアプローチを使用することができる．

古典的催眠療法

催眠療法の歴史は，その受容と拒絶の繰り返しであった．催眠療法は数千年もの間，さまざまな形で試みられてきた．催眠療法が外科手術における麻酔に効果があることを示した科学的文献は1828年まで発表されなかった．しかし，吸入麻酔薬の登

場により，知覚を麻痺する（麻酔的）手法として催眠療法を利用していた時代は終わってしまった[6]。

催眠療法は，魔術との歴史的関係があったため，信仰療法やオカルト療法と見なされることから決別するために戦わなければならなかった。今日では，世界中の多くの病院で，催眠療法は全身麻酔による手術の際に，術前または術後の補助療法として使用されている[7,8]。同時に，催眠療法だけで，大手術が快適に実施できるという事実が，催眠療法の補助的使用に懐疑的な考えを圧倒した[9~11]。ほとんどの人にとって麻酔や手術は未知の領域であり，漠然とした恐怖と結び付けてしまう。

1992年以降，ベルギーのリエージュ大学病院は，全身麻酔または鎮静という従来の方法から，催眠療法と軽い経静脈的意識下鎮静に変更した。8,000人以上の患者が，催眠–鎮静療法で頭頸部の大きな手術や，乳腺の手術を快適に受けることができた。この方法の最大の利点は，患者が意識を保ち，全身麻酔を回避できることである。

催眠–鎮静療法中，痛みと手術侵襲から患者を守る目的で，治療目的の催眠療法が患者を解離状態に誘導するために使用された。局所麻酔薬と催眠–鎮静療法は，外科医がこの方法が実行可能であると理解し，慣れ親しんでいれば可能である。術前診察中に，患者はその特殊な麻酔法を受けたいかどうかを質問され，催眠状態がどのようなものか説明を受けるが，予行演習は行われない。

手術室へ移送された後，患者は術中に「再体験」するために，自身の人生で楽しかった経験を挙げるよう促される。この方法は，「lived in imagination（想像の世界に住む）」法という。催眠状態へ誘導し約10分後，通常は緩徐な眼球運動によって，患者が適正な催眠状態にあるかを確認する。この手法に加え，意識下鎮静を保ち，患者を安静にし，外科手術に適した状態を提供するために，レミフェンタニルや時にはミダゾラムの静脈内投与が行われる。

催眠状態への導入は，単純でわかりやすいと同時に，とても複雑でもある。催眠状態の実際の現象としては，眼球の固定，没入，身体のリラックス，精神の鎮静化が含まれる。患者は鎮痛のための暗示なしに，自身のかつての喜ばしい経験を再体験するよう誘導される。経験を積むと自信が付き，医師は，患者周囲で起きることを利用して，催眠状態を個々の患者のニーズに合わせるタイミングを探り始める。この方法は，術者と患者に満足感を与え，周術期の痛みと不安の軽減，血行動態の安定化，疲労や痛みの軽減と早期回復等の効果がある[12~14]。

催眠療法とは何か？

催眠療法や心象方法を用いて，手術に関連した急性疼痛や感情要因を管理する方法

は，いくつかの文献[15〜17]で述べられている。催眠という概念は，特定の意識状態およびその意識状態を誘導するために使用される手法の両方をさす。意識状態の評価がそうであるように，催眠状態の程度を測定することや数値化することは難しい。催眠状態では，言葉による暗示で主観的な体験が大きく変わる。それには知覚や記憶，意思とは関係なく起こる行動も含まれる。催眠療法は，単に漠然とした状態を「想像」させるのではなく，むしろ，催眠下の患者が，暗示者に指示されるがままに反応する状態が導かれ，その中でまるで実生活を体験するかのように明瞭な体験をさせるものである。

　この20年間で，催眠状態に対する科学的な理解が深まった。研究者や臨床医にとって，催眠療法が知覚および覚醒に有意な変化をもたらすことは，大変関心が高い問題であった。このような問題に対する神経生理学的な知識が増えたことによって，臨床医は催眠療法が疼痛管理の重要な一手段としてどのように作用するか，より深く理解できるようになるだろう[18]。

　現在，催眠療法で疼痛治療を行う際の脳活動は，局所的脳血流（rCBF），陽電子放射断層撮影（PET）の変化[19,20]，機能的MRI[21]のような神経画像検査を用いて調べることができる。催眠療法によって心理学的に疼痛が軽減されると，末梢疼痛刺激によって誘発される侵害反射や自律神経活動に変化が現れるだけでなく，脊髄より上位の疼痛調節系にも影響が現れる。機能的神経画像検査により，催眠療法中の暗示によって生じた疼痛知覚の変化に伴って，帯状回中部の24'a野の活動が増加することが確認された。催眠療法によって，知覚，感情，認知と運動領域で形成される広いネットワークと帯状回中部の24'a野の間の連関に，機能的な変化が起こることも確かめられた[22]。

催眠療法を行う前に大切なことは？

催眠療法を疼痛および不安の治療に使用する際，安全性が最優先事項である。患者には，適切な医学的評価の終了後に初めて催眠療法が可能になることを理解してもらう必要がある。その際，必要に応じて適切な薬物的補助を受けることが可能であると説明し，それにより，医療者から理解され，ケアされていると信じ，感じてもらうことができる。さらに，催眠療法に関して（麻酔科医が）厳しい訓練を受けていることも，暗に示すことになる。

　次に重要なのは，責任である。医師は，患者は自分自身の健康に自ら責任を負っている，という意識をもたせる必要がある。治療の選択に関して，部分的に自ら責任を負うと患者が意識することによって，疼痛管理の効果が高まる。その際，患者に別の治療手段を選択することによる利益と対比して，その治療を選択することに

より生じる対価と危険性を理解し，判断できる能力があること，自ら治療をやり通す意志があることが前提になる。

催眠療法は，単独でも，あるいは従来の治療法の補助としても使用できる。倫理基準を維持し責任ある診療を提供するために，臨床医にガイドラインと認定資格を付与する学会がある[23〜25]。催眠療法の訓練では，実際の体験学習を通して，治療的コミュニケーションにより，どのように患者に緊張状態を克服してもらうか，より広く理解させることが重要である。

催眠療法の前提条件

1. 催眠療法の手法そのものの特性により，施行医は患者の個別性を認識するようにする。
2. 施行医は，催眠療法導入前に，患者それぞれの希望について尋ね，よく聴いておく。それにより，患者は尊重され，きちんと理解され，気にかけられていると感じ，安心を得る。
3. 催眠療法は，息の合った信頼関係がないと成立しない。導入中に，施行医は特殊なコミュニケーション技法を使用して患者を催眠状態に導く。それは，施行医と患者が共同して構築するものであり，患者の要求に対応して施行医が口頭，または非言語的な暗示を与える作業によってできあがる。
4. 催眠療法をうまく進めるために，施行医は患者という他者のもつ別の現実を受け入れなければならない。施行医自身の信条あるいは経験に背くとしても，患者の言葉や振る舞いに合わせるように順応させる。患者は，自分にとって何がよいことかわかっているし，催眠療法は，患者が自ら回復していく過程に関わることによって，自己管理能力をうまく利用できるようにする作用をもつ。
5. 催眠療法のコミュニケーション技法では，施行医が患者の言葉を使用して話すことで，患者の不安を明確にし，困難な状況への対処力を養う。コミュニケーション技法では，施行医が患者の不安を，思考，知覚，行動という異なる表現形式で表出させることにより治療する。
6. 手術中に患者と共同して催眠療法を行うか，自己催眠技術を教えることにより，術後の回復期には患者が自ら積極的に関わる姿勢が育成される。

麻酔科医にとっての課題は，全身・区域麻酔の技術をどのように補完して，より包括的な疼痛管理を達成するかということである。したがって，興味を単に生物学的問題に限るのではなく，従来の生物医学的手法とは別の技術を身に付けることが求められる。言語が，疼痛管理のまず第一の介入であることを認識しなければならない。催眠の手法は，その他の技術と同様に，効果的に教えられ，容易に学習され，

診察時間を特に延長せず，現在の治療スタイルを大幅に変更せずに，日常の麻酔業務に組み込むことができる[1]。

興味深いことに，多くの麻酔専門医が小児の麻酔において，それとは意識せずに「催眠の技術」および「催眠療法の言語」を使用している[26]。例えば「宇宙飛行の準備をする」ために「宇宙飛行士のマスク」を顔に置くよ，と言いながら麻酔マスクを置く，「特別な宇宙飛行士の空気」と言いながら，吸入麻酔薬を吸わせる，等が挙げられる。ブランコやメリーゴーラウンドの説明をするように「だんだんゆらゆらしてくるよ…前後に動くよ」，「ぐるぐる回るよ…楽しくなってくるよ」と言ったり，「ディズニーランドの楽しい乗り物だよ」と言ったり，好きなテレビ番組を見ることや，お気に入りの玩具やペットと遊ぶこと…等々を言って，物語を語っているのだ。このようなテクニックに効果があることからわかるように，催眠療法の概念や原理に関する基礎知識があれば，麻酔管理の予測不可能な部分が減り，効果的で有効なものとなるだろう。催眠療法の概念を知れば，なぜ私達の言葉に効果がある時とない時があるか，より明瞭に理解できるようになる。結果として，確実に効果を発揮する方法を作り出すことができる。

催眠療法の概念

催眠療法の概念および原理を知れば，言語の微妙な差異の重要性がわかるようになる。例えば，全く同じ情報でも，患者を不安にすることもあれば，安心させることもある。それは，情報を言語的または非言語的にどのように組み立てて伝えるかにかかっている[1,27]。例えば，外科医，麻酔科医，または看護師が，麻酔から覚めつつある患者に対し，「全て終わったよ！（It's all over）」，「（あなたは）終わりました！（You're finished）」と声をかければ，「死」と受けとられかねない。

では，どのように言えばよいのか？

> 麻酔科医（楽しそうに。声のトーンは重要である）：さぁ，スミス先生の手術は終わりました！ …あなたはよくやった（well）し，もう大丈夫（safe）ですよ。全てうまくいきました。すぐに家に帰れますよ，お腹が減っているでしょう…

最後の2つの言葉によって，患者の注意が緊急事態や危険と恐怖から逸れて，より正常で，健康的，日常的なものに向く。

催眠療法の概念では，施行者が不注意で否定的な暗示を認識すれば，それを避けることができるし，修正することも可能である。このコミュニケーション法の目的は，患者に力を与えることで，結果として患者は不可解で複雑な医療技術のいいな

り，あるいは疾患の無力な「犠牲者」ではなく，自分から積極的に治療に参加し，医療チームと対等のパートナーとなることが可能になる．さらに，この方法によって不安は軽減され，協調性が改善され，患者の満足度が向上する．

ストレスに曝され怯えている患者ほど，一見したところ普段通りに見える状態でも，極めて暗示にかかりやすい．多くの患者で自発的に催眠状態になっていき，以下のような催眠状態，すなわち，注意の集中，健忘，解離状態，幼児退行等に至る．この状態では，あらゆるコミュニケーションが暗示として機能し，通常の催眠状態中に受けたものと同等の効果を発揮する[27]．不注意に発せられた否定的な言葉は，否定的な暗示として機能し[28]，想定外の有害な結果を招くことがある（第3章を参照）．

しかし，暗示のかかりやすさを不利なものと捉えるのではなく，治療の機会として利用することができる，と考えるほうがよい．患者はすでに催眠に近い状態にあるので，催眠状態を誘導する必要はなく，暗示を与えるだけでいい．

暗示

「暗示」は，麻酔臨床において最も有用なコミュニケーション法の1つである（第3章，第4章を参照）．ほとんどの成人と小児に使用可能で（第9章，第10章を参照），術前にリスクについて説明し同意を得ようとしている時，麻酔導入時，回復室での麻酔覚醒等の，どんな場合にも使用できる．

この単語にはさまざまな定義があるので，「暗示 suggestion」は英語では「新しい，もしくは異なる視点，アイディア，可能性をもつ考え，提案」，「考えを提示すること」，「ヒントを出すこと，ほのめかすこと」等と定義される．暗示を実行する時，それに対する患者の遵守や服従は期待されていない．代わりに，感覚や経験の再解釈を通じて，異なる，より好ましい視点や考えを楽しむ機会が与えられる．そして，ほとんどの患者は，そちらを選択するだろう．

「大丈夫です（あなたは安全です）」は，術前・術中・術後に患者が聞く，最も重要な言葉の1つである．

「リラックスするようにしてください（リラックスするよう努力してください）…」は，患者にできないことを確認させ，無力感を増加させがちである．さらに「**やってみて（try）**」は，成功の可能性への疑問を暗に意味するため，失敗する予感が患者に伝わってしまう（第3章を参照）．

「眠りますよ（go under）…」は溺死を意味する可能性がある．

別の言い方は，「麻酔は快適で安全に関わることです．麻酔科医は，あなたが眠ってリラックスしている間，あなたが安全でいられるように，あらゆることを非常に注意深く監視しています」である．

否定的暗示の処理

時に看護師は，回復室に着いたばかりの患者に対して，下記のように言ってしまう．

「このお皿（膿盆）をここに置きますから，必要な時に使ってください」
「気分が悪くなったら…」
「もどしそうになった時には，呼んでくださいね」

対照的に，患者が吐いた場合，それを次のようにポジティブに利用できる．

「よかった，これで嫌なものがなくなりましたね！　これで気分がよくなって，まもなく飲んだり食べたりするのが楽しみになりますよ」（抗嘔気治療暗示という．以下を参照）．

「お腹の動きや音」に聞き耳を立てるよう暗示をかけることで，蠕動運動が刺激され，腹腔内手術後のイレウスの早期回復を促す[29]．
　同じような例としては，

「痛いですか？」
「痛い時はベルで呼んでくださいね」
「痛み始めたら教えてください」

等がある．これは，患者にとって

「そのうち痛み始めるのか…．彼らは知っていて，慣れているのだな」

を意味する．
　代わりに

「気分よく過ごすために，何か私達ができることがあれば教えてください．できることはたくさんあります．…はどうでしょうか？」

例えば，乳房切除後の患者に次のように言う．

「腕の下に枕を入れさせてください．胸の筋肉をリラックスさせると，気分がよ

くなると思います」

予測される術後の痛みや吐き気の程度を軽減させるために，麻酔科医のコミュニケーションは以下のように行うのがよい。

「想像していたのと比べて，今は全く違って楽だといいですね」

症例検討

子宮摘出後の痛みがどの程度だと思うか，と患者に尋ねたところ，「ドクターに，トラックでひかれたように感じるだろう，と言われました」と答えた。

麻酔科医：少し，よいほうに想像してください。
患者：う〜ん，小さいトラックにひかれるとか？
麻酔科医：もっとよいほうに考えられませんか？
患者：普通の車？
麻酔科医：もっとよいほう。
患者：軽自動車？
麻酔科医：もっとよいほうに考えてください。
患者：うーん，バイクですか？
麻酔科医：もっとよいほうに。
患者（しばらく考えた後に）：う〜〜ん。あ，自転車？
麻酔科医：何にもひかれないことを想像してください。きっと包帯の下にある程度押されたような感じがあるだけですよ。あと，時々キリキリとした感じがあるかもしれません。ちょうど生理の時みたいな。その程度です。
患者：うーん…

術後，患者にどのように感じるか尋ねたところ，「自転車にひかれたようだわ」と答え，笑っていた！彼女は予想し（そして暗示され）たような，ひどい術後痛に苦しむことはなかった。その代わり，彼女は主治医が驚くほど最小限の不快感しか感じず，予想よりも早く回復した。この暗示という「介入」は，麻酔科医によるコミュニケーションの中で1分にも満たないものだった。

この形式のコミュニケーションによって，患者自身が**選択**し，自分自身で**コントロール**できるという権限が患者に与えられた。患者がどう感じるべき，感じるはず，感じるだろう，という暗示はなかった。麻酔科医は，ただ患者の想像力を利用しただけである。トラックではなく「自転車にひかれたよう」と感じたのは，患者自身の選択である。

この方法には，患者がより協力的になったり，合併症が起こった際にも前向きになれるという効果ばかりでなく，介護者への要求の減少，より早い退院と社会復帰等の効果があり，コスト削減につながる[30]。最も重要なのは，このコミュニケーションによって，治療に向けた協力関係が形成され，医師–患者関係が強化されることである。

非鎮静意識下開頭術

催眠療法に基づくコミュニケーション技法の極端な使用例は，意識下開頭術にみられる。腫瘍が脳の言語野もしくは運動野の近傍にある場合は，術中に神経学的検査を行うため，患者を覚醒させておく必要がある。通常，全身麻酔または，鎮痛・鎮静薬投与下に行われ，調節呼吸にするか自発呼吸のまま，覚醒–睡眠–覚醒という順序で施行される[31]。疼痛に加えて，さまざまなストレスが患者に影響を及ぼす。例えば，開頭のための頭蓋骨ドリルや骨削りによる騒音や振動，血液の吸引，脳に誰かが触っていることがわかること，等である。疼痛は，頭皮への区域麻酔により十分管理できる。ドイツのレーゲンスブルク大学では，本格的な催眠状態に導入せず，催眠療法の理解に基づく「治療的コミュニケーション」を用いて，患者のストレスの影響を軽減している[27,32,33]。

術前訪問の間に信頼関係を築き，家族，職業，家，ペット，庭，休暇で行くところ，趣味，スポーツ，リラックスする方法，休日や遊びで好きな場所等を聞くことにより，患者自身が利用できる材料の有無や，ストレスにどのように対処しているかを評価する。これらの情報が後に，患者にとって「安全な場所」として利用される。

手術刺激を再構築するための事前準備として，こんな小話をするのもよい。

ある患者が，治療のために歯科に行った。歯科医師は「趣味は？」と尋ねると，患者は「バイクでの旅行です」と答えた。そこで，「どこへ？」と聞くと，答えは「カリフォルニアです」であった。歯科医師は「OK，目を閉じて，バイクで高速1号線を走ろう」と言った。歯科医師は，治療を終えた後に患者に「どうだった？」と尋ねると，「大丈夫でした。回転数を上げた時はよかったですねぇ。ブルルーン，ブルルーンって！」

この患者は歯科医師が扱うドリルの音を，「想像の世界」でバイクのエンジン音の回転数を上げることと解釈し直したのだ。

ある患者は，この最小限の準備だけで，「ハイキング」という「想像の世界」をもつことにより，意識下開頭術の穿頭時に「ヘリコプターの音が聞こえる…私が運ば

れようとしている」と言った。騒音の素晴らしい再解釈かつ，偶然にも救助されようとしている，という暗喩の例である。これらの症例は，患者に材料を利用する機会を与えれば，患者自身が最適の想像力を有し，利用できる材料や，対処する戦術をもっていることを示している。術前の患者指導や鎮静薬を回避することが患者の益になる例である。

自信は，肩に手を置くことで与えられる。

「肩に置いた手は，全ての経験，知識，技能と利用可能な薬物を，あなたのために使うこと，あなたにとってよいと思われることを全て行うことを表現しているのです。私が手を離しても，この治療の効果は安全に手術を終えるまで，あなたから離れません。そして，あなたの望む結果になるでしょう」

全ての薬物はいつでも利用できるよう準備され，浅い鎮静から深い麻酔状態まで得ることができるが，必要な時しか使用せず，薬物の使用が少ないほうが術中の神経学的検査がうまくいき，手術が成功する，と説明することで，患者のモチベーションが向上する。

以下のように伝えれば，**コントロールしている感覚**を与えられる。

「何かしてもらいたいことがあれば教えてください。ずっとあなたのそばにいますし，あなたのためになることは何でもできますよ」

静脈確保，動脈カテーテル留置，膀胱カテーテル挿入，注意深く体位を取った後に，患者は麻酔科医によって周囲の環境から引き離され，心の中に「安全な場所」を作るように導かれる。

「今はあなたにご協力いただく必要はありません。そちらに行っていてもいいですよ」

安全な場所への解離は，各種の感覚に関わる質問によって深められる。

「どんな感じですか？ 皮膚に降り注ぐ日光？ 足下の地面？ 何か匂いがしますか？ まわりは何色ですか？ 鳥の声や風の音がしますか？」

手術室での騒音を**利用**し，**再構成**することができる。吸引は「水がどこかで流れる音」，道具がガチャガチャと音をたてるのは「周りで鳥がさえずっているか，枝

が折れる音でしょう。心を開いて,興味をもって眺めてください。何が登場しますか?」と,再構成できる。

手を握ることは,非言語的サポートとなる。これで,どんな緊張も感知することができる。肩に置いた手は呼吸を感じるだけでなく,呼気に遅れて圧をかけ,吸気に遅れて圧を解除することで,呼吸を深くゆっくりとすることができる。患者に終始話しかけることは必要でも有用でもない。冷静で落ち着いている間は,干渉する必要はない。しかし,患者の表情や体動,呼吸数・心拍数の上昇,目を見開きキョロキョロする仕草から,不安や不快感を感じていることがわかれば,その時こそ「安全な場所」に連れ戻すタイミングである。実際には,この介入は少し遅らせることができ,患者が再び自ら目を閉じれば,自分自身の中でより快適な場所を見つけたことを示す。

気功やプラーナーヤム(ヨガの修行)のように,呼吸を穏やかにリラックスさせるものとして,また,暗喩の基礎として使うことができる。

「息を吸うたびに,身体の全ての細胞に必要な新鮮な空気と酸素を取り込むことができます。息を吐くたび,使い終わった空気や,細胞の代謝産物を体から取り除くことができます。…そしてまた,よい酸素を吸って…。そこで止めてください…。息を吐くにつれて,酸素があなたの身体の隅々まで流れ,また,新鮮な空気と,身体の助けになる全てのよいものを取り込んでください。また,呼気とともに,使い終わった空気と,不要な害になる全てを外に出してください。肺に次の深呼吸の準備をさせ,落ち着きと自信を得るために,全てのストレスを吐き出してください。そして強さと治癒力を取り込んでください」

呼吸のリズムに合わせてこれらの言葉を,ゆっくり,ゆっくりと語りかける。

ある患者において,手術室の環境が強い否定的な暗示として重要な役割を果たすことが明らかになった。この患者は,意識下開頭術を手術の最後まで問題なく受けていたが,痛み等の訴えもなしに突然,血管迷走神経反射を起こした。何が起こったのだろうか? 顕微鏡が終了し,手術室の照明のスイッチがつけられ,神経学的検査を行った神経心理学者が「さようなら」と言ったところであった。患者は目を開け周囲を見渡し,モニターで硬膜を縫合されているのに気が付いた。脳外科医が,閉頭のための鋲を患者に見せてしまったところ,患者は徐々に覚醒し始め,周囲の環境が意識され,低血圧(収縮期血圧 70 mmHg),徐脈(脈拍 35/min)となり,冷や汗をかきはじめた。

この症例は,麻酔科医が慣れ親しんでいる手術室の環境が,患者にストレスを与えることを表している。患者が必要としたのは,手術中の「森林浴」の状態に戻る

ことであった。
　通常，催眠状態からの覚醒は，何らかの干渉により起こるとされているが，実際は，そのような干渉をうまく利用して催眠状態と解離状態をより深くすることができる。干渉が事実ではないと指摘することは有効であるが，患者も医師も騒音によって安静が干渉されると勘違いし，思い込んでいる。

「そして自分が感じたいと思う以上に感じることができる場合はいつも，さらに深く深く，素晴らしい，静かな自然体験に入っていくことができます。そして休息をとることができます。感覚やどんな雑音も，全てがうまく進んでいるという，あなたに向けての合図です。そして，リラックスし，車をガレージに入れた後で散歩や水泳に行く時のようなよい時間をもてるでしょう」

　筆者(EH)は，30例以上の意識下開頭術と，30例以上のParkinson病患者に対する深部脳刺激電極植え込み術を，上記のような方法で，鎮痛薬は最小限か全く投与せず，鎮静は行わないで，高い患者満足度を得た。当初，皮膚切開と開頭術に先だってプロポフォールとレミフェンタニルを投与したところ血行動態が不安定となり，酸素飽和度が低下した。そこで，安全のため，これらの薬物を手元に用意した上で，麻酔科医に薬物投与を減らすように促し，適切な治療的コミュニケーションをとることで，鎮静薬が不要になった。
　麻酔時の鎮静は，患者よりも麻酔科医の利益のために使用されているのも事実かもしれない。見捨てられたという感覚は，鎮静薬では治療できない。そこで，より効果的なコミュニケーションの併用のみで，区域麻酔で管理すべきかどうか，という疑問が生じる。治療的コミュニケーションは双方向性である。私達は，患者がもつ，利用できる材料，人生経験，苦痛とストレスに対処する戦術をうまく使えるよう手助けすることができ，それによって患者は処方された受け身の治療から解放される。催眠療法を通じて，患者をよく観察し，患者の声を聴き，治療を個別化する重要性を学ぶことができる。治療を改善するにはどうしたらよいかについて，患者自身が多くを学ぶことができる。
　催眠療法におけるコミュニケーションでは，患者の連想を間接的に導くよう指示することが重要である。あるレベルで日常的な現象が普通に話されるが，別な暗示ではそれが不快感を制御する目的で間接的に広められる。麻酔科医の主な任務は，観念刺激的な効果を引き出すことであり，それによって起こる連想が患者の行動を引き出す。このようなさまざまなレベルのコミュニケーションが行われれば，患者自身の主導によって，より望ましい行動が生み出される。
　催眠療法それ自体は治療ではない。催眠療法におけるコミュニケーション方法を

核となる治療戦術として統合し適用すれば，個々の新しい患者とともに創造的に考えたいと願う経験豊富な臨床医にとって，催眠療法は意義深いものになるだろう．

> **Key Point**
> 1. さまざまなコミュニケーション技法を使用し，態度や感受性を変化させることは，麻酔科医にとって有用である．
> 2. 不注意な否定的暗示（「悪気のない発言」）に気を付ける．
> 3. 情報と選択権は患者に自信を与える．
> 4. 「大丈夫ですよ」と声をかけることは患者にとって重要である．
> 5. 最も重要なのは，治療において患者と同盟を組むことである．
> 6. 催眠療法の原理や実践の基礎を固め，実際の臨床にどのように統合していくかの理解が大切である．
> 7. 催眠療法によるコミュニケーションを身に付ければ，麻酔科医はより広範囲の患者に，効果的に対応できるようになる．

（八反丸 善康，讃井 將満）

参考文献

1. Bejenke CJ (1996). Preparation of patients for stressful medical interventions: some very simple approaches. In: Peter B, Trenkle FC, Kinzel C, Duffner A, Iost-Peter A (eds) Munich lectures on hypnosis and psychotherapy. Hypnosis International Monographs 2, 27-36.
2. Lambert SA (1996). The effects of hypnosis/guided imagery on the postoperative course of children. J Dev Behav Pediatr, 17, 307-10.
3. Lang E, Berbaum K, Faintuch S, Hatsiopoulou O, Halsey N, Li X et al. (2006). Adjunctive self-hypnotic relaxation for outpatient medical procedures: a prospective randomized trial with women undergoing large core breast biopsy. Pain, 126, 155-64.
4. Enqvist B, von Konow L, Bystedt H (1996). Stress reduction, preoperative hypnosis and perioperative suggestion in maxillo-facial surgery: somatic responses and recovery. Hypnosis, 23, 76-82.
5. Ginandes CS, Brooks P, Sando W, Jones C, Aker J (2002). Can medical hypnosis accelerate post-surgical wound healing? Results of a clinical trial. Am J Clin Hypn, 45, 333-51.
6. Elliotson J (1843). Zoist. Numerous cases of surgical operations without pain in the mesmeric state. Philadelphia, http://books.google.com.au/books?id=XZ5xJq7qovMC&pg=PA241&lpg=PA241&dq=elliotson+1843&source=bl&ots=2T-jFYo4-I&sig=LoZjxulazuzHdP7NyVe5v5b6jL0&hl=en&ei=FeScS-3BEZCIswOCysm_Aw&sa=X&oi=book_result&ct=result&resnum=1&ved=0CAYQ6AEwAA#v=onepage&q=elliotson%201843&f=false (Accessed 15 March 2010).
7. Enqvist B, Bjorkllund C, Engman M, Jakobsson J (1997). Preoperative hypnosis reduces postoperative vomiting after surgery of the breasts. A prospective, randomized and blinded study. Acta Anaesthesiol Scand, 41, 1028-32.
8. Montgomery GH, Weltz CR, Seltz M, Bovbjerg DH (2002). Brief presurgery hypnosis reduces distress and pain in excisional breast biopsy patients. Int J Clin Exp Hypn, 50, 17-32.

9. Minalyka EE, Whanger AD(1959). Tonsillectomies under hypnosis: report of cases. Am J Clin Hypn, 2, 87-9.
10. Rausch V(1980). Cholecystectomy with self-hypnosis. Am J Clin Hypn, 22,124-9.
11. Steinberg S(1965). Hypnoanesthesia — a case report in a 90-year-old patient. Am J Clin Hypn, 7, 355.
12. Faymonville ME, Mambourg PH, Joris J, Vrijens B, Fissette J, Albert A et al(1997). Psychological approaches during conscious sedation. Hypnosis versus stress reducing strategies. A prospective randomized study. Pain, 73, 361-7.
13. Faymonville ME, Meurisse M, Fissette J(1999). Hypnosedation: a valuable alternative to traditional anaesthetic techniques. Acta Chir Belg, 99, 141-6.
14. Defechereux T, Degauque C, Fumal I, Faymonville ME, Joris J, Hamoir E et al(2000). L'hypnosédation, un nouveau mode d'anesthésie pour la chirurgie endocrinienne cervicale. Etude prospective randomisée. Ann Chir, 125, 539-46.
15. Lang EV, Benotsch EG, Fick LJ, Lutgendorf S, Berbaum ML, Berbaum KS et al(2000). Adjunctive non-pharmacological analgesia for invasive medical procedures: a randomized trial. Lancet, 355, 1486-90.
16. Montgomery GH, David D, Winkel G, Siverstein JH, Bovbjerg DH(2002). The effectiveness of adjunctive hypnosis with surgical patients: a meta-analysis. Anesth Analg, 94, 1639-45.
17. Wobst AKH(2007). Hypnosis and surgery: past, present and future. Anesth Analg, 104, 1199-208.
18. Vanhaudenhuyse A, Boly M, Laureys S, Faymonville ME(2009). Neuro-physiological correlates of hypnotic analgesia. Contemp Hypn, 26, 15-23.
19. Faymonville ME, Laureys S, Degueldre C, Del Fiore G, Luxen A, Franck G et al(2000). Neural mechanisms of antinociceptive effects of hypnosis. Anesthesiology, 92, 1257-67.
20. Faymonville ME, Roediger L, Del Fiore G, Degueldre C, Phillips C, Lamy M et al(2003). Increased cerebral functional connectivity underlying the antinociceptive effects of hypnosis. Cogn Brain Res, 17, 255-62.
21. Vanhaudenhuyse A, Boly M, Balteau E, Schnakers C, Moonen G, Luxen A et al(2009). Pain and non-pain processing during hypnosis: a thalium-YAG event-related fMRI study. Neuroimage, 47, 1047-54.
22. Faymonville ME, Vogt B, Maquet P, Laureys S(2009). Hypnosis and cingulate-mediated mechanisms of analgesia. In: Vogt B(ed.)Cingulate neurobiology and disease. pp. 381-400. Oxford: Oxford University Press.
23. Yapko MD(2010). The art and science of clinical hypnosis: why it enhances treatment so well. Overview. http://www.sash.asn.au(Accessed 2 February 2010).
24. Code of Conduct of the American Society of Clinical Hypnosis. http://www.asch.net(Accessed March 12 2010).
25. Ethical Guidelines of the European Society of Hypnosis. http://www.esh-hypnosis.eu/(Accessed March 16, 2010).
26. Bejenke CJ(1993). Hypnosis for surgical interventions, including an historical review. Hypnos: Swedish J Hypn Psychother Psychosm Med, 17, 214-20.
27. Bejenke CJ(1996). Painful medical procedures. In: Barber J(ed.)Hypnosis and suggestion in the treatment of pain. A clinical guide. pp. 209-66. New York: WW Norton.
28. Bejenke CJ(1990). Operating room equipment: useful hypnotic induction aids in anesthesiology. In: Van Dyck R, Spinhoven Ph, Van der Does AJW, Van Rood YR, De Moor W(eds.)Hypnosis: current theory, research, and practice. pp. 199-205. Amsterdam, The Netherlands: V.U. University Press.
29. Disbrow E, Bennett H, Owings J(1993). Effect of preoperative suggestion on postoperative gastrointestinal motility. West J Med, 158, 488-92.
30. Lang EV, Rosen MP(2002). Cost analysis of adjunct hypnosis with sedation during outpatient

interventional radiologic procedures. Radiology, 222, 375-82.
31. Piccioni F, Fanzio M (2008). Management of anesthesia in awake craniotomy. Minerva Anestesiol, 74, 393-408.
32. Jacobs DT (1991). Patient communication for first responders and EMS personnel. Brady: Englewood Cliffs, NJ.
33. Cheek DB (1994). Hypnosis: the application of ideomotor techniques. Boston: Allyn and Bacon.

索引

欧文索引

Calgary-Cambridge モデル　21
CanMEDS モデル　11

Down 症候群　191

GREAT　24, 31
　　管理者　290
　　緊急時　98
　　緊急帝王切開　127
　　外科医　246
　　子供　134
　　術後痛回診　104
　　術中覚醒　218

同意取得　86
特別な介助を必要とする患者　189
針恐怖症　205
引き継ぎ　258
麻酔前評価　71

LAURS　24
　　妊婦　115
　　針恐怖症　203
　　麻酔前評価　73

Mallampati 分類　61

SMART　269
SPIKES　155, 172

和文索引

あ行

挨拶，目標　31
握手　86, 139, 247
暗示　30, 38, 42, 48, 50, 95, 204, 209, 302
　　一般化　125
　　間接的――　49, 117, 145
　　具体的　122
　　肯定的――　31
　　制吐作用　97
　　直接的――　48
　　治療的――　96, 107
　　妊婦　122
　　否定的――　31, 36, 39, 96, 114, 126, 215
安全
　　患者の――　13, 230, 232, 244, 256
　　――な場所　306
暗黙の合意，感謝，終結　32, 79

暗喩　51, 55, 59, 61, 203

怒り　28, 120, 176, 251, 252
意見の不一致　157
意思　299
医師-患者関係　305
意識　8, 45
意識下開頭術　305
意識下鎮静　298
意識的な反応　202
意思決定　161, 283
　　――能力　153
医師中心　12
痛み　36, 37, 41, 42, 47, 58, 105, 107, 126, 216, 220, 298
5つのright　238
意図　23, 26, 166, 167, 284, 288
イメージ　36, 47, 51, 202
医療過誤　244
インシデント　175, 179, 227, 270
インフォームドコンセント　84, 118, 139

エラー　239, 244
　　固定化の——　47

嘔吐　40
恐れ　62

か行

開示　172, 180
回避行動　143, 201
回復室　100
開放型の質問　75, 105, 190
乖離　246
解離状態　117, 298, 302
カウンセリング　270
過覚醒　167
学習　268
覚醒　20, 299, 305
　　潜在性——　45
　　——暗示　297
過失　82, 180
数を数える　97, 121, 142, 287
家族　86, 132, 149, 168
　　——ケア　153
　　告知　172
　　力関係　155
　　配慮　163
　　面談　153
　　理解度　157
価値観　282, 288
　　——の対立　253
過程コミュニケーション　21
看護師　103, 254
患者　21, 30, 56
　　安全　13, 230, 232, 244, 256
　　感情　28
　　協力　120
　　経験　13
　　現実　27, 202
　　権利　114
　　個別性　300
　　コントロール感　22, 41
　　自主性　19, 83, 90, 108, 119, 192, 215
　　視点　56
　　——中心　12, 13, 81

ニーズ　12, 298
能力　22, 30, 197
不安　27
満足度　7, 114, 302
擁護　23
利益　7, 161, 164, 214, 229, 232, 244
理解度　89, 190
癇癪　197
患者自己調節鎮痛法　22
感情
　　——移入　158
　　整理　61, 175
　　——的な反応　156, 288
　　——の溝　158
間接的暗示　49, 117, 145
慣用表現　194
管理者　282, 290
緩和ケア　163

記憶　20, 53, 211, 299
　　——の再燃　212
気管切開　160
危機的状況　99, 149, 253
記号論　8
記述的会話　101
議事録　291
気道確保　150
機能的会話　101
希望　163
吸入麻酔　96
教育　58, 265
　　——機会　268
共感　22, 28, 62, 156, 158, 165, 177, 181, 183, 202, 219, 220, 254, 269, 282
協調型コミュニケーション　229
共通性　280
共通認識　281
共通の関心　290
共通理解　228
共同注意　195
恐怖　211, 215
業務改善　175, 180
局所麻酔　77, 124
記録　157, 177

議論の焦点　252
緊急事態　21, 92

区域麻酔　123
具体的思考　133, 146
クリティカル・インシデント・
　サポート　172

敬意　85, 247
経験　303
経験時間　52
警告射撃　174
傾聴　25, 72, 152, 183, 209, 290
外科医　39, 216, 244, 246, 252
決断　83, 270
懸念　88, 190, 284
　　――の上申　229, 230
　　――の表明　19, 236, 291
権威　22, 39
　　――勾配　87, 245, 268
　　――の行使　143, 236
研究　64
研究計画　271
言語　191
　　――構造　45
言語的発達障害　191
言語理解能力　187
顕在性記憶　211
現実　23, 120, 300
　　患者の――　23, 27
　　管理者の――　282
　　外科医の――　252
　　異なる――　23, 27
　　他者の――　152, 290
研修医　257, 260, 265, 270
現象学的　8
原則論　291
健忘　302

抗嘔気治療暗示　303
後悔　165
攻撃型コミュニケーション　229
交渉　278, 281, 284
　　病院経営陣　278

余地　291
肯定セット　52, 106, 139
肯定的　107
　　――暗示　31, 145, 216
口頭指示　240
口頭試問　271
行動障害　191
硬膜外鎮痛　118
誤解　167
告知　171, 173
心の準備　163, 171, 206, 216
固定化のエラー　47
古典的催眠療法　297
異なる現実　23, 28
異なる視点　56, 278
異なる世界観　19
子供　132, 301
　　コントロールしている感覚　51, 141,
　　　143
　　催眠療法　301
　　自主性　134, 136, 141, 143
　　術前訪問　137
　　身体診察　136
　　潜在意識世界　132
　　能力　136, 143
　　不安　138
　　麻酔　301
コミュニケーション　280
　　――エラー　244, 235
　　過程――　21
　　協調型――　229
　　攻撃型――　229
　　従属型――　229
　　主張型――　229
　　――障害　187, 188
　　治療的――　38, 108, 305, 308
　　帝王切開　25, 39, 122
　　テンプレート　70
　　内容――　21
　　用紙　157
　　倫理　41
コミュニケーション技能　23, 25
　　教育　23
　　訓練　7, 11, 238

コントロールしている感覚　22, 51, 141, 143, 193, 201, 205, 214
コントロールする能力　114, 117
根本原因解析　172, 179

さ行

再解釈　302
再教育　297
再構成　30, 74, 106, 121, 209, 282, 290, 306
再構築　115, 140, 305
再体験　298
催眠状態　298
　覚醒　308
　干渉　308
　危険性　300
催眠-鎮静療法　298
催眠療法　297
　安全性　299
　原理　301
査読者　272, 273
サポート→支援
産科麻酔　114, 118

支援　83, 177, 179, 181, 251, 269
　継続　182
　研修医　270
　——体制　172
時間経過　158
時間の歪み　53, 122
自己決定権　26
自己コントロール能力　120, 300
自己催眠　300
自己紹介　154, 247
指示　150, 238, 240
　口頭——　240
　処方——　102
　——の明確化　230
自主性　114, 117, 215
　子供　135, 136, 141, 143
　妊婦　126
思春期　134
自傷行為　198
自信　22, 288

システムエラー　180, 181
自責の念　180
質疑応答，懸念の承認と言及　32, 75
質問　159
指導　268, 269
指導医　265
自動操縦　45, 47, 237
自閉症　191, 194
　自己刺激　196
　——スペクトラム　194, 196
自明の理　97
社会心理学　9, 14
社会的発達　132
　——障害　191
社交性　133
社交的技能　254
謝罪　176, 183, 220
従属型コミュニケーション　229
終末期　161
手術室スタッフ　23, 211, 216, 217, 251
手術部位確認　248
主張型コミュニケーション　229
術後痛回診　104
術前評価　87, 297
術前訪問　137, 214
術中覚醒　211, 217
　既往　220
　対処法　213
守秘義務　154
受容　27, 72, 91, 116, 152, 178, 183, 209, 282, 287, 290
手話　192, 195
紹介状　261
状況把握　234, 237
常態化　204
衝突　251, 281, 288
小児→子供
情報
　——過多　154
　——提供　115
　——の一貫性　157
　——の共有　174
　——の要約　283
静脈確保　96

静脈麻酔導入　143
助言　6, 83, 89, 90, 231, 251
　研修医　270
　電話　268
　編集者　273
叙述　55, 57, 58
侵害反射　299
心象方法　298
心停止　254
心的外傷後ストレス障害　180, 212
心肺蘇生　150, 162
信頼　60, 82, 168, 201
信頼関係（ラポール）　22, 26, 27, 31, 70, 73, 78, 118, 300
　維持　253
　家族　154
　子供　132, 135
心理学的解離　114
心理学的ニーズ　280
心理的影響　211
心理的反応　297
診療録　157

ストレス　36, 48, 60, 95, 132, 157, 168, 171, 178, 180, 196, 245, 249, 305

成果　283, 292
　──主義　289
成功体験　208
正常化　107
制吐作用　74
脊髄くも膜下麻酔　77
責任
　医師　299
　外科医　246
　研修医　270
　──の移譲　102, 236, 256
責務
　医師　84
　医療従事者　230
　麻酔科医　14
　リーダー　236
ゼロサム　286
潜在意識　8, 14, 45

潜在意識下　9, 20, 114, 132
　──の反応　30, 46, 47
潜在性覚醒　45
潜在性記憶　212
前酸素化　96
全身麻酔　77
選択肢　19, 82, 88, 108, 117, 162, 283
選択の余地　26, 51
前投薬　138

騒音　100, 306
挿管困難　21, 150
臓器提供　165
相互利益　286
相互理解　291
想像の世界　48, 305
　──に住む　142, 145, 146, 298
想像力　47, 53, 304
訴訟　82, 178
尊敬　168
尊厳　101, 163
尊重　164

た行

第2の被害者　180, 182
タイムアウト　235, 248
対立　231
　──の解決　249, 281
段階的主張法　230

チェックリスト　81, 235
知覚　202, 299
知識　57
知的障害　191
チームワーク　246
注意　52, 137
　共同──　195
　──の集中　36, 51, 121, 142, 302
　──の焦点　140, 142, 145
聴覚障害　189, 191
直接的暗示　142
治療
　個別化　308
　差し控え　163

――的暗示　96, 107
――のパートナー　216
治療中止　161, 163
　報告　167
　面談　162
治療的コミュニケーション　38, 108, 305, 308
陳述記憶　211
鎮静薬　160, 297
鎮痛　104, 108, 214, 297
沈黙　25, 158

通訳　85, 166, 189

帝王切開　25, 39, 122
手紙　261
デブリーフィング　239, 270
手を握る　214, 307
電子メール　287
電話　234, 268

同意　62, 118, 119, 205, 207
　説明と――　81
　文書化　84
同意取得　81, 85
　緊急手術　91
　子供　91
疼痛→痛み
逃避行動　212
時計時間　52
トラウマ　212, 215, 220

な行

内省　11, 58, 240

ニーズ　12, 280, 298
乳児　133
認識　63
認知能力低下　189
妊婦　114
　インフォームドコンセント　118
　自主性　126

ノセボ効果　9, 37, 42

ノンテクニカルスキル　228, 266

は行

吐き気　37, 106, 107, 127, 146
白昼夢現象　114
パートナー　216, 245, 302
パートナーシップ　251
パニック　5, 211, 213, 255
パラテクニカルスキル　228
パラノイア　167
針恐怖症　201
反響言語　195
反復　49, 208

被暗示性　31, 36, 95
引き継ぎ　102, 103, 153, 233, 236, 256
　失敗　6
　定型書式　257
非言語的　10, 30, 86, 132
被催眠性　114
秘書　260
悲嘆　176, 181
非陳述記憶　212
筆記療法　58
否定的暗示　31, 36, 39, 96, 114, 126, 138, 215, 307
　修正　301
非人間化　21
非人間的　61
批判的手法　266
秘密保持　155
病院経営陣　278, 280
評価，予想，検査，説明　32, 74
表出　300
病棟スタッフ　104, 193

不安　42, 47, 114, 123, 134, 138, 204, 250, 302
　――が強い患者　206
　極度の――　168
フィードバック　229, 239, 253, 255
　研修医　265
　構造化した――　267
風船を膨らませる　141, 193

部下　289
不快感　41
復唱　240
父権主義的　19, 21, 62
不信感　178
2つの心　202, 204
2つの選択肢　51, 120, 137, 139, 144, 193, 197, 207
不適応行動　196
不満　120, 252
プライバシー　85, 101, 173
プラセボ効果　9, 36
フラッシュバック　212
振り返り　193, 267
ブリーフィング　235
プロポフォール　37, 97
文化的背景　154

閉鎖型の質問　160
偏見　27, 161, 188
編集者　272

防衛心　176
防御機構　21
報告　151
法的能力　118
ポジティブサム　286
本人確認　71, 102, 238

ま行

麻酔記録　58, 64, 102, 261
麻酔深度　213
麻酔前評価　70, 71
麻酔導入　95
　子供　139, 237
満足度　22, 114

無意識　45
　――的な反応　202
　――の学習　268

無力感　211

メンター　182, 268
面談　172
　家族　153
　記録　177
　子供　135
　死別後　165
　治療中止　162

申し送り→引き継ぎ
燃え尽き　58, 178
物語　55, 190
模倣　265
問診　32, 71
問題解決　280, 292

や行

有害事象　175, 179
ユーモア　22, 60, 139, 194

擁護　23
幼児退行　302
欲求不満　160

ら行

利害関係　283, 287
リスク　82, 92, 119
　――開示　83, 84, 88
リーダーシップ　150, 235, 289
利用　29, 48, 72, 74, 87, 116, 152, 197, 209, 289, 290, 306
リラクセーション　96
リラックス　48, 50, 89, 97, 121, 205, 307
臨死体験　211

礼儀　88, 238

論文投稿　271
論理的思考　133

| 周術期コミュニケーション技法 | 定価(本体3,200円+税) |

2012年5月28日　第1版第1刷 ©

編　者　アラン・M・サイナ，マリオン・I・アンドリュー，
　　　　スイン・GM・タン，アンドリュー・F・スミス

監訳者　木山　秀哉，讃井　將満

発行者　株式会社　メディカル・サイエンス・インターナショナル

代表取締役　若松　博
東京都文京区本郷1-28-36
郵便番号113-0033　電話(03)5804-6050

印刷：双文社印刷/表紙装丁：公和図書

ISBN 978-4-89592-715-4　C3047

|JCOPY| 〈(社)出版者著作権管理機構　委託出版物〉
本書の無断複写は著作権法上での例外を除き禁じられています。
複写される場合は，そのつど事前に，(社)出版者著作権管理機構
(電話 03-3513-6969，FAX 03-3513-6979，info@jcopy.or.jp)の
許諾を得てください。